U0189042

Mitral Stenosis

二尖瓣狭窄

原著　Neeraj Parakh
　　　Ravi S. Math
　　　Vivek Chaturvedi
主审　许锁春　郑建杰
主译　闫　炀　李勇新　师　桃

中国科学技术出版社
·北京·

图书在版编目（CIP）数据

二尖瓣狭窄 /（印）尼拉杰·帕拉赫 (Neeraj Parakh),（印）拉维·S. 马思 (Ravi S. Math),（印）维韦克·查图维迪 (Vivek Chaturvedi) 原著；闫炀，李勇新，师桃主译 . — 北京 : 中国科学技术出版社 , 2022.1

书名原文 : Mitral Stenosis

ISBN 978-7-5046-9149-1

Ⅰ.①二… Ⅱ.①尼… ②拉… ③维… ④闫… ⑤李… ⑥师… Ⅲ.①心脏瓣膜疾病—诊疗 Ⅳ.① R542.5

中国版本图书馆 CIP 数据核字 (2021) 第 160582 号

著作权合同登记号 : 01-2021-5107

策划编辑	焦健姿　黄维佳
责任编辑	黄维佳
装帧设计	佳木水轩
责任印制	李晓霖

出	版	中国科学技术出版社
发	行	中国科学技术出版社有限公司发行部
地	址	北京市海淀区中关村南大街 16 号
邮	编	100081
发行电话		010-62173865
传	真	010-62179148
网	址	http://www.cspbooks.com.cn

开	本	889mm×1194mm　1/16
字	数	474 千字
印	张	19
版	次	2022 年 1 月第 1 版
印	次	2022 年 1 月第 1 次印刷
印	刷	天津翔远印刷有限公司
书	号	ISBN 978-7-5046-9149-1 / R·2759
定	价	198.00 元

版权声明

内容提要

    本书引进自世界知名的 CRC 出版集团，由心脏病专家 Neeraj Parakh、Ravi S. Math、Vivek Chaturvedi 教授联合打造，是一部颇具临床指导价值的瓣膜性心脏病著作。著者结合瓣膜性心脏病的基本理论及自身多年的临床实践经验，详细介绍了瓣膜性心脏病难点问题的诊治思路、方法和技术等相关内容，充分反映了近年来有关瓣膜性心脏病理论与实践的进展，还特别对贴近临床的诊断与治疗手段进行了重点讨论，运用循证医学方法指导临床实践，并结合国际最新研究进行了精辟的概括总结。本书内容全面翔实，图文并茂，由浅入深，分类明确，各主题均兼具趣味性、实用性和相关性，方便读者系统学习并循序渐进地掌握瓣膜性心脏病的病因、临床表现、辅助检查、诊断、治疗与预防、特殊类型及相关基础知识和前沿内容，既可作为心脏病研究人员的参考用书，亦可作为心内科和心外科实习医生日常工作中的速查手册。

译者名单

主　审　许锁春　郑建杰

主　译　闫　炀　李勇新　师　桃

副主译　王海晨　郭锋伟　邓　超　刘淼淼

译　者（以姓氏笔画为序）

王海晨　邓　超　师　桃　刘淼淼

闫　炀　李勇新　杨　阳　张永健

周和平　郑幸龙　郝军军　郭锋伟

补充说明

　　书中参考文献条目众多，为方便读者查阅，已将本书参考文献更新至网络，相关配套视频也已更新至网络，读者可通过扫描右侧二维码，关注出版社"焦点医学"官方微信，后台回复"二尖瓣狭窄"，即可获取。

中文版序

从二尖瓣狭窄（MS）流行病学、病因、自然病史、病理生理学、临床特征和并发症，到诊断与检查、介入治疗和外科干预；从风湿性、先天性、退行性及特殊情况下（青少年、妊娠期、心房颤动）的 MS 和 Lutembacher 综合征，到其他情况下（合并肺动脉高压、左心室功能障碍和瓣下病变）的 MS，本书作者在书中做了极其完整和全面的阐述。本书作者基于南亚现状，侧重于心脏介入治疗学方面，广泛推荐和倡导经皮导管二尖瓣成形技术（PTMC），并取得良好的效果。但是，在我国，MS 主要是心脏外科各级医师所熟识与关注的话题。作为医学生，尤其是从事瓣膜性心脏病研究的专业人员，翻阅本书后必将大有裨益。本书涉猎较广泛，可作为心脏外科学、心脏病学和心脏介入学的必备读物。正如原书序中所言，本书可读性、实用性和相关性极强。

我国瓣膜性心脏病发病情况与印度既有相似点，又不乏差异性。表现在既往以风湿性为主体的瓣膜性心脏病仍然占据半壁江山，处于高发病地区的第二位。然而，随着人口老龄化进程加快，不仅瓣膜性心脏病患者年龄呈上升趋势，而且其发病率明显增加，退行性变、经导管介入治疗以及先天性心脏病和心力衰竭合并瓣膜性心脏病的比例也逐渐升高。我国在瓣膜性心脏病介入治疗领域起步较晚，心脏外科在 MS 瓣膜成形理念上不尽一致，在治疗方法上复杂多样，尤其在 MS 瓣膜成形上缺乏统一的认识与规范。究其原因，一是对国内患者风湿性二尖瓣病理特征及变化规律认识不足；二是中国地理地域跨度较大，历经数个温度带和气候群，生活环境与条件迥异，即便同样是二尖瓣狭窄，也可能因南方与北方、平原丘陵与黄土高原等地域和地理差异导致患者的临床表现与病理特点不尽相同；三是临床上没有形成对病理变化规律提出针对性的、恒定的、可重复和具有实效的规范手术方式；四是医疗环境、氛围与社会气候等的影响差异。

近几年来，我们在临床研究中总结了国人二尖瓣病变一些基本病理特点，并基于这些改变而形成了"四步法"修复技术。当然，在 MS 修复观念与技术上虽有趋同性，但远未达到一致或近乎一致。在风湿性二尖瓣治疗方法中，经皮导管介入球囊扩张、人工瓣膜置换和外科修复应该有各自适用的人群，对如何把握时机与适应证并没有合理的定论。所以，我们应该思考和运用更科学的循证医学证据予以解答，这是当前面临的现实要求，也是作为疾病高发地区的医务工作者应有的担当。

"他山之石，可以为错。"感谢闫炀教授及其团队将 *Mitral Stenosis* 翻译并推荐给国内同行。在瓣膜性心脏病治疗未达到"治愈"水准的今日，规范化诊断与治疗应当成为我国心外科、心内科、影像科（超声、放射）、麻醉科和重症医学等多学科专家组成的心脏瓣膜团队共同的使命与责任。

首都医科大学附属安贞医院心脏外科

心脏移植及瓣膜外科诊疗中心主任，教授

原 书 序

在心脏病范畴中，瓣膜性心脏病以前不被重视，但如今已成为人们关注的热点。这种重心转移是由于随着人口老龄化加剧，瓣膜性疾病越来越普遍，而且微创技术和便捷的经导管介入治疗方法已经问世。这些治疗技术影响深远，对主动脉瓣狭窄和二尖瓣反流具有划时代意义。为此，有不计其数的文章和教科书加以讨论。相反，近年来，有关二尖瓣狭窄的报道少之又少。瓣膜性心脏病在很大程度上是由风湿热所致，主要是急性风湿热。目前，在发达国家，急性风湿热极为少见，瓣膜性心脏病也相对罕见。而在发展中国家，风湿热仍是导致瓣膜性心脏病的重要因素，尤其是二尖瓣狭窄。

本书由 Neeraj Parakh、Ravi S. Math 和 Vivek Chaturvedi 联合撰写，全面详细地介绍了二尖瓣狭窄，从流行病学到器械治疗的内容。在心脏病学领域中，很少有针对某种疾病诸多方面展开如此清晰的阐述；本书阐释深刻、富有逻辑性，完整地探讨了二尖瓣狭窄所有相关问题，并涵盖从体格检查、多重图像处理技术到治疗方法（业已显示非常有效）的各个方面。

祝贺本书作者们完成了一部市面上急需的著作，这部著作可为从事瓣膜性心脏病研究的医学生提供帮助。本书还全面讨论了二尖瓣狭窄的病理生理学，以及心脏作为血泵如何运行，而这部分内容恰恰在其他文献中鲜有介绍。因此，在二尖瓣狭窄流行地区从业的医护人员应当阅读本书，而且心脏病学专业的医学生更应该熟读本书。

Blase A. Carabello
John "Jack" Rose Distinguished Professor of Medicine
Brody School of Medicine
East Carolina University

在 20 世纪 50 年代中期，出席世界卫生大会的印度代表团敦促世界卫生组织（WHO）在日内瓦总部设立一个心血管疾病组织，这是一件鲜为人知的往事。这一呼吁旨在让人们认识到，在许多发展中国家，如印度，许多年轻人因风湿性心脏病损害瓣膜造成心脏受累。另外，出现临床症状的许多患者无法获得相应的治疗或者负担不起医疗费用，因此，对预防和控制风湿性心脏病方面的呼吁越来越明确。

在过去 60 年里，风湿性心脏病的诊断和治疗方法进展迅速，使该疾病更易于控制。在风湿性心脏病中，最常见的是二尖瓣狭窄。印度心脏病学临床科研机构和学者在二尖瓣病理学、临床表现、无创性诊断、血流动力学、医疗管理、心脏介入和外科治疗方面做出了突出贡献。例如，Paul Wood 在经典论著中描述的"青少年型二尖瓣狭窄"的印度患者，发病年龄很小，这与西方国家中二尖瓣狭窄自然病史的进展延迟有所不同。这是临床上一个令人困惑的问题，年轻的心脏瓣膜病患者饱受疾病摧残，而患者往往来自贫困家庭，这又造成了一幕令人心酸的人间悲剧。

此前令人遗憾的是，还没有人试图将二尖瓣狭窄各个方面的相关内容系统地汇编成一部专著。这也许是由于人们对二尖瓣狭窄过于熟悉，对其研究兴趣索然。如今作者 Parakh、Chaturvedi 和 Math 在这部综合性专著中讨论了有关二尖瓣狭窄各方面的所有内容，填补了这项空白。本书不仅对风湿性心脏病做了详尽描述，而且对先天性心脏病和退行性心脏病疾病谱中二尖瓣狭窄的特征也进行了具体阐述。

每一位从事心脏病学研究的人员，从大学新生到穷尽毕生精力致力于研究的专家，都将发现本专著极具可读性且非常实用。我希望，随着科学的进步，即使在风湿性心脏病作为一种对公共卫生的挑战和对个人健康的严重威胁逐渐消退的背景下，作者们也应对本书进行不断修订更新。

K. Srinath Reddy
President，Public Health Foundation of India
Former Head of Cardiology
All India Institute of Medical Sciences
Past President，World Heart Federation

译者前言

　　二尖瓣狭窄（MS）是最常见的瓣膜性心脏病。20世纪50年代中期，我国还没有心肺转流术装置与技术，前辈们实施二尖瓣闭式分离术（CMD）治疗MS。一直到70年代，全世界开展最为广泛的心脏手术也是CMD；同时期我院援外医疗队在非洲苏丹施行了该国首例CMD，之后又陆续开展了此手术。30年前，在上级医师指导下，笔者完成了第一例也是迄今唯一一次CMD；25年后，该患者二次住院行二尖瓣置换术（MVR）。

　　由Neeraj Parakh、Ravi S. Math和Vivek Chaturvedi联合主编的 *Mitral Stenosis*，是一部从流行病学、诊断技术、介入治疗、病程转归到外科干预手段与适应证选择等方面的工具书，详细描述了风湿性MS，还全面阐述了先天性、退行性和特殊情况下MS的各个层面。因此，本书可作为从事心脏瓣膜专业研究医学生的补充教材，也可作为指导临床工作的范本，有助于提高心脏内科和外科医生的瓣膜性心脏病基础理论水平和临床治疗决策能力。

　　虽然，目前我国风湿性心脏病发病率已明显下降，但仍高于发达国家，依然有庞大的患者群体；据估计，风湿性心脏病占瓣膜性心脏病的50%左右。然而，单一的MVR充斥国内各家医院，亟须酌情考量。事实上，不论国内还是国际文献报道，无论任何人工瓣膜置换，在全因死亡率和不良事件发生率方面均明显逊于二尖瓣修复或成形术（MVP）。而在南亚和东南亚诸国，对MVP的研究和临床应用已领先于国内，并显示出良好的疗效。这些经验和技术可作为我国开展MVP的参考。

　　本书涉及内容广泛，原书由多名学者所著，翻译工作也由多名译者参与。书中还有许多章节涉及心脏外科专业之外的内容。由于中外术语差异及语言表达习惯有所差别，中文翻译版中可能存在一些偏颇之处，恳请各位读者批评指正。感谢孟旭教授欣然为本译著作序，感谢所有参加编译工作的同事及出版社的编辑们。

西安交通大学第一附属医院
心血管外科主任、教授

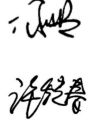

西安交通大学第一附属医院
心血管外科名誉主任、教授

原书前言

　　二尖瓣狭窄对低收入国家年轻群体的影响持续不断。虽然二尖瓣狭窄在发达国家的发病率较低，但仍会发生在移民和老年人群中，并且在发展中国家依然是一个重要的公共卫生问题。由于其独特的血流动力学效应、典型的临床表现和高效的介入治疗手段，仍受到全世界心脏病学专家的广泛关注。虽然目前已有学者对二尖瓣狭窄进行了深入研究和讨论，但相关资料尚未得到系统汇编与整理。因此，对二尖瓣狭窄感兴趣的读者只能从大量零散的学术研究资料中挖掘相关信息。本书试图以简洁的方式为二尖瓣狭窄提供标准化的最新参考。二尖瓣狭窄领域的大部分进展发生在循证医学时代之前，是由一个或一小群研究人员经过长时间详细研究获得的。事实上，二尖瓣狭窄的研究过程非常曲折、精彩，甚至可以作为整个医学研究领域的缩影。曾有学者认为二尖瓣不是导致相关症状发生的主要原因，而且一度认为二尖瓣狭窄切开术并不可行。后来，勇敢的外科医生经过无数次失败的尝试最终取得了成功，甚至在心肺转流术问世之前就成功地进行了二尖瓣手术。同样令人欣慰和兴奋的是，之后经皮导管介入治疗方面取得了重大进展。

　　书中每个主题都经过了系统整理，以保持内容的可读性、适用性和相关性。各位著者在二尖瓣狭窄治疗方面具有丰富的临床经验，并在这一领域进行了多年的研究。本书的编写基于作者的经验和学识，可作为心脏病研究人员的参考书，也可作为心内科实习医生现成的速览手册。我们要感谢老师、同事和同行们一直以来对本书给予的支持和鼓励。特别感谢来自 Taylor & Francis 出版集团的 Shivangi Pramanik 为本书做出的贡献。

　　最后，还要感谢家人们全心全意的支持与奉献。

Neeraj Parakh

Ravi S. Math

Vivek Chaturvedi

目　录

第二篇　检　查

第三篇　疾病的治疗

第四篇　特殊情况

第五篇 其 他

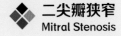
第一篇

病理生理及临床特点
Pathophysiology and Clinical Features

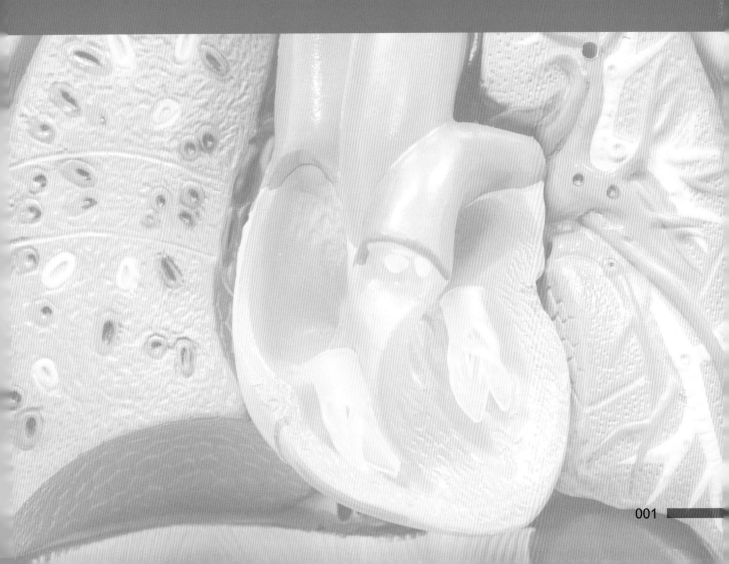

第1章 二尖瓣狭窄的历史
The History of Mitral Stenosis

Balram Bhargava   Neeraj Parakh   著

一、二尖瓣与二尖瓣狭窄

从人类起源时开始，二尖瓣就与人类一同存在，但二尖瓣的命名和临床病理学内容在 15 世纪时才出现。现代解剖学之父 Andreas Vesalius 将左心房室瓣命名为"二尖瓣"。在 1555 年出版的第二版《人体的构造》（*De humani corporis fabrica*），Andreas Vesalius 写到二尖瓣倒置时就像主教冠（bishop's miter），具有两个斜尖角（一个两瓣角帽）（图 1–1），并对二尖瓣的解剖结构进行了准确地描述[1]。1668 年，来自牛津大学的 John Mayow 描述了 1 例二尖瓣狭窄患者的详细临床表现及病理结果，并将临床特征与尸检结果联系起来。此外，1705 年，Raymond de Vieussens 科学详细地介绍了 1 例 30 岁的二尖瓣狭窄男性患者的临床表现[2]。后来，当这位患者去世时，他用雕刻版画的方式记录了解剖患者时发现的各种二尖瓣狭窄的病理表现。

"打开左心室，我首先发现二尖瓣已经明显钙化且缩小，并且心腔的自然外观也确实发生了改变。"

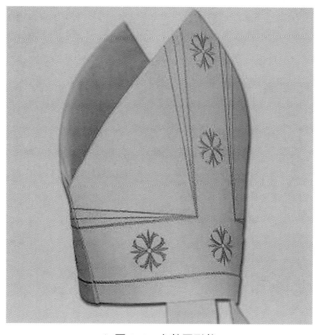

▲ 图 1–1　主教冠形状

1806 年，Jean–Nicolas Corvisart 描述了与二尖瓣狭窄有关的心脏震颤；Jean–Nicolas Corvisart 被后人尊称为"胸部听诊之父"，他也是拿破仑·波拿巴的医生。随后，在 1819 年，他的学生 Rene H.T. Laennec 发明了听诊器，并将二尖瓣狭窄的杂音描述为 "bruit de soufflet"（隆隆样风箱音）[3]。多年后，法国流行病学家 Sulpice Antoine Fauvel 描述了二尖瓣狭窄时收缩期杂音出现的确切时间及性质[4]。1862年，Austin Flint 精确描述了各种类型的心脏杂音[5]，特别是主动脉瓣重度反流时，常在心尖区听到舒张中晚期隆隆样杂音，称为 Austin Flint 杂音，常与二尖瓣狭窄所致的收缩前期杂音类似。1877 年，Paul Louis Duroziez 描述了先天性二尖瓣狭窄，并对风湿性二尖瓣狭窄与先天性二尖瓣狭窄的病因进行了区分。还描述了重度主动脉瓣关闭不全时的 Duroziez 杂音（表 1–1）[6]。

表 1–1　二尖瓣狭窄的历史：解剖学和临床发展

贡　献	内科医生 / 外科医生 / 科学家	时间（年）
命名了"二尖瓣"	Andreas Vesalius	1555
首次描述了二尖瓣狭窄	John Mayow	1668
首次科学地描述了二尖瓣狭窄	Raymond de Vieussens	1706
描述了二尖瓣狭窄导致的心脏震颤	Jean Nicolas Corvisart	1806
描述了二尖瓣狭窄的杂音	Rene Theophile Hyacinthe Laennec	1819
描述了二尖瓣狭窄的特征性收缩前期杂音	Sulpice Antoine Fauvel	1843
描述了主动脉瓣反流时的收缩前期杂音	Austin Flint	1862
描述了先天性二尖瓣狭窄	Paul Louis Duroziez	1877
描述了青少年型二尖瓣狭窄	Sujoy B. Roy	1963

二、二尖瓣狭窄的外科治疗

1898 年，Frederick Alexander Samways[7] 首先提出了手术打开二尖瓣的想法（图 1–2），手术修补二尖瓣的概念最早由 Lauder Brunton 爵士在 1902 年提出[8]。用 Samways 自己的话说，对于二尖瓣狭窄的外科治疗："我预计随着心脏外科手术的进展，极重度二尖瓣狭窄病例将通过稍微切开二尖瓣瓣口和保证心耳功能而得到缓解。"

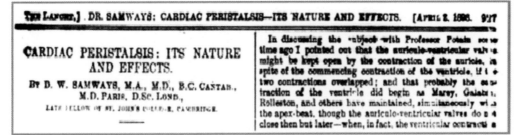

▲ 图 1–2　1896 年，Samways 在《柳叶刀》上发表的具有里程碑意义的论文

　　然而，当时医生强烈反对，迫使外科手术治疗方法被搁置了近 20 年。1923 年，为 1 例患有二尖瓣狭窄的 11 岁女孩成功接受了瓣膜部分切开术；手术后，该女孩继续存活了近 5 年。然而，接下来接受瓣膜部分切除术的 5 例患者相继死亡[9]，其中 1 例 15 岁的女孩除外，因为 Henry Souttar 在 1925 年给她进行了瓣膜交界处切开术[10]。由于手术死亡率极高，以及当时医生的强烈反对，迫使 Souttar 和其他外科医生放弃了手术的想法。Souttar 表示手术治疗方法是超前于时代的。在接下来的 20 年里，外科医生进行了自省。1948 年，4 位外科医生报道了闭式二尖瓣交界分离术（closed mitral commissurotomy，CMV）修复二尖瓣狭窄的成功案例[11-14]。尽管发表的年份相同，来自南卡罗来纳州的 Horace Smithy 在 1948 年 1 月 18 日利用心脏瓣膜刀也成功实施了第一例 CMV。Horace Smithy 本人也患有风湿性心脏病，由于无法说服 Alfred Blalock 用他创造的心脏瓣膜刀给自己实施手术，1948 年最终死于充血性心力衰竭，享年 34 岁。另外，Horace Smithy 本人还在自己测试新听诊器（作为医科生时买的）时，诊断出了自己的瓣膜病。随后，Charles Philamore Bailey 在 1945 年和 1946 年经历了两次失败的闭式 CMV 之后，于 1948 年 6 月 10 日在费城的 Hahnemann 医院成功地进行了 CMV。来自波士顿 Dwight Harken 发布了第一篇关于闭式 CMV 的论文，他是 Joseph Garland 的密友，Joseph Garland 博士当时是《新英格兰医学杂志》的编辑。Harken 在接受了 40 年的赞誉之后承认：

　　"当我第一次进行瓣膜修复手术时，我几乎立刻就听说 Bailey 医生在 4 天前（于 1948 年 6 月 10 日）就成功完成了二尖瓣交界分离术。我赶紧去找了我的朋友 Joseph Garland 博士，当时是《新英格兰医学杂志》的编辑，让他尽快把这一消息发表出去。最终于 1948 年 11 月进行了发布[15]。"

　　1948 年，在大西洋彼岸伦敦的 Guys 医院，Russell Brock 爵士也成功地进行了 CMV。Brock 爵士现在以 Brock 术而闻名，Brock 术是一种利用 Brock 打孔器切除肺动脉瓣下部分漏斗部肥厚心肌束的技术。

　　随后几年中，CMV 得到进一步完善，并成为一种治疗二尖瓣狭窄的成熟技术（图 1-3）。CMV 在全世界广受欢迎，其中印度韦洛尔县的 Stanley John 报道的手术病例数量最为庞大，报道显示手术效果非常好[16]。随着 CMV 在全球范围内的开展，来自印度新德里的 Roy 及其同事描述了一种伴有早期肺动脉高压和肺纤维化的新型青少年型二尖瓣狭窄[17]。

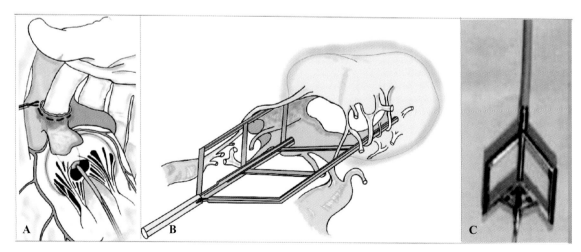

▲ 图 1-3　二尖瓣交界分离术的演变
A. 手指二尖瓣交界分离术；B. 外科二尖瓣交界分离术；C. 经皮二尖瓣交界分离术

1952 年 7 月 3 日，Forest Dewey Dodrill 医生在密歇根州底特律市的 Harper 医院进行了第一次二尖瓣直视修复术。Dodrill 医生将人工心脏 Dodrill-GMR 应用于 Henry Opitek 的手术中，暂时代替左心室功能；Dodrill-GMR 是 Dodrill 医生和通用汽车公司的研究人员共同开发的一种机械心脏，也是第一个在心脏直视手术中使用的人工心脏[18]。1956 年，明尼阿波利斯的 Charles Walton Lillehei 及其同事首次进行了直视二尖瓣交界切开术[19]。Charles Lillehei 培养了著名的心脏外科医生 Charles Schumway 和 Christian Barnard，而 Christian Barnard 又开创了心脏移植的先河。1957 年，Lillehei 和工程师 Earl Bakken 共同发明了第一台体外心脏起搏器，并将其植入了人体。之后 Lillehei 成为 St.Jude 医疗公司的医学顾问，Earl Bakken 建立了 Medtronic 公司。1967 年，C. W. Lillehei 最小的弟弟，著名的移植外科医生 Richard C. Lillehei，进行了首例胰腺移植手术。

1969 年，Alain Carpentier 进一步改进了二尖瓣修复术，并于 1992 年在越南建立了一个世界级的心脏研究所（表 1-2）[20]。

表 1-2　二尖瓣狭窄的历史：外科治疗

贡　献	内科医生 / 外科医生 / 科学家	时　间
建议手术治疗	D.W.Samways	1898 年
实验性二尖瓣瓣膜切开术	Thomas Lauder Brunton	1902 年
心脏切开术	E.C.Cutler 和 S.A.Levine	1923 年
瓣膜交界处切开术	Henry Sessions Souttar	1925 年
肌腱切断刀	E. C. Cutler 和 C. S. Beck	1929 年
闭式二尖瓣瓣膜切开术	Horace Smithy	1948 年 1 月 18 日
	Charles Philamore Bailey	1948 年 6 月 10 日
	Dwight Emary Harken	1948 年 6 月 16 日
	Russel Brock 和 C. Baker	1948 年 9 月 16 日
二尖瓣直视修复术	Forest Dewey Dodrill	1952 年 7 月 3 日
二尖瓣狭窄的 M 型超声心动图	Inge Edler 和 Carl Hellmuth Hertz	1953 年
直视二尖瓣交界切开术	Clarence Walton Lillehei	1956 年
金属球囊二尖瓣置换术	Albert Starr 和 Lowell Edwards	1960 年
生物瓣和二尖瓣修复术	Alain Carpentier	1969 年
生物瓣	Warren D. Hancock	1970 年

三、二尖瓣人工瓣膜

心肺转流术的引入开创了二尖瓣置换术的时代。20 世纪 50 年代，Harken 为人工瓣膜定义了"十诚"[21]。1960 年，Nina Starr Braunwald（1928—1992）（Eugene Braunwald 的同学和妻子）成功地利用聚氨酯人工材料替代了二尖瓣[22]。心胸外科医生 Albert Starr 与机械工程师 Lowell Edwards 合作设计了第一个用于置换二尖瓣的球笼式人工机械瓣膜。经过动物实验后，于 1960 年 8 月 25 日在俄勒冈大学医学中心将第一个人工瓣膜植入了二尖瓣位置[23]。尽管 Starr–Edwards 瓣膜已经成为人工瓣膜的"金标准"，但由于其高血栓形成倾向，之后又发展出了几种新型人工瓣膜。其中，应用最成功的是 Bjork–Shiley 倾斜圆盘瓣膜和 St.Jude 双叶瓣膜[24, 25]。1970 年，美国的 Hancock 和巴黎的 Carpentier 开发出了第一个商用心脏生物瓣膜[26, 27]。

四、超声心动图的应用

超声心动图用于显示心脏及其结构，是二尖瓣狭窄历史上的另一个里程碑。Gustav Hertz 因发现电子和原子的碰撞规律而获得了诺贝尔奖，Carl Hellmuth Hertz 是 Hertz 的儿子，也是一名德国军队士兵，因其父亲曾在苏联从事研究工作，于 1943—1946 年在美国被俘囚禁。1953 年 10 月 29 日，Inge Edler 和 Hertz 首次记录了心脏 M 型超声心动图[28]。Hellmuth Hertz 还发明了喷墨技术。Inge Edler 进一步开创了心脏二维超声成像技术，常被称为"超声心动图之父"。超声心动图的出现是评估和治疗二尖瓣狭窄方面的一项重要进展，大家都认为这一发现未获得诺贝尔奖的认可是非常遗憾的。

五、导管术的应用

1960 年，Edwin C.Brockenbrough 及其同事对经房间隔左心导管插入术进行了研究（表 1–3）[29]。Rashkind 提出的球囊房间隔造口术为经房间隔进行左心腔介入铺平了道路[30]。后来，Charles E.Mullins 通过使用一个很长的鞘管（Mullins 鞘管）改进了经房间隔穿刺术[31]。由日本外科医生 Kanji Inoue 研究的经皮穿刺治疗二尖瓣狭窄患者是一种最具挑战性的工作。Kanji Inoue 在 9 条狗和 5 头猪身上演示了球囊导管房间隔造口术的有效性。第 2 年，Kanji Inoue 首次报道了球囊导管二尖瓣交界分离术成功地应用于临床[32-34]。Kanji Inoue 采用的技术中需要手术切除；1985 年，James E. Lock 及其同事在访问印度时进行了真正的经皮经静脉二尖瓣交界分离术（percutaneous transvenous mitral commissurotomy，PTMC）。1985 年 1~4 月，8 例患者成功接受了经皮经静脉二尖瓣交界分离术（PTMC）[35]。在接下来的几年里，PTMC 技术又进行了很多改进[36]。沙特阿拉伯的 Al-Zaibag 引进了双球囊二尖瓣交界分离术，提供了更大的瓣膜面积，但并发症较多[37]。贝尔格莱德（当时位于南斯拉夫）的 Babic 及其同事实现了经动脉瓣膜成形术[38]。巴西圣保罗的 Esteves 及其同事，通过反射最低的透视检查确定了妊娠期二尖瓣球囊成形术的有效性[39]。希腊的 Stefanadis 及其同事成功地在 86 例患者中演示了逆行非经房间隔二尖瓣成形术[40]。印度新德里的 Shrivastava 及其同事比较了单球囊、双球囊和 CMV 三种技术，并得出了结果[41]。Somaraju 及其同事和 Zoltan Turi 对印度海得拉巴接受经导管二尖瓣置入术与球囊二尖瓣成形术的患者进行了系统性随访[42]。法国的 Alain Cribier 在印度和巴基斯坦将一种金属扩张器应用于二尖瓣交界分离术中，有望降低成本，改善瓣膜面积，并在应用于钙化瓣膜的方面更具优势。这种装置可能开发出多种用途，因此与昂贵的一次性球囊导管相比具有很大的成本优势[43]。但是，容易诱发严重的二尖瓣反流和心室破裂等并发症，因此其使用仍然受到限制。Jui Sung Hung 描述了经皮静脉二尖瓣交界分离术的各种优点和缺点[44]。印度韦洛尔的 George Joseph 改进了颈静脉入路经皮二尖瓣交界切开术。这项技术有助于患者早期活动和当天出院，并发现可用于下腔静脉缺如的患者[45]。印度班加罗尔的 C.N.Manjunath 进一步改进了这项技术，以将其应用于疑难病例，包括合并左心耳血栓的患者[46]。到 20 世纪末，印度掌握了 PTMC 与 Inoue 技术，30 多个医疗中心在一年的时间里完成了约 15 000 次手术。

表 1-3　二尖瓣狭窄的历史：经皮导管术的应用

贡　献	内科医生 / 外科医生 / 科学家	时间（年）
经房间隔穿刺术	Edwin C. Brockenbrough	1962
球囊房间隔造口术	William J. Rashkind	1966
经皮球囊二尖瓣交界分离术	Kanji Inoue	1982
经房间隔穿刺术中应用的 Mullins 鞘管	Charles E. Mullins	1983
经皮球囊二尖瓣交界分离术	James E. Lock	1985
经动脉途径技术	U. U. Babic	1986
双球囊技术	M. Al Zaibag	1986
逆行非经房间隔穿刺术	C. Stefanadis	1990
妊娠期的经皮球囊二尖瓣交界分离术	C.A.Esteves 和 J.E.Sousa	1991
金属扩张器	Alain Cribier	1997
经颈静脉入路	George Joseph	1997
困难经皮经静脉二尖瓣交界分离术入路	C.N.Manjunath	1998
瓣中瓣技术	多个术者	2012

"瓣中瓣技术"是经皮治疗退行性变二尖瓣狭窄的最新手段。到目前为止，已有 6 种经导管二尖瓣置换可供使用的装置，并已用于临床和植入人体[47]。此技术对手术风险高的患者有很好的应用前景。二尖瓣狭窄及其后遗症的治疗仍在进一步研究中。一些措施可用于减少并发症，例如，新型抗凝血药用于控制心房颤动、肺静脉隔离术用于控制风湿性心房颤动、左心耳结扎术用于降低卒中发生率[48]。如今可同时成功地完成经皮静脉二尖瓣交界分离术和左心耳结扎术[49]。

二尖瓣狭窄治疗的发展过程经历了许多波折。昔日的先驱者们为创造出有效、安全及可以改变其病程的新一代治疗手段铺平了道路。我们看到风湿性二尖瓣狭窄在全世界许多地方的发病率降低了，因此 21 世纪可能会见证发展过程中的另一个转折点[50-52]。

第 2 章　二尖瓣狭窄的流行病学和自然史
Epidemiology and the natural history of mitral stenosis

Anita Saxena　著

一、概述

风湿性心脏病（rheumatic heart disease，RHD）影响着全世界 3200 万以上的人，其中绝大多数生活在中低收入国家 [1]。从世界卫生组织委托编写的一份摘要报道中看，全球每年有多达 47.1 万人患上风湿热（rheumatic fever，RF）[2]。约有 27.5 万患者因风湿性心脏病而过早死亡，主要发生在低收入和中等收入国家 [3]。实际上风湿性心脏病已基本从西方世界消失，但仍然是发展中国家（包括印度）需要面对的主要公共卫生问题。在发展中国家，二尖瓣狭窄（mitral stenosis，MS）的发病率也很高。风湿性心脏新发病例数最多的国家是印度，占全球的 25%～50% [4]。据估计，世界上仅有不到20% 的人口风湿性心脏病的发病率下降。风湿性心脏病仍然是流行地区的儿童和青年过早死亡的主要原因 [5]。

急性风湿热和风湿性心脏病主要影响儿童和青少年，患者大多来自贫困家庭，生活在过度拥挤与不卫生的条件下。值得注意的是，全世界有 3/4 的儿童生活在高发地区 [6]；在全球 10—14 岁的儿童中，风湿性心脏病是造成因心血管疾病导致的伤残调整生命年的最重要原因 [7]。尤其是在发展中国家，诊断标准和诊断方法的不一致及获得适当诊断检测的机会有限，以至于无法估计继发于 RHD 的二尖瓣狭窄的真实发病率。真实发病率可能比文献报道的发病率要高出许多。

从全球来看，引发风湿性心脏病最常见的病因是二尖瓣狭窄。二尖瓣狭窄的发展与许多原因有关，但不一定与急性风湿热复发时的心脏炎严重程度有关 [9, 10]。二尖瓣狭窄好发于女性。长期随访发现，临床上不患有心脏炎的舞蹈症患者会发展为二尖瓣狭窄 [11, 12]。

在发展中国家，风湿热的发病年龄相对较小，主要见于 3 岁以下儿童。在风湿热发作期间，心脏炎的发病率也较高。在其他急性风湿热和风湿性心脏病发病率较高的国家也有类似报道。在急性风湿热发作时，可能会快速形成二尖瓣狭窄。此外，还有 40%～50% 的明显二尖瓣梗阻患者没有急性风湿热病史。在这些患者中，可能尚未确诊风湿热，急性风湿热可能会引发亚临床型心脏炎，但并不会导致关节炎、关节疼痛、皮下结节和舞蹈病 [8]。根据埃塞俄比亚的一项研究显示，只有 24.9% 的二尖瓣狭窄患者能回忆起风湿热的发作史 [13]。研究人员表示，如果急性风湿热没有导致移行性多发性关节炎或小舞蹈症发病，人们就很难注意急性风湿热的发作，特别是在医学不发达地区。

二、流行病学

疾病发生的三角模型，亦称流行病学三角，该模型由致病因素、宿主和环境三个要素共同组成，三者相互作用导致疾病的发生；急性风湿热的发生也遵循此经典模型。上述三个要素是判断疾病在人群中分布情况的重要决定因素。目前尚不完全清楚影响因素是如何导致急性风湿热发病的。以前基于风湿性心脏病（RHD）与某些单倍型（如 HLA DR2、DR4、DR1 和 DRw6）之间的关联性，认为 RHD 具有遗传倾向；然而，这一点尚未得到令人信服的证据[14]。一项双胞胎研究的 Meta 分析显示，同卵双胞胎急性风湿热发病的一致性风险为 44%，异卵双胞胎的一致性风险为 12%[15]。

三、疾病分布及决定因素

易感宿主、A 组乙型溶血性链球菌与环境之间的相互作用非常复杂，目前尚不完全清楚。由 A 组乙型溶血性链球菌感染可引起多种感染性疾病，最常见一种为咽炎。咽炎占儿童咽喉感染的 1/3，占成人的 1/10。虽然链球菌感染的发生率很高，但只有少数人会出现风湿热。据估计，在一般地区，0.3% 未经治疗的感染者将出现首次风湿热发作，而在流行地区这一比例为 3%。因此，在急性风湿热的流行病学中，宿主和环境因素起着重要作用。下文将详细描述流行病学中的三个要素。

（一）致病因素

几十年来，虽然 A 组乙型溶血性链球菌感染导致风湿热发病的确切机制仍不清楚，但 RF 的致病因素已经得到了广泛认可。在大多数情况下，感染 A 组乙型溶血性链球菌可引起扁桃体炎，进一步导致急性风湿热发作。已经证明，使用青霉素治疗细菌性咽炎，可以减少急性风湿热的初发和复发。尽管在过去 50 年里，A 组乙型溶血性链球菌感染仍占所有儿童咽炎病因的 30%，但在工业化国家，急性风湿热的发生率已经在很大程度上下降了。这可能与 A 组乙型溶血性链球菌咽炎的流行病学改变有关，从风湿源性菌株转变成非风湿源性菌株。

A 组乙型溶血性链球菌咽炎最常发生于 5—15 岁的青少年，与急性风湿热的发病年龄类似。在澳大利亚北部地区的一些土著居民中，急性风湿热常继发于脓皮病，而不是咽炎[16]。脓皮病是由 C 组和 G 组链球菌感染而引起的[17]。对 "emm" 型分布的分析表明，与高收入国家观察到的情况相比，非洲和太平洋地区的 A 组乙型溶血性链球菌感染的分子流行病学情况有所不同。这对于制备链球菌疫苗具有重要意义。

（二）宿主

1. 年龄

风湿热的首次发作年龄多为 5—15 岁，但是有报道称也可发生于更小的儿童。风湿热的发病高峰年龄在 8—9 岁。恰好与学龄儿童链球菌性咽扁桃体炎的发病高峰年龄相吻合，链球菌感染在青春期后期和成人中较为少见。据报道，风湿热也可发生在 2—3 岁的婴幼儿中[16, 17]。首次可能发生于年龄较大的青少年和成年人，但在 30 岁以上的成人中很少见。另外，风湿热复发多见于年龄较大的儿童、青少年和年轻人，但在 35—40 岁以上的成年人中也很少见。多发性或单发性重度风湿热发作会导致心脏瓣膜损伤。因此，风湿性心脏病在成年期的发病高峰年龄通常在 20—30 岁。生存率将受到预防风湿热复发的二级预防措施、心脏瓣膜损伤的严重程度，以及是否有机会接受专科治疗和手术等因素的影响。

在发达国家，二尖瓣狭窄的最初症状通常出现在 40—60 岁。二尖瓣狭窄的进展缓慢且存在潜伏期，多在风湿热发作 20～40 年后出现。但是，发展中国家的患者病情进展迅速，通常在青少年后期或成年早期就出现二尖瓣狭窄的症状[18]。关于发展中国家二尖瓣狭窄进展迅速的问题，将在本章后面进一步讨论。

2. 性别

男女罹患风湿热的机会大致相等，但是舞蹈病较少发生于青春期后期的男孩。风湿性心脏病更常见于女性，相对危险性为 1.6～2.0。性别差异在青少年和成人中可能比在儿童中更为明显[6, 20]。女性发病率更高的原因尚不清楚。可能与女性的内在因素有关，如较强的自身免疫易感性，也可见于系统性红斑狼疮[21]。其他因素也可能会起一定作用，如在育儿过程中，由于在哺育时与婴儿的距离较近，更容易感染 A 组乙型溶血性链球菌。在许多发展中国家，与男性相比，女性获得医疗保健的机会可能减少，这也可能导致风湿性心脏病发病率在男女之间出现差异。

二尖瓣狭窄好发于女性，其原因尚不清楚。风湿性二尖瓣狭窄患者中有 2/3 是女性。一项超声心动图研究显示，二尖瓣狭窄在女性更为多见（男女比例 0.4% vs. 1.6%，$P < 0.001$）。男女罹患二尖瓣反流的概率大致相等（女性为 24.4%，男性为 25%）[22]。此外，女性比男性的病情更为严重[22, 23]。许多女性患者是在妊娠期间首次确诊的。来自许多发展中国家（包括印度、南非和塞内加尔）的数据表明，风湿性心脏病是导致间接产科死亡的主要原因，间接产科死亡占全部孕产妇死亡的 25%[24-27]。与发展中国家获得保健服务的机会有限而未能早期发现疾病有关。

3. 种族和民族

众所周知，社会经济状况和获得医疗保健的机会影响风湿热的发作，因此很难将种族影响与环境因素分开。研究表明，有些种族或民族群体更容易罹患风湿热和风湿性心脏病，但没有种族或民族群体可以在风湿热发作后获得免疫。新西兰的一项研究发现，毛利人和太平洋岛民的风湿热发病率较高，种族作为独立影响因素导致发病率出现变化[28]。同样，在夏威夷的萨摩亚学龄儿童与夏威夷白种人之间，慢性风湿性心脏病的发病率也有很大差异[29]。在一些国家中，种族和族裔因素也可能是导致二尖瓣狭窄迅速发展的原因。

4. 遗传因素

缺乏有力的证据表明其遗传易感性。然而，众所周知，在风湿热首次发作之后，在出现 A 组乙型溶血性链球菌咽炎后风湿热的复发率约为 50%；但是在风湿热首次发作之后，仅有 0.3%～3% 感染 A 组乙型溶血性链球菌的患者会发展成风湿热。以前基于风湿性心脏病与某些单倍型（如 HLA DR2、DR4、DR1 和 DRw6）之间的关联性，认为 RHD 具有遗传倾向；然而，这一点也尚未得到令人信服的证明[14]。一项双胞胎研究的 Meta 分析显示，同卵双胞胎急性风湿热发病的一致性风险为 44%，异卵双胞胎的一致性风险为 12%[15]。在一些家族中，二尖瓣狭窄发病速度会很快，也间接证明其遗传性。

（三）环境因素

最初的报道称风湿热常见于温带气候地区，后来证明温热带气候地区更为流行，特别是在发展中国家。季节变化对风湿热发病率的影响尚不明确，但总体上与链球菌感染的季节规律相似，链球菌感染最常见于冬末和早春。然而，在热带国家，风湿热发病率的季节变化并不明显。环境因素在流行病学中扮演着重要角色，因为世界各地人口之间的绝大多数差异都可以用环境因素来解释。环境危险因素包括家庭过度拥挤[30]、恶劣和卫生状况差的生活条件，以及难以获得医疗保健。很难评估个别危险因素的相对作用，因为其中许多因素相互重叠，并与贫困相关[31-33]。过度拥挤的生活条件可导致链球菌迅速传播，而缺乏医疗保健机会可导致感染得不到治疗。风湿热和风湿性心脏病在农村和城市地区都很常见。在发达国家，环境致病因素的改善是导致风湿热和风湿性心脏病几乎完全消失的主要原因。

环境危险因素还包括营养不良、社会不稳定和社区内就医的机会，相关研究较少。营养不良可能导致免疫反应减弱，并可能导致更严重或更致命的疾病。

四、自然史

二尖瓣狭窄是一种渐进性疾病，病程早期较为稳定，后期进展加速。妊娠期间症状可能会迅速恶化。心率和心排血量的增加会使二尖瓣跨瓣压差增加，导致先前无症状的患者出现症状，已出现症状的患者症状进一步加重。

（一）来自发达国家的数据

在发达国家的研究中，由 RHD 引起的二尖瓣狭窄的进展非常缓慢，且存在潜伏期，多在风湿热发作 20～40 年后才表现出临床症状[34, 35]。一项前瞻性研究显示，风湿热发作至出现症状的平均时间间隔为（16±5）年。从轻度的病情发展至重度残疾需要 9 年的时间。这一推断得到了基于超声心动图纵向研究的支持，研究发现二尖瓣瓣口面积平均每年减少 0.09cm[36, 37]。二尖瓣狭窄患者的存活率与症状严重程度有关。Rowe 等对 250 例单纯性二尖瓣狭窄患者进行了为期 20 年的随访，直至患者死亡。其中52% 的患者在初始评估时无症状[38]。在无症状患者中，10 年后存活率约为 84%，其中 59% 未表现出症状。在首次发作后，病情会逐步恶化；20 年后，依旧无症状仅有 24%，62% 的病例死亡。总的来说，首次发作 10 年后，39% 的病例会死亡；20 年后，79% 的病例会死亡。一旦 MS 患者出现症状，病程就会急剧恶化。即使在发达国家，从轻微症状到出现严重症状的进展过程也可能非常迅速。Olesen 的研究表明，在 271 例有症状但未经历手术的患者中，术前患者心功能状态分别为 Ⅱ 级、Ⅲ 级和 Ⅳ 级患者的 10 年生存率分别为 69%、33% 和 0%[39]。在心功能级别为 Ⅱ 级的患者中，49% 的患者可以至少在存活 20 年，而 Ⅲ 级患者的存活率为 0%。研究通过对首次发作的患者进行的 26 年随访统计发现，10 年生存率为 34%，20 年生存率仅为 14%。同样，建议行瓣膜手术但实际上未实施的患者，5 年生存率为44%，10 年生存率为 32%[43]。通过对 759 例未经历手术的患者进行的 10 年随访统计发现，生存率略高于 50%[38]。在无症状或有轻微症状的患者中，10 年生存率＞ 80%；但当患者出现症状且没有及时治疗的二尖瓣狭窄，10 年生存率下降至 15% 以下[41, 42]。

超声心动图研究显示，风湿性二尖瓣狭窄患者的狭窄程度各不相同。Gorden 等研究发现，初始二尖瓣瓣口面积与二尖瓣狭窄的病情进展速度无关。然而，如果患者的二尖瓣跨瓣压差峰值较高（＞ 10mmHg）、二尖瓣跨瓣压差增加，以及针对二尖瓣狭窄形态的超声心动图评分较高（＞ 8 分），病情更有可能呈现出渐进性的进展[36]。然而随后的研究显示，上述因素并不是有效的预测因素[37]。研究表明，初始二尖瓣瓣口面积较大且二尖瓣狭窄程度较轻的患者，病情的进展速度明显更快；轻度、中度和重度二尖瓣狭窄的进展速度分别为每年 0.12cm²、0.06cm² 和 0.03cm²（$P < 0.01$）。然而，中度二尖瓣狭窄的自然史可能与轻度和重度二尖瓣狭窄的不同。在一项以色列的超声心动图研究中，对 36 例中度二尖瓣狭窄患者进行了 6 年随访，发现二尖瓣狭窄病情的进展程度是可变的，并且不能通过患者年龄、既往有无经历过交界切开术、瓣膜评分或跨瓣压差来预测。随访发现，许多患者中的二尖瓣瓣口面积没有变化[40]。上述研究会对二尖瓣狭窄患者的随访频率和预后产生影响。

（二）来自发展中国家的数据

与发达国家的数据相比，来自发展中国家的研究发现，二尖瓣狭窄迅速发展可导致患者早期出现严重残疾，需要介入治疗[13, 44-49]。如果患者发病年龄很小，提示疾病程度严重，病情发展非常迅速[23, 24]。最近，埃塞俄比亚对 365 例 MS 患者进行了调查，报道称 26.5% 的患者年龄在 6—10 岁[13]。决定疾病进展的因素尚不清楚，似乎是多因素相互作用的结果。A 组乙型溶血性链球菌咽炎抗生素药物的成功治疗、生活条件的模式、首次发作的严重程度、获得医疗保健的机会、风湿热的复发，以及宿主的免疫反应均可能是导致瓣膜损伤迅速进展的原因。遗传因素和其他未知因素也可能起作用。

风湿热的复发是发展中国家普遍存在的问题。常常是由于导致风湿热复发的诱发因素持续存在及没有预防性使用抗生素所致。疾病的进展不容易被发现。许多风湿性心脏病患者缺乏治疗或未能坚持二级预防措施[48, 50]。即使在确诊患者中，二级预防的实施率依旧很低[51]。

五、青少年型二尖瓣狭窄

1963 年，Sujoy B. Roy 提出了"青少年型二尖瓣狭窄"一词[23]。本文首次报道了印度半岛地区二尖瓣狭窄的迅速发展。作者发现，二尖瓣狭窄患者会在患病 20 年内表现出症状，20 岁以下患者的病情常较为严重。作者还强调，二尖瓣狭窄可导致充血性心力衰竭，在印度儿童和青少年中，充血性心力衰竭的存在并不是引发活动性风湿热和心脏炎的必要条件。二尖瓣钙化并不常见，而且大多数患者是窦性心律，这提示疾病持续时间相对较短，因此不会导致左心房出现器质性变化。然而，超过 1/3 的患者存在严重的肺动脉高压。在印度及其他几个 RF 和 RHD 发病率较高的发展中国家，即使在今天的临床实践中，青少年型二尖瓣狭窄的发病情况仍然没有改变。超声心动图常显示存在严重的 3 级或 4 级瓣膜畸形，并伴有严重的二尖瓣狭窄[52]。

引发二尖瓣狭窄病情加速的原因尚不清楚，但临床或亚临床风湿热的频繁复发（尚未被识别和实施治疗）可能会导致病情加速恶化。宿主因素也可能会使病情恶化。应对大多数患者进行早期干预，主要方法是经皮经静脉二尖瓣交界分离术（PTMC）。经皮经静脉二尖瓣交界分离术（PTMC）应用在青少年与成人患者身上的效果一样好，尽管术后再狭窄发生率可能很高[53]。

六、二尖瓣狭窄自然史中的并发症

1. 心房颤动

心房颤动（atrial fibrillation，AF）是二尖瓣狭窄最常见的并发症；未经治疗的患者心房颤动的总发病率为40%[54]。心房颤动在年轻患者中较少见。二尖瓣狭窄的自然史会受到心房颤动发作的严重影响，心排血量减少会使患者各器官功能受损。二尖瓣狭窄会导致左心房压力升高引起心房颤动，快速心室率使舒张期充盈时间减少而加重血流动力学异常。Olesen的研究表明，非窦性心律患者的10年和20年生存率仅为25%和0%，而窦性心律患者的10年和20年生存率则分别为46%和29%[39]。心房颤动的常见危险因素包括年龄的增长和严重的二尖瓣狭窄[55]。人们普遍认为左心房扩大是心房颤动的结果，而不是引发其发生的原因[56, 57]。心房颤动也会增加全身性栓塞发生的风险。

2. 肺动脉高压

在586例MS患者中，有48例（8.2%）患有重度肺动脉高压，伴有静息状态下肺动脉收缩压＞80mmHg，肺血管阻力≥10Wood单位[58]。未经手术治疗的重度肺动脉高压患者平均生存期为（2.4±0.5）年。其中1/4的患者在应用心导管术之后6个月内死亡，1/2的患者在12个月内死亡，表明伴有肺动脉高压的二尖瓣狭窄患者亚组的预后明显较差。其常伴发功能性三尖瓣反流，继而发生右心室衰竭。

3. 全身性栓塞

二尖瓣狭窄患者发生全身性栓塞的风险为9%～14%，大多数变现为脑栓塞（60%～75%），并伴有心房颤动。令人惊讶的是，在轻度或中度MS患者中，脑血管意外可能是首发表现。年龄增长和心房颤动是全身性栓塞的主要预测因素，与既往的血栓栓塞程度呈正相关。

其他并发症包括感染性心内膜炎、肺出血、肺栓塞和呼吸道感染等。

二尖瓣狭窄的致死原因

超过60%患者的死亡原因是肺静脉压进行性升高而导致的右心衰竭和（或）肺水肿。其他死亡原因还包括全身性血栓栓塞（11%～22%）、出血性疾病和感染性心内膜炎（3.6%，较少见），心源性猝死也是一种主要致死原因（14%）[39, 40]。

七、风湿热和风湿性心脏病的预防

考虑到风湿热是由于细菌感染所致，只要细菌对可以使用的抗生素敏感，就应该预防性使用抗生素。幸运的是，A组乙型溶血性链球菌对青霉素敏感。从理论上讲，风湿性心脏病（RHD）应该是可以完全治愈的。实质上，RHD是唯一一种可以预防的心脏病。事实证明，高收入国家几乎没有任何

RF 或 RHD 的新发病例，这证明 RF 和 RHD 可以被治愈。另外，在发展中地区，风湿性心脏病仍然是一种灾难性疾病，发病率和死亡率均很高。一旦瓣膜损害严重，通常需要球囊成形术或心脏手术来修复或更换受损的瓣膜；上述两种方法都是姑息性治疗。由于外科手术费用昂贵，在风湿性心脏病发病率较高的发展中国家，并没有足够的资源来支持进行手术。此外，应用人工机械瓣膜的患者仍会因瓣膜血栓形成、出血、卒中等原因而发生不良事件。存活率低于对照组。在大多数高患病率地区，可用的资源有限，预防方案的制订应符合高风险人群的要求，这样效果会更有益。应继续进行更广泛的研究，以开发预防 RF 的疫苗，但迄今为止，还没有可供临床使用的疫苗。风湿热和风湿性心脏病的预防可分为四个级别，四级预防都很重要；其中，结合应用一级预防和二级预防可获得更好的成本效益。

（一）基础预防

基础预防是指针对一般危险因素进行防范，如社会因素、经济因素和环境因素，以及降低人群中 A 组链球菌感染的概率和影响。预防措施包括三项：①提高对风湿热和风湿性心脏病及其与细菌性咽炎之间相关联认识；②更好地利用保健设施；③保持社区环境卫生，进行环境卫生重要性的教育。住房和生活条件的改善对西方 RF 和 RHD 发生率的下降做出了重大贡献。然而，改善住房、妥善处理废物等措施的实施所需的时间很长，而决策的制订又取决于当地的决策者和管理者，因此可行性有限。

（二）第一级预防

第一级预防是指任何旨在防止风湿热首次发作的行动和行为。主要是采取及时和适当的治疗 A 组乙型溶血性链球菌咽炎来实现。各种因素导致第一级预防可能相当具有挑战性。这是因为病毒性咽喉炎很多发，所以患者可能不去医疗机构就诊。多达 25%～30% 的咽喉炎可能是由细菌感染所致，尤其是在 5—15 岁的患者。初级卫生中心和基层社区医院的工作人员可能没有接受过充分的培训，未认识到咽喉炎由细菌感染的意义及其重要性，以及咽喉炎与风湿性心脏病（一种严重的后遗症）之间的关联。导致一级预防失败的原因还包括没有对咽喉分泌物进行微生物检查的基础设施，因此不能确定是否感染链球菌，以及全疗程内对抗生素治疗方案的依从性差。众所周知，许多风湿性心脏病患者没有咽喉炎的病史。因此，第一级预防战略在发展中国家的可行性仍然很低。然而，在可行的情况下，必须尽一切努力对链球菌感染做出诊断并采取治疗，因为早期诊断和早期治疗是控制病情发展的重要手段[59]。患咽喉炎的年轻患者应尽早转诊到卫生机构，其中的卫生人员必须接受相应的培训，以有能力区分细菌性咽喉炎和病毒性咽喉炎，并应意识到咽喉炎治疗的重要性。咽拭子采样和细菌培养设备将进一步帮助判断有无 A 组乙型溶血性链球菌感染；但是较差设备的可行性及报道所需的时间很长是其主要缺点。如果可能的话，应使用快速抗原诊断测试，以更好地识别 A 组乙型溶血性链球菌咽炎，还可以避免延迟诊断。在治疗 A 组乙型溶血性链球菌咽喉炎 / 皮肤感染时，可单次肌肉注射长效青霉素、苄星青霉素（BPG）或连续口服青霉素 10 天；也可以使用阿莫西林、红霉素等替代青霉素，但要持续应用 10 天。应立即开始治疗；最迟于感染后的第 9 天开始使用抗生素可有效地防止风湿热发作。

（三）第二级预防

第二级预防的目的是防止既往患有过风湿热或风湿性心脏病的患者风湿热复发。第二级预防主要通过定期（每 3 周 1 次）、长期服用抗生素（常用长效青霉素）来实现。已经证明，长期注射青霉素（盘尼西林）（BPG）作为二级预防的措施，可以有效防止风湿热患者发生风湿性心脏病。还可以预防心脏损害进一步恶化，在 50%～70% 的病例中，注射青霉素超过 10 年可以降低心脏瓣膜病的严重程度[60, 61]。社区卫生工作者应与家庭成员合作，以确保患者准确及时注射 BPG。应对患者及其家属进行普及教育，让他们认识到长期进行二次预防的重要性。在 RF 和 RHD 预防措施中，将注射 BPG 作为二级预防措施是最具成本效益的策略。

（四）第三级预防

第三级预防是指对已经患有风湿性心脏病的患者进行干预，以减少其并发症造成的残疾。第三级预防的效果最差。目的是防止患者因风湿性心脏病而过早死亡。治疗方法包括药物治疗心力衰竭和心律失常等。应用于二尖瓣狭窄患者的经皮静脉二尖瓣交界分离术仍然是一种姑息性治疗，所有患者都应配合随访以寻找各种并发症，包括再狭窄的发生。外科手术非常昂贵，而且本质上并不能治愈二尖瓣狭窄。手术后的管理也很复杂，大多数患者需要服用血液稀释类药物。术后还应继续预防性使用青霉素和苄星青霉素（BPG）。

风湿热和风湿性心脏病的预防非常具有挑战性，特别是在疾病发病率高的地区。可能与社区意识缺乏、社会经济因素、卫生专业人员缺乏培训、获得卫生保健的机会，以及当地社区的就医行为有关。其他影响因素还包括青霉素用量不足、医疗互助会的兴趣下降、基础卫生系统服务能力较差，以及政府卫生政策制定者缺乏兴趣。风湿热和风湿性心脏病常与贫困和社会不公平有关，在国家一级卫生资金的分配中没有得到优先考虑。

八、结论

风湿热是由病原体（A 组乙型溶血性链球菌）、易感宿主和恶劣环境相互作用的结果。实际上在西方发达国家，风湿热已经基本消失了。在绝大多数风湿性心脏病患者生活的发展中国家，风湿热和风湿性心脏病的发病率仍然很高。风湿热好发于 5—15 岁的学龄期儿童和青少年，男女患病率无差别。继发于风湿性心脏病的二尖瓣狭窄好发于女性。20 世纪 50 年代和 60 年代，西方国家进行的疾病自然史研究发现，二尖瓣狭窄的严重程度发展缓慢。然而，来自印度和其他发展中国家的研究报道显示，二尖瓣狭窄的发展速度非常快，往往在患者很小的时候就表现出严重或致命的症状。患病儿童和青少年有致残症状，可伴有严重的肺动脉高压，需要早期干预。在印度和许多发展中国家，二尖瓣狭窄常在女性怀孕期间发病，也是导致孕产妇死亡的重要原因之一。风湿热和风湿性心脏病是可以预防的疾病。预防工作需要多管齐下、统筹推进，然而在风湿热和风湿性心脏病发病率非常高的国家，预防控制工作将面临巨大挑战。

第3章 二尖瓣狭窄的病因
The etiology of mitral stenosis

Anunay Gupta　Sandeep Singh　著

一、概述

二尖瓣狭窄时，血流由左心房流入左心室时受限，使左心房压力异常升高，进而导致肺毛细血管楔压升高。随着时间的推移，患者会出现肺动脉高压，最终导致右心衰竭。表 3-1 显示了导致二尖瓣狭窄的重要病因。风湿性心脏病依然是引起二尖瓣狭窄的最常见原因。其他病因并不常见，临床上也较少遇到。在一项针对 1051 例单纯性或具有明显症状和手术指征的二尖瓣狭窄患者进行的研究中，研究人员发现在二尖瓣狭窄的病因中，风湿性疾病占 76.9%，感染性疾病占 3.3%，退行性病变（严重的二尖瓣瓣环钙化和瓣叶钙化）占 2.7%，Lutembacher 综合征（又称房间隔缺损伴风湿性二尖瓣狭窄综合征）占 1.2%。其他病因仅占不到 1%，包括系统性红斑狼疮、类癌性心脏病、心内膜心肌纤维化和类风湿性关节炎。在约 15% 的二尖瓣狭窄病例中，病因仍未确定 [1]。本章主要讲述了二尖瓣狭窄症的病因。

表 3-1　二尖瓣狭窄的病因

- 风湿性心脏病（最常见的病因）
- 先天性二尖瓣狭窄
- 二尖瓣瓣环钙化
- 放射性二尖瓣狭窄
- 罕见病因
    - 药物诱导的心脏瓣膜病：美西麦角、培高利特、芬氟拉明或右芬氟拉明
    - 结缔组织疾病：类风湿性关节炎和系统性红斑狼疮
    - 类癌综合征
    - 黏多糖贮积症
    - Whipple 病
    - 嗜酸细胞增多综合征、心内膜心肌纤维化
    - 外部压迫：肿瘤、慢性缩窄性心包炎、血肿
- 医源性病因
    - 经导管主动脉瓣置入术
    - 经导管二尖瓣夹合术（MitraClip）
    - Alfieri 外科修复术
    - Impella 心脏泵
- 二尖瓣机械瓣置换术后血栓形成
- 生物瓣膜退化

二、风湿性心脏病

风湿性心脏病是二尖瓣狭窄最常见的病因。对二尖瓣狭窄的切除组织进行病理学检查发现，99%的病例患有风湿性心脏病。风湿性心脏病是风湿热严重发作或反复发作的慢性后遗症。然而，只有50%～70%的二尖瓣狭窄患者有风湿热病史。风湿热首次发作后，二尖瓣狭窄典型临床表现的出现时间不同，从几年到20年不等。二尖瓣狭窄发展较缓慢，二尖瓣瓣口面积每年以（0.09 ± 0.21）cm^2的速度变窄[2]。

心脏瓣膜炎症是由于链球菌细胞壁的糖蛋白和酶与结缔组织（如心脏瓣膜）发生交叉反应所致。瓣膜小叶没有任何活动性感染的迹象。风湿热发作期间的心脏炎通常会导致瓣膜小叶中形成多个炎性症灶。随着时间的推移，二尖瓣瓣膜增厚、钙化，腱索融合、缩短。瓣膜交界处逐渐粘连和纤维化，形成二尖瓣狭窄。上述解剖结构的变化最终构成典型的风湿性二尖瓣狭窄的外观。

在疾病的早期，小叶末端的活动受到限制，舒张期前叶体部向前膨出呈气球状，受累最为明显的是前叶。随着疾病的发展，瓣膜小叶的纤维化和钙化症状加剧，老年患者二尖瓣的气球样变化不那么明显。

三、先天性二尖瓣狭窄

先天性畸形是二尖瓣狭窄的罕见病因。据报道，临床上先天性心脏病发病率为0.4%，尸检中则为0.6%[3]。二尖瓣瓣叶、交界、腱索间隙、乳头肌、二尖瓣瓣环或瓣膜上结构发育异常均可导致左心室充盈异常。通常，二尖瓣上存在多个解剖结构受累，其形式和严重程度各不相同。最常见的病理学表现为瓣口交界处发生融合及缩短，伴有腱索缩短、缺失或断裂，乳头肌附着于左心室的游离壁。其他心脏瓣膜也可能受累。表3-2总结了先天性二尖瓣狭窄的病因。根据二尖瓣尸解标本的组织病理学，可以将先天性二尖瓣狭窄分为4种类型。导致典型二尖瓣狭窄结构基础包括腱索缩短、缺失和乳头肌间距缩小；发育不良的先天性二尖瓣狭窄伴左心发育不良综合征；二尖瓣瓣环畸形；降落伞式二尖瓣狭窄；乳头肌融合导致二尖瓣腱索附着在单个优势乳头肌或肌群上。

表3-2 先天性二尖瓣狭窄的致病原因

- 瓣膜小叶畸形
  - 双孔二尖瓣畸形
  - Shone综合征中的二尖瓣瓣环
- 支撑结构异常
  - 吊床二尖瓣
  - 二尖瓣腱索骑跨
- 乳头肌异常
  - 降落伞式二尖瓣狭窄
- 二尖瓣瓣环结构异常
  - 二尖瓣瓣环发育不良

先天性二尖瓣狭窄通常在婴儿期和幼儿期发病。临床表现取决于狭窄的严重程度，包括有无二尖瓣反流，肺动脉高压的严重程度，以及有无其他相关病变，例如，左心发育不全、主动脉瓣狭窄和主动脉缩窄。

四、二尖瓣瓣环钙化

二尖瓣瓣环钙化（mitral annular calcification，MAC）是一种慢性、进行性、退行性病变，导致二尖瓣瓣环营养不良性钙化。通常情况下，偶发于老年人。舒张期的正常瓣环扩张受损，二尖瓣瓣叶运动受限，导致左心房血液流入左心室受阻，而很少有临床意义。由于预期寿命的延长、老年人口的增加，以及越来越多的患者有高血压等危险因素，也会导致二尖瓣瓣环钙化的患病率逐渐上升。根据欧洲心脏调查发现，在 60—70 岁、70—80 岁和 80 岁以上的年龄组中，退化性二尖瓣狭窄占所有二尖瓣狭窄病例中的比例分别约为 10%、30% 和 60% [4]。退化性二尖瓣狭窄也被称为老年性二尖瓣狭窄。在慢性肾病、高血压、糖尿病、高钙血症、高胆固醇血症及先天性疾病（如 Marfan 综合征和 Hurler 综合征）的患者中，退行性病变进展会加速，较年轻的年龄组中也会发生此种情况。如果出现二尖瓣交界处钙化和融合，则应考虑诊断为风湿性二尖瓣狭窄。在不到 1% 的病例中，钙化块中心部分可透光。这一发现称为二尖瓣瓣环的"干酪样"钙化或二尖瓣瓣环钙化伴中心软化。一项针对 100 例 62 岁以上的二尖瓣瓣环钙化患者的研究发现 [5]，只有 6% 的患者二尖瓣跨瓣压差大于 5mmHg，二尖瓣瓣口面积小于 1.8cm^2。假设由于在舒张期存在心脏舒张功能异常，可根据超声心动图的压力减半时间来计算二尖瓣瓣口面积，可能会低估二尖瓣狭窄程度。二尖瓣瓣环钙化可能与传导系统疾病、心房颤动、先天性心脏病和心血管疾病风险增加有关。它也可作为继发感染性心内膜炎的病灶。

五、放射性二尖瓣狭窄

过去曾认为心脏是相对抗辐射性的器官，但是随着高压放射治疗问世以来，才发现心脏是一个对辐射敏感的器官，也会因辐射而发生病理变化。现在普遍认为，辐射暴露是诱发瓣膜性心脏病，特别是主动脉瓣疾病的明确危险因素 [6]。霍奇金淋巴瘤、非霍奇金淋巴瘤和乳腺癌患者，以及接受纵隔放疗的患者需要警惕和筛查有无瓣膜性心脏病，即使在接受治疗 15～20 年之后也应警惕进行筛查。发病风险与放疗剂量有关，在初次放疗之后，化疗周期越长，其发病风险越高 [7]。大多数患者存在瓣膜反流，通常没有临床症状。放射性二尖瓣狭窄并不常见 [8]。此病发病较晚，临床特征是二尖瓣瓣叶增厚，常累及瓣膜的基底部和中部，不伴有交界处融合；主要病理改变为慢性瓣膜炎症、纤维化和钙化 [9]。

六、罕见病因

药物诱导的心脏瓣膜病：有足够的证据表明，某些药物可导致心脏瓣膜纤维化。其中涉及的药物有美西麦角（一种麦角生物碱）、培高利特（一种麦角碱衍生物的多巴胺受体激动药，用于治疗帕金森病），以及芬氟拉明或右芬氟拉明等抗肥胖药物。已经证明，上述药物对特定的 5- 羟色胺受体（5HT$_{2B}$）有共同的药理作用。这些受体集中在瓣膜组织中。心脏瓣膜病变与类癌性心脏病相似，类癌性心脏病是指类癌综合征累及心脏，类癌综合征是一种神经内分泌物肿瘤。临床上，可见不同程度的瓣膜反流。

通常，只有轻度到中度的瓣膜增厚，严重的瓣膜狭窄一般不可见[10]。与风湿性二尖瓣狭窄相反，常不伴有钙化或交界处融合。形态学和组织学特征包括组织增厚，糖胺聚糖和胶原的细胞外基质形成，肌成纤维细胞和平滑肌细胞的增殖。基础瓣膜结构通常保持不变。

Fabry 病是一种罕见的 X 染色体遗传性多系统溶酶体贮积病，导致鞘糖脂沉积于包括心脏在内的所有组织和器官中。通常有心脏瓣膜反流。很少会导致二尖瓣狭窄[11]。

结缔组织疾病（如类风湿性关节炎和系统性红斑狼疮）可导致心肌、瓣膜、心包和传导系统出现异常。这些慢性疾病的患者有不同程度的心脏受累，可以从无症状到轻度，甚至可能危及生命，很少会导致二尖瓣狭窄[12]。

转移性类癌通常引发心脏右侧瓣膜受累，左侧瓣膜受累导致二尖瓣狭窄的情况并不常见[13]。类癌病变由纤维组织沉积组成，无弹性纤维，称为类癌斑块。在三尖瓣或二尖瓣瓣叶的心室面和肺动脉或主动脉瓣尖部的心内膜表面可见沉积物。

Whipple 病又称惠普尔病，是一种罕见的慢性感染性疾病，胃肠道为常见病变部位。据报道，惠普尔病有时可能引发慢性瓣膜畸形，与二尖瓣狭窄的表现类似[14]。

黏多糖贮积症（mucopolysaccharidosis syndrome，MPS）是一种遗传性疾病，降解酶活性降低，从而导致组织中的糖胺聚糖浓度升高。已有二尖瓣狭窄的病例报道，糖胺聚糖可能会沉积在心脏瓣膜上，需要行二尖瓣置换术[15]。

七、血流动力学

许多疾病都会导致类似二尖瓣狭窄的血流动力学异常（表 3-3）。巨大的心房黏液瘤可能会梗阻二尖瓣瓣口，能产生与二尖瓣狭窄相似的临床表现。其他与二尖瓣狭窄血流动力学异常情况相似的疾病，还包括二尖瓣上的大赘生物、左心房内球形血栓、二尖瓣机械瓣置换术后血栓形成和退行性心瓣膜病。

表 3-3　二尖瓣狭窄的血流动力学模拟

- 巨大左心房黏液瘤
- 二尖瓣上有大块赘生物
- 左心房内球形血栓

八、医源性病因

经导管主动脉瓣置换术可引起医源性二尖瓣狭窄[16]。有报道称，经导管二尖瓣夹合术（MitraClip）后会形成二尖瓣狭窄[17, 18]。边缘对边缘缝合修复术又称为"Alfieri 修复术"，是修复二尖瓣的一种有效技术。将两个瓣叶的中点固定在一起于二尖瓣关闭不全患者中创建双口瓣膜，有效二尖瓣面积减小；术后很少会加重二尖瓣狭窄。Impella 心脏泵是一种临时性心室支持装置，如果装置轴位于二尖瓣前叶上，也会引起功能性二尖瓣狭窄[19]。

九、总结

　　风湿性心脏病是二尖瓣狭窄最常见的原因，其他原因则较少见。先天性二尖瓣狭窄常见于儿童。二尖瓣瓣环钙化引发的退行性二尖瓣狭窄是一种罕见的老年病。表现为瓣膜增厚和钙化，主要累及瓣膜小叶基底部，不伴有交界处融合。风湿性二尖瓣狭窄会导致瓣膜尖部增厚和钙化，并伴有交界处融合，与退行性二尖瓣狭窄形成鲜明对比。辐射暴露是瓣膜性心脏病的明确危险因素，具有临床意义。通常累及主动脉瓣，很少表现出明显的二尖瓣狭窄的血流动力学异常。活动受限和交界处融合是风湿性二尖瓣狭窄症的特征表现，但在放射性二尖瓣狭窄中通常不会出现。人们逐渐认识到了医源性病因，也需引起临床医生的足够重视。

第 4 章 二尖瓣狭窄的病理生理学
The pathophysiology of mitral stenosis

Sudheer Arava　Kusuma Harisha　Ruma Ray　著

一、二尖瓣解剖结构

　　二尖瓣又称为左房室瓣，是一个复杂的结构，外形类似于主教冠的形状[1]。二尖瓣位于主动脉瓣的左斜下方附近。二尖瓣口的面积正常值是 4～6cm^2，足以使血液从左心房通过二尖瓣口流入左心室。当二尖瓣处于开放状态时，形成一个漏斗状结构，从房室交界处的折叶线一直延伸到游离缘[2]。二尖瓣的主要功能是当心室收缩时，防止血液从左心室逆流至左心房。当所有二尖瓣的解剖结构及邻近的左心房和左心室的肌肉组织功能正常并协调运动时，才能维持二尖瓣的正常关闭[1]。二尖瓣复合体主要包含 4 种结构：二尖瓣瓣环、二尖瓣瓣叶、腱索和乳头肌（图 4-1）。

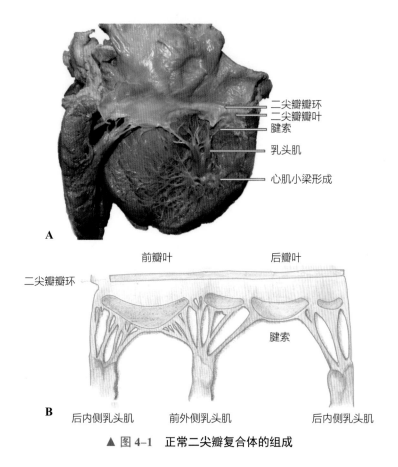

▲ 图 4-1　正常二尖瓣复合体的组成

（一）二尖瓣瓣环

二尖瓣瓣环是一个坚固的 D 形折叶状纤维结构，将左心房与左心室分开，并附着在二尖瓣瓣叶上。D 形结构的直线边界非常接近主动脉瓣[1]。剩余弧线部分覆盖了房室交界处的其余区域。主动脉瓣和二尖瓣之间两侧的连续性纤维扩张区称为左、右纤维三角[1,3]。右纤维三角连同房间隔的纤维部分统称为中央纤维体。房室束（His 束）通常贯穿过右纤维三角。与二尖瓣瓣环的其他部分相比，靠近二尖瓣连接处的纤维连续性较差。此处是最常发生二尖瓣瓣环扩大的部位[1,2]，也是二尖瓣瓣环钙化最常受累的部位。

（二）二尖瓣瓣叶

二尖瓣分为两个瓣叶，瓣叶斜置、菲薄、半透明、有光泽的纤维性尖状结构，形状和圆周长度各不相同，包括近主动脉侧瓣叶（前瓣叶）和壁侧叶（后瓣叶）[1]。二尖瓣中不存在隔叶，隔叶是三尖瓣的特征结构。每个瓣叶都有两个表面，即心房面和心室面[2]。前瓣叶呈圆形，约占整个瓣环的 1/3；后瓣叶呈窄长条形，约占整个瓣环的 2/3。前瓣叶与主动脉瓣之间有纤维连续。当从心房侧观察关闭的二尖瓣时，呈"微笑"状（图 4-2）。两个瓣叶之间的对合处或游离缘称为"连合部"。后瓣叶交界处的游离缘又分为扇形或节段形，即外侧（P_1 区）、中间（P_2 区）和内侧（P_3 区）[1-3]。

这种分区类型最为常见，每个部分大小不同。在多数心脏中，其中最大的是 P_2 区。前瓣叶的游离缘分为 A_1、A_2 和 A_3 区域[3]。在成人心脏中，瓣叶上的凹痕不能延伸至二尖瓣瓣环，离二尖瓣瓣环附着处约 5mm。在松软瓣膜症中，通常表现为后瓣叶的中间叶脱垂。两个瓣叶都显示有两个区域，包括透明区和粗糙区，根据有无腱索附着物分类[1]。透明区没有任何腱索附着物，而粗糙区呈不规则结节状，靠近心房表面游离缘，有腱索附着[3]。隔开两个区域的突出嵴是瓣膜叶闭合线（见第 14 章）。

1. 对合线

当两个瓣膜关闭时，闭合线位于房室交界处平面以下，并向周围的交界处上升。当心室收缩时，闭合线通常不超过二尖瓣连接处水平。有时，瓣膜可能形成一个僧帽状外观，袋状拱起顶部朝向左心房，不应作为二尖瓣脱垂的指标。

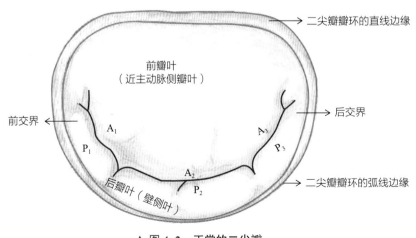

▲ 图 4-2 正常的二尖瓣

2. 二尖瓣连合

前瓣叶和后瓣叶在彼此接近时形成弧形闭合线（对合区）。与身体平面相比，这条闭合线相对倾斜。每一条闭合线的边缘就是交界处。因此，二尖瓣有两个交界，分别是前外侧交界和后内侧交界。

（三）瓣下结构

1. 腱索

一种条状纤维结构，二尖瓣腱索一端附着于瓣叶的边缘和心室面，另一端附着于乳头肌顶部（为真腱索）。有时，少数直接连于左心室后壁肌肉，形成真腱索以外的纤维条腱索结构与支撑结构（为假腱索）[1]。连于乳头肌尖端的腱索通常附着在前瓣叶和后瓣叶上。在解剖学上，根据腱索的不同附着部位，通常将腱索分为 3 组，一级腱索、次级腱索和第三级腱索[3]。由于腱索向远端发出分支，腱索的数量约是乳头肌的 5 倍[4]。一级腱索数量众多，纤细，联于瓣膜的游离缘。次级腱索联于瓣叶的心室面，形成瓣膜尖部的粗糙区。次级腱索比一级腱索更粗。三级腱索直接附着在二尖瓣瓣叶上；直接连接心室壁形成肉柱小梁。插入瓣膜的基底部，并且更短[1, 4]。

2. 乳头肌

乳头肌作为二尖瓣的肌肉组成部分，通常起源于左心室壁的顶部和中部[1]。乳头肌由部分左心室肌肉组织构成，以保证瓣膜功能正常，分为前外侧乳头肌和后内侧乳头肌，相连紧密，位于交界处之下[3]。前外侧乳头肌较大，由左冠状动脉回旋支或前降支供血；后内侧乳头肌由右冠状动脉供血。乳头肌根部融合或形成连续性肌肉/纤维，附着到左心室壁上。如广泛融合导致降落伞畸形，造成二尖瓣狭窄。任何左心室结构的改变都可使乳头肌的位置发生扭曲，导致二尖瓣功能异常。乳头肌断裂是左心室心肌梗死的严重并发症，常会导致二尖瓣反流。

（四）左心房壁

左心房壁是构成二尖瓣功能的重要组成部分[1]。左心房的肌纤维与二尖瓣后叶的心房侧纤维相连续。因此，心房直径增加也会造成二尖瓣功能障碍（左心房增大可导致二尖瓣反流）。不同个体心脏的肌张力程度各不相同[1]。

二、胚胎发育学

二尖瓣的发育是一个复杂的过程，受到调控基因表达的严格控制。心脏由原始心管发育而来。随着胚胎的发育，原始心管形成房室管，房室管又被分隔形成左、右房室管。妊娠第 5～8 周开始形成房室瓣。瓣膜形成的第一个证据是增殖旺盛的祖细胞在房室管中形成心内膜垫。房室管心肌细胞释放诱导信号分子，使心内膜垫形成，该信号分子可抑制房室管中腔室特异性基因的表达。随着细胞外基质蛋白聚糖的逐渐积累，形成的原始瓣膜继续生长并伸长成菲薄的纤维瓣膜小叶，瓣膜叶片会向心房腔一侧凸出。在妊娠晚期和胎儿刚出生时，瓣膜叶分层，由组织化的细胞外基质层构成，其中富含胶原蛋白、蛋白聚糖和弹性蛋白。二尖瓣前叶来源于上、下心内膜垫，后叶起源于左侧房室管心内膜垫。

小鼠模型细胞谱系研究表明，大多数心脏瓣膜细胞是房室管心内膜垫的形成过程中通过房室管内皮细胞的内皮 – 间充质转化而来的。成熟瓣膜中通常不含有肌细胞。胚胎学假说显示，内皮细胞脱离、迁移到间充质中，经历内皮间充质转化，以获得肌成纤维细胞表型。这一过程称为上皮细胞—间充质转化（EMT）[5]。妊娠第 10 周左右，心肌小梁增多，可见较小的乳头肌。妊娠第 10～13 周，乳头肌变得更加明显，出现未成熟的腱索。妊娠第 15 周左右，二尖瓣瓣叶、腱索和乳头肌发育完全。

三、正常组织学

从正常定向剖面图来看，二尖瓣瓣叶由 4 层结构组成（图 4-3 和图 4-4）。第一层是心房肌层，由定向弹性纤维和胶原纤维组成。上面覆盖内皮层，与左心房的心内膜相连。松质层位于心房肌层下方，将纤维层分开，松质层含有丰富的蛋白聚糖，外观呈海绵状，质地松散，具有减震器的作用；纤维层较为致密、全长覆盖，富含胶原纤维，并与二尖瓣纤维环相连；纤维层可为二尖瓣提供结构支撑和力量。心室肌层与心房肌层相似，心室肌层与心室表面的心内膜相连[3]。

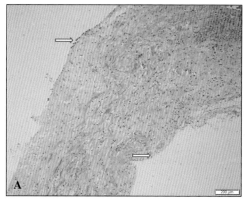 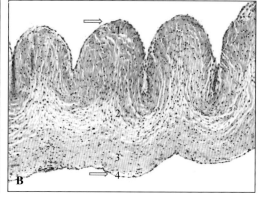

▲ 图 4-3　二尖瓣组织学：横向剖面图来看，二尖瓣瓣叶的 4 层结构

由上到下：A. 二尖瓣的苏木精 - 伊红（HE）染色切片。B. 瓣膜分层的示意图：1. 心房肌层；2. 松质层；3. 纤维层；4. 心室肌层。箭所示为单层内皮细胞层，与心房和心室的心内膜层相连

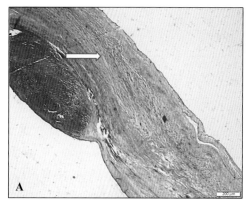 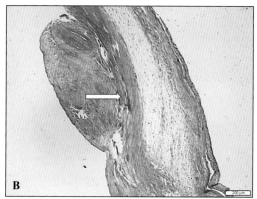

▲ 图 4-4　特殊组织化学染色显示了二尖瓣层的明显区别

A. 阿尔辛蓝过碘酸希夫（ABPAS）染色法显示的松质层（箭）；B. Masson 三色染色法显示的纤维层（箭）

正常情况下，所有的瓣膜均是无血管组织，只有靠近瓣膜附着点根部的一小块区域含有少量的毛细血管和平滑肌细胞。一般来说，心瓣膜上不存在任何炎症细胞。

四、二尖瓣狭窄

二尖瓣狭窄的特征是二尖瓣瓣口异常狭窄，导致正常血液向前流动受阻。1668 年，牛津大学生理学家 John Mayow 首次报道了二尖瓣狭窄，迄今为止仍然是讨论最多的心脏瓣膜疾病[6-10]。在全球范围内，风湿性心脏病依然是二尖瓣狭窄最常见的病因之一，二尖瓣狭窄的发病率及其分布特征各不相同。因此，本章下文将介绍二尖瓣狭窄的详细病理生理特征。导致 MS 的其他病因如下。

（一）二尖瓣瓣环钙化

二尖瓣瓣环钙化的病理生理过程与体内其他血管钙化的过程类似（图 4-5）。其中，钙化主要局限于二尖瓣瓣环和瓣叶基底部。偶见钙化累及二尖瓣瓣叶，可致二尖瓣活动受限。在不到 1% 的病例中，钙化块可有透光核。这一发现称为二尖瓣瓣环的干酪样钙化。显微镜下检查发现二尖瓣瓣环处营养不良钙化、纤维化，有时可见成骨细胞分化。钙化的数量和程度因人而异。目前还没有形成可以评估钙化程度的分级系统。钙化主要见于二尖瓣瓣环后部，而不是前部[11-13]。二尖瓣瓣环钙化可作为继发性感染性心内膜炎的诊断指标。当存在风湿性心脏病、慢性肾衰竭、二尖瓣脱垂或代谢紊乱时，较年轻的患者也可能由于二尖瓣瓣环的异常磨损和撕裂而发生二尖瓣瓣环钙化。二尖瓣瓣环钙化还与其他疾病有关，包括左心室后负荷增加、原发性高血压、肥厚型梗阻性心肌病和主动脉瓣狭窄。二尖瓣瓣环钙化的病理生理变化是二尖瓣瓣环张力增加。二尖瓣闭合压力升高可导致环状张力增加、形成重复性损伤。二尖瓣损伤部位发生营养不良钙化，最终形成二尖瓣瓣环钙化。任何引起左心室压力增加的疾病都可导致二尖瓣应力增加，加速二尖瓣瓣环钙化的进展[13]。在单纯二尖瓣瓣环钙化中，二尖瓣交界处不融合。如果注意到二尖瓣交界处融合，则应考虑诊断为风湿性心瓣膜病，而不是二尖瓣瓣环钙化。

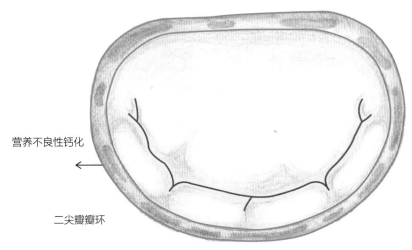

营养不良性钙化

二尖瓣瓣环

▲ 图 4-5　二尖瓣瓣环钙化

（二）先天性二尖瓣狭窄

先天性二尖瓣狭窄是指胚胎发育异常所致的二尖瓣畸形，病变部位可在瓣叶、交界、腱索间隙、乳头肌和二尖瓣瓣环，形成瓣膜的狭窄导致左心室充盈受限[14-16]。先天性二尖瓣狭窄十分少见，估计发病率占所有先天性心脏病的0.4%[17-19]。当先天性二尖瓣狭窄发病时，通常会累及其他瓣膜或二尖瓣中的一个部位或多个部位。其中，最常见的解剖特征是二尖瓣交界处融合和发育不良[15]。其他常见变异包括二尖瓣瓣环发育不全、左心房二尖瓣瓣上环、腱索异常、降落伞式二尖瓣（腱索插入单个乳头肌或肌群中）[16]和双二尖瓣瓣口畸形。二尖瓣单瓣畸形[17]和二尖瓣副瓣组织[18]（如果有的话）通常出现在心室面。Ruckman和Van Praagh[20]描述了四种典型的先天性二尖瓣狭窄，分别是：①典型二尖瓣狭窄，由于腱索较短，腱索间隙闭塞，乳头间距离缩短；②先天性发育不良引起的二尖瓣狭窄；③二尖瓣瓣上环；④降落伞式二尖瓣。

（三）感染性心内膜炎

如今普遍认为二尖瓣反流是感染性心内膜炎的并发症，但感染性心内膜炎很少会引发二尖瓣狭窄[21]。只有较大的瓣膜赘生物才会引发二尖瓣狭窄，较为罕见。感染性心内膜炎的赘生物最常见于二尖瓣前叶。与细菌性赘生物相比，真菌性赘生物的体积通常较大（图4-6）。

（四）放射性二尖瓣狭窄

放射性心瓣膜疾病并不常见，有6%～15%接受纵隔放射治疗的患者会受到影响[22]。最常见的受累结构是心包[23]。纵隔放射治疗可用于治疗多种疾病，如霍奇金淋巴瘤、精原细胞瘤、乳腺癌和肺癌[24, 25]。现在认为心脏是一个对辐射敏感的器官，也会因辐射而发生病理变化。通常在治疗15～20年后出现并发症。常见的心脏疾病包括早发性冠状动脉粥样硬化症、心脏瓣膜病、心包纤维化、心脏传导系统缺陷病和心肌病。心脏瓣膜功能障碍主要由瓣膜的慢性炎症、纤维化和钙化引起[24, 25]。在不同的研究中，放射性心瓣膜疾病的发病率也有所不同。通常情况下，二尖瓣反流的发病早于二尖瓣狭窄。

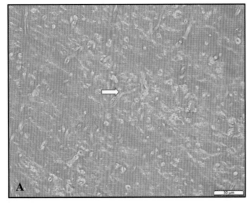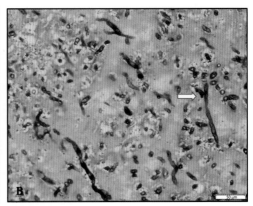

▲ 图 4-6　感染性真菌性心内膜炎

A. 赘生物的常规苏木精-伊红（HE）染色显示许多阴性真菌剖面图（箭）；B.Grocott 六胺银染色突出显示瓣膜斜尖角分支的存在具有隔的真菌菌丝（箭）

二尖瓣狭窄发病较晚，以瓣叶增厚为特征，常见于瓣膜基底部和中部，不伴有交界融合。放射性心脏病的发病机制尚不清楚。但是，病情进展缓慢，需要长期随访[24, 25]。随着时间的推移，细胞损伤和压力相关创伤会导致瓣膜增厚、慢性炎症、纤维化和钙化。

（五）代谢异常或酶异常

一些与二尖瓣狭窄相关的常见代谢性疾病包括 Fabry 病、Whipple 病、黏多糖贮积症和类癌性心脏瓣膜疾病[26]。心内膜心肌纤维化和自身免疫性疾病也可导致二尖瓣狭窄，如系统性红斑狼疮和类风湿性关节炎。

五、风湿性二尖瓣狭窄

风湿热是临床上二尖瓣狭窄最常见病因。风湿性二尖瓣狭窄是急性风湿热的后遗症。

（一）急性风湿热

风湿热是一种炎症性疾病，多见于 1—19 岁的儿童和年轻人。风湿热是一种由 A 组乙型溶血性链球菌感染咽喉部后，未经治疗引起的自身免疫性疾病[27]。仅有 0.3%～3% 感染 A 组乙型溶血性链球菌的患者会发展成风湿热。大约 2/3 的风湿热患者发展为风湿性心脏炎，只有一部分患者会出现严重的心脏症状表现[28, 29]。心脏瓣膜慢性炎症的确切发病机制尚不清楚。但是，有研究证据表明表位扩散现象（分子模拟）和长期细胞免疫反应的发展是导致心血管损伤的原因[27]。

1. 致病菌：A 组乙型溶血性链球菌

A 组乙型溶血性链球菌是一种重要的病原菌，可引起多种临床症状，包括咽炎、严重侵入性感染和坏死性筋膜炎。最常见的疾病传播方式是直接接触受感染者的黏液。A 组乙型溶血性链球菌是革兰阳性兼性厌氧菌，不能运动，不形成芽孢，成对和连锁生长（图 4-7A）根据 Lancefield 分类法，将 A 组乙型溶血性链球菌归为 A 组，因为在细胞壁上存在抗原 A。乙型溶血性链球菌，是因为在血琼脂平板上会产生一小块完全溶血的区域（图 4-7B）。溶血性链球菌的外层覆盖着透明质酸包膜，其化学性

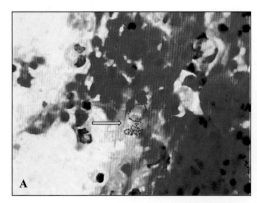
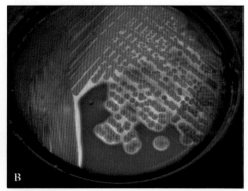

▲ 图 4-7　溶血性链球菌

A. 细菌呈直链状排列（箭）；B. 乙型溶血性链球菌：血培养板显示链球菌菌落周围有一小块完全溶血的区域

质与宿主结缔组织相似；因此，呈非抗原性。透明质酸包膜对细菌在宿主中生存至关重要。细胞膜与人的心脏、骨骼和平滑肌具有相似的抗原。以下将介绍一些重要的链球菌表面抗原（图 4-8）。

（1）C 多糖体：保护链球菌不被宿主体内的溶酶体防御机制溶解。C 多糖体是一种特殊的多醣体，由 N- 乙酰氨基葡萄糖构成。

（2）脂磷壁酸：使溶血性链球菌黏附在皮肤或呼吸道黏膜的上皮细胞上。

（3）M 蛋白：一种纤维性表面凸起，通过抵抗吞噬作用和提高黏附能力，使链球菌的毒性增强。

（4）透明质酸：存在于人体组织中，因此并不会引起宿主的免疫反应。

（5）C5a 蛋白酶：催化补体系统中的 C5a 蛋白发生裂解[29]。

菌毛存在于细菌表面，是蛋白质组成的纤细、短而直的毛状结构，菌毛蛋白与人类细胞外基质蛋白结合，包括纤维连接蛋白（Fn）、层粘连蛋白和胶原蛋白。已知存在许多纤维连接蛋白结合蛋白，但每一种蛋白都在特定的血清型 M 型细菌中表达和分布，参与细胞的黏附和入侵等过程。链球菌表达的抗原中，多数是 M 抗原和 T 抗原，少数是 R 抗原和 F 抗原。M 蛋白具有纤维性螺旋结构，具有较强的抗吞噬作用，因此是主要的致病因子。M 蛋白可与血清 H- 因子结合，通过抑制 C3 转化酶的活性，来阻止 C3 的调理作用。然而，血浆 B 细胞可以产生抗 M 蛋白抗体，进一步促进巨噬细胞和中性粒细胞对链球菌的调理作用和破坏作用。M 蛋白是一种特异性蛋白，耐热、耐酸，但对胰蛋白酶敏感。T 抗原是非毒性因子，耐热、耐酸，对胰蛋白酶有抵抗力。到目前为止，已知 M 抗原有 220 多种，T 抗原约有 20 种[29]。

溶血性链球菌基因组有 1852 441 个碱基对，包含 1752 个预测蛋白质编码基因。研究已经鉴定出 40 多个致病相关基因。

2. 急性风湿热的临床特征

风湿热的临床诊断可按照修订的 Jones 标准进行[30]。常见的临床症状包括五个方面[27, 28]：①最严重的表现是心脏炎；②几乎所有患者都有移行性多发性关节炎，在年轻人中比在青少年和儿童中的程度更为严重。移行性多发性关节炎在感染后几天至几周出现，并能完全消失；③小舞蹈症，手和手臂、

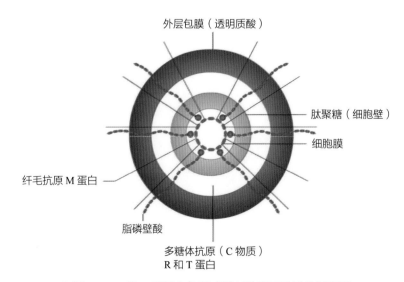

▲ 图 4-8 A 组 □ 型溶血性链球菌各种表面抗原的示意图

肩、足、腿、面部和躯干无目的、不规则的不自主运动，伴有肌张力降低和肌力减退，睡眠时消失；④皮下结节，常见于枕部、肘部、膝盖、脚踝和跟腱。表现为坚硬、无痛性、可自由移动的结节，大小不一，为 0.5～2cm。显微检查结节病理改变包括胶原纤维蛋白样变性，周围有慢性单核炎性细胞浸润；⑤边缘性红斑，不常见，呈粉红色，无痒性皮疹，出现在上臂或躯干上部，但不出现在面部。皮疹通常发生在病程的早期和晚期，并向外周扩展，皮疹中心清晰。

病理生理学特点表现为免疫复合物沉积在关节上，导致非破坏性滑膜炎和基底神经节的非破坏性反应；自身免疫细胞毒性反应的发展会破坏心脏瓣膜，从而引发严重的心脏损害。准确的描述如下："风湿热会舔过关节，狠咬心脏" [27, 28]。

喉部感染与抗体诱导的心脏瓣膜和关节免疫损伤发生之间的最短潜伏期为 1～3 周。风湿热的心外表现常具有自限性，不会残留损伤。

（二）风湿性心脏病

感染 A 组乙型溶血性链球菌后会引发急性风湿热，而风湿性心脏病又是风湿热反复发作的慢性后遗症。风湿性心脏病的确切患病率在不同国家和地区有很所不同，但这是发展中国家的一个主要公共卫生问题，其发病率和死亡率都很高。风湿性心脏病最常受累的瓣膜是二尖瓣，约占 90%，其次是主动脉瓣和其他瓣膜 [28-31]。在多瓣膜受累的病例中，最常见的是二尖瓣和主动脉瓣同时受累，因为两者解剖位置距离非常接近。由于风湿性心脏病是一种慢性病，心脏表现为晚期后遗症。瓣膜和心脏的炎症过程主要是由于链球菌细胞壁蛋白和酶与心脏瓣膜组织的交叉反应所致。参与这种交叉反应的主要蛋白质是链球菌 M 蛋白和心肌球蛋白。心脏瓣膜没有任何活动性感染的迹象。许多研究结果均支持这一机制，所有受累瓣膜的任何病原体的培养检查结果均呈现阴性，除非伴有继发性感染。慢性风湿性心脏病发展几十年后，可能会导致二尖瓣狭窄。从初次风湿性心脏病到出现明显二尖瓣狭窄的症状可长达 10～20 年 [27, 28, 31]。因此，二尖瓣狭窄是一种发展缓慢的进行性疾病，二尖瓣瓣口的狭窄速度约为每年 0.1cm^2。风湿性心脏病患者的肌钙蛋白没有显著升高。

1. 发病机制

(1) 遗传易感性 [28]：仅有很少的感染 A 组乙型溶血性链球菌的咽喉炎患者，未经治疗后会发展成风湿热；其中只有少部分人会出现持续性炎症和慢性风湿性心脏病，提示存在遗传易感性（流程图 4-1）。研究表明，同卵双胞胎急性风湿热的发病风险是异卵双胞胎的 6 倍。研究发现，不同的人类白细胞抗原（HLA）Ⅱ类抗原与多个种群相关，其中 HLA-dr7 与风湿性心脏病相关性最强。可能表明在世界不同地区链球菌不同菌株之间的联系。这一证据促使研究人员对风湿性心脏病的各种易感基因的关联性进行研究。一些研究人员已经证明，其中大多数基因与免疫系统的调节有关。参与先天免疫保护反应的主要蛋白质是甘露糖结合凝集素蛋白、Toll 样受体（TLR）家族和 ficollins 蛋白。甘露糖结合凝集素蛋白和 ficollins 蛋白是模式识别蛋白，有助于识别病原体的表面蛋白，以便进一步处理。甘露糖结合凝集素蛋白可与 N- 乙酰氨基葡萄糖（GlcNAc）结合，GlcNAc 是 A 组乙型溶血性链球菌细胞壁多糖蛋白的主要抗原表位。这种蛋白在免疫学上与心脏瓣膜层粘连蛋白相似。Ficolin-2 可以选择性地与脂磷壁酸结合，脂磷壁酸是一种 A 组乙型溶血性链球菌细胞壁的成分。TLR 通过介导炎症介质的释放，在

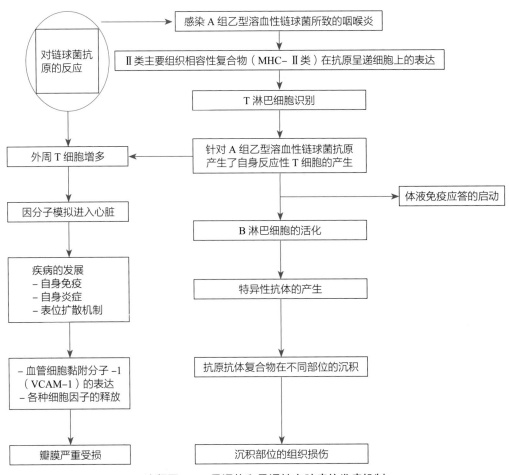

▲ 流程图 4-1 风湿热和风湿性心脏病的发病机制

宿主免疫方面发挥着重要作用。TLR2 与细菌脂蛋白、肽聚糖和脂磷壁酸相互作用，脂磷壁酸是 A 组乙型溶血性链球菌细胞壁的组成部分。众所周知，基因多态性与风湿性心脏病有关。已知的多态性包括细胞毒性 T 淋巴细胞相关抗原 –4（CTLA-4）基因多态性、信号转导和转录激活因子 3、5b（STAT3、STAT5b）、白介素 10 和白介素 6（IL-10 和 IL-6）。转化生长因子 β 是心肌纤维化和钙化的关键调节因子[31]。

(2) 风湿性心脏病与细胞因子[28, 31]：风湿性心脏病的组织损伤主要是由于适应性免疫的持续和维持，导致炎症细胞和其他细胞因子的增加。一些重要的细胞因子包括白介素 1（IL-1）、肿瘤坏死因子 α（TNFα）和细胞毒性 T 淋巴细胞相关抗原 –4（CTLA-4）。炎症细胞可以产生白介素，进一步使其他炎症细胞及其黏附分子增加。还能增强免疫反应。一些研究表明，与 IL-1RM 等位基因 1（A1）相比，IL-1RN 等位基因 2（A2）遗传变异会加剧免疫应答。转化生长因子 β 是一种重要的细胞因子，主要参与免疫细胞的增殖和分化。在风湿性心脏病患者中，可发现转化生长因子 β 水平升高；因此，转化生长因子 β 可能是 RHD 患者发生瓣膜纤维化和钙化的原因。

(3) 自身免疫反应：风湿性心脏病属于自身免疫性疾病或自身炎症性疾病。每种发病机制各有不同，其中存在一些重叠。自身免疫反应是一种主要由 T 淋巴细胞和 B 淋巴细胞驱动的适应性免疫应答。自身炎症主要是由炎症小体诱导的 IL-1β 和 IL-8 驱动的先天免疫应答。链球菌细胞壁上的 M 蛋白与心肌球蛋白、原肌球蛋白、层粘连蛋白和波形蛋白存在共同抗原表位，具有结构同源性。因此，感染溶血性链球菌会触发自身免疫应答，引起心脏、关节和中枢神经系统发生病理变化。这一机制称为分子模拟。心脏瓣膜中，N- 乙酰氨基葡萄糖产生的抗体可与层粘连蛋白发生交叉反应。心肌球蛋白和波形蛋白是另一种靶抗原。链球菌 M5 蛋白和 M6 蛋白可与心肌球蛋白发生交叉反应。小舞蹈症是由神经元细胞中的抗神经节苷脂 GM1 抗体介导的运动神经病。Cunningham[33] 研究表明，风湿热病例中可见血管细胞黏附分子 -1 上调，引发细胞浸润、炎症反应并形成瓣膜瘢痕。许多研究者进行了研究，已经证明了丙种球蛋白存在于风湿性心耳炎、心脏瓣膜炎和心肌炎受累的心肌中。已知 C 反应蛋白水平与二尖瓣狭窄病情的发展有关，血管内皮损伤是风湿性心脏病的初始事件。Galvin 等[32] 证明抗链球菌抗体对体外培养的人内皮细胞、人血管内皮及其底层基底膜具有细胞毒性。

(4) 血管内皮损伤的发病机制：血管内皮损伤是风湿性心脏病发病的重要机制。已证明抗链球菌抗体对培养的内皮细胞、瓣膜内皮细胞和人体基底膜具有细胞毒性[31]。

(5) 细胞免疫反应的作用：在风湿性心脏病变中，CD$_4^+$T 淋巴细胞的存在明显增强了细胞免疫应答。CD$_4^+$T 淋巴细胞是参与风湿性心脏病病变过程的重要细胞成分。T 细胞的分子模拟主要是通过抗原提呈细胞上的 HLA Ⅱ类抗原来识别自身抗原。包括巨噬细胞、树突状细胞和 B 淋巴细胞[27, 28, 31]。由于分子模拟机制，针对 A 组乙型溶血性链球菌抗原产生了自身反应性 T 细胞逃避免疫耐受。自身反应性 T 淋巴细胞进一步激活 B 细胞产生更多的自身特异性抗体，加剧炎症反应过程。B 细胞介导的免疫反应是体液免疫应答，通过细胞免疫反应引发心脏炎症。研究发现还存在外周 T 细胞和心脏 T 细胞，能够与链球菌 M5 蛋白和心肌球蛋白、层粘连蛋白和原肌球蛋白发生交叉反应。最后需要解释的是由于抗原模拟，越来越多来自外周血的抗原特异性 T 细胞可以迁移到心脏。细胞通过表位扩散机制在局部扩张，并具有识别新的自体抗原的能力[28, 31]。

2. 组织病理学

(1) 急性风湿性心脏炎：风湿性心脏炎可使心脏三层结构同时受累（全心炎）[27]：①心包，可见壁层和脏层增厚，伴有浆液纤维蛋白性渗出物（"面包黄油"心包炎）和慢性炎性细胞浸润，如淋巴细胞、组织细胞和浆细胞。②心内膜，炎症可累及心脏瓣膜或心壁内膜，或两者均受累。心脏的 4 个瓣膜均可能受累。瓣膜受累的频率从高到低依次为二尖瓣、主动脉瓣、三尖瓣和肺动脉瓣（肺动脉瓣受累很少见）。风湿性心脏病最常累及二尖瓣。在急性期，病变瓣膜水肿且不透明，失去正常的透明度。肉眼观察病变瓣膜发现，可以发现细小、大小均匀的血栓性赘生物，直径为 1～3mm，分布在瓣膜闭合线上。这种赘生物也称为风湿性赘生物。赘生物质地坚硬，含有胶原纤维的纤维素样坏死，周围有少量组织细胞。并不会破坏瓣膜。二尖瓣的典型表现在心房面，半月瓣表现在心室面。病变瓣膜的显微镜下观可以发现 Aschoff 小体。风湿性赘生物的形成主要是由于血流动力学中的湍流造成的血管内皮损伤所致。血管内皮损伤导致内皮下胶原蛋白和弹性蛋白暴露于流动的血液中，呈高度血栓形成状态，并导致纤维蛋白和血小板在受损部位沉积。赘生物为无菌性，在培养过程中不产生任何病原体。由于血流动力学的改变，肉眼可见左心房后壁的心内膜不规则增厚，称为 MacCallum 斑[27]。显微镜检查显示心内膜和皮下结缔组织的水肿且出现炎症反应。炎症浸润细胞主要为淋巴细胞、组织细胞、少数多形体和嗜酸性粒细胞。可见 Antischkow 细胞和 Aschoff 细胞。③心肌：发生急性心肌炎时，随着各腔室

（尤其是心室）的扩张，肉眼可见心脏变得柔软松弛。显微镜检查可发现非特异性间质性炎性反应，间质中存在 Aschoff 小体。心肌细胞破坏是一种罕见现象。

(2) 慢性风湿性心脏病：肉眼观（图 4-9 至图 4-11），炎症和风湿热引发的心脏瓣膜病，在手术过程中，可通过肉眼观察瓣膜来诊断。在慢性期，心脏瓣膜表现出致密的纤维化、交界融合、钙化和瘢痕形成，导致瓣膜严重狭窄和其他畸形。纤维化可累及瓣膜小叶、腱索和乳头肌。可引发特征性的形态畸形，如"漏斗状瓣膜""鱼嘴状瓣口"和"纽扣孔样瓣膜"，主要取决于病情严重程度。通常由交界处融合所致。

(3) 病理变化（图 4-12）：在手术切除的风湿性心瓣膜病标本中，最常见的显微镜观察结果包括以下内容。

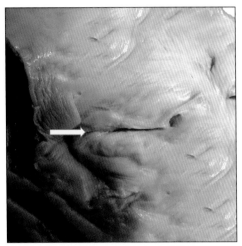

▲ 图 4-9　严重二尖瓣狭窄

从左心房角度肉眼观察二尖瓣可发现二尖瓣瓣口严重狭窄（箭）。瓣口内表面可见灰白色纤维化区域

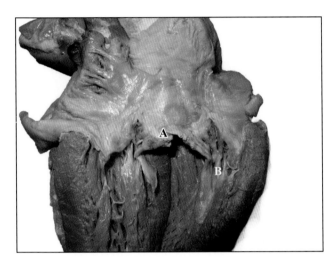

▲ 图 4-10　风湿性心瓣膜病（一）

A. 二尖瓣增厚、纤维化，伴有交界处融合；B. 斑片状灰白色纤维化累及乳头肌

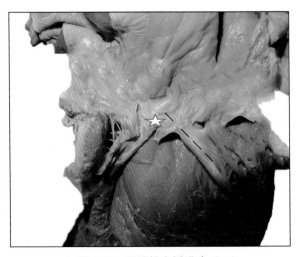

▲ 图 4-11　风湿性心瓣膜病（二）

二尖瓣复合体增厚，有瘢痕形成，伴有交界处融合（五角星）。纤维化延伸至乳头肌，腱索融合和缩短（虚线）

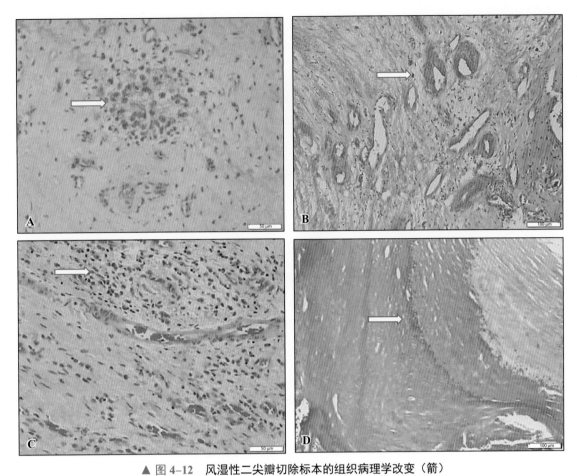

▲ 图 4-12　风湿性二尖瓣切除标本的组织病理学改变（箭）

A. 椭圆形的 Aschoff 小体；B. 新生血管翳形成，薄壁小血管增殖、管壁增厚；C. 慢性炎性细胞浸润；D. 营养不良性钙化

① 慢性炎症：炎症的严重程度取决于疾病的状态和活动度。通常，慢性炎症呈局灶性，常局限于瓣膜基底部。炎症浸润细胞主要为淋巴细胞、组织细胞和浆细胞。当伴有感染／炎症时，也可能有多形核中性粒细胞和嗜酸性粒细胞浸润。免疫组织化学染色显示，急性风湿性心脏病中存在 T 细胞亚群 CD_4^+ 和 CD_8^+ 异常。Ⅱ类主要组织相容性复合物（MHC–Ⅱ类）抗原通常在血管内皮细胞和瓣膜成纤维细胞上表达。

② 纤维化：纤维化主要是由于在瓣膜物质中沉积了不同数量的胶原纤维，可能是慢性炎症的后遗症。瓣膜纤维化可导致瓣膜交界融合，引发瓣膜狭窄。纤维化也是慢性炎症／风湿性心瓣膜病学的特征性表现。在疾病后期，沉积的胶原纤维可能会形成透明化区域。纤维化可累及腱索和乳头肌，导致其缩短和增厚，从而引发瓣膜反流。

③ Aschoff 小体／结节[34]：Aschoff 小体呈椭圆形或梭形，中心部由瓣膜成分纤维蛋白样变性／胶原纤维坏死形成，周围有特异性的心脏组织细胞和淋巴细胞。巨噬细胞首先迁移和聚集于病变部位，吞噬纤维素样坏死物后所形成的风湿细胞或 Aschoff 细胞。Aschoff 小体可产生多种细胞因子，还可见 T 淋巴细胞和 B 淋巴细胞。Aschoff 小体可出现在不同部位，但最常见于心肌间质小血管旁。Aschoff 小体偶尔会出现在心包膜和主动脉外膜。针对二尖瓣狭窄进行二尖瓣切开术时，在切除的左心耳标本中通常可发现大量的 Aschoff 小体。Aschoff 小体中的单核心肌组织细胞称为 Antischkow 细胞。从纵切面

上看，Antischkow 细胞染色质呈波浪状锯齿状，类似于毛虫，因此又称为毛虫细胞（图 4-13）从横切面上看，Antischkow 细胞染色质集中于中央，横切面上核呈枭眼状，也称为枭眼细胞。偶尔可见多核巨细胞，称为 Aschoff 巨细胞。在组织病理学切片上，Aschoff 小体是风湿性心脏病的特征性病理学病变，但并非会出现在所有疑似风湿性瓣膜病的切除标本之中。Silver 和 Stollerman 定义了 Aschoff 小体的三个发展阶段：中央部纤维蛋白样坏死、水肿，伴有组织细胞、淋巴细胞和浆细胞浸润（风湿病的变质渗出期）；肉芽肿期，伴有特征性 Aschoff 巨细胞和 Antichkow 细胞聚集；晚期纤维化期，细胞浸润减少，瘢痕形成[34]。免疫组化显示，Aschoff 小体和 Antichkow 细胞对组织细胞 / 巨噬细胞标记物（如 CD 68 和 MAC 387）呈阳性。

④ 新生血管翳形成：正常情况下，瓣膜是无血管组织，只有靠近瓣膜附着点根部的一小块区域含有少量的毛细血管。在风湿性心脏病和所有其他炎症情况下，薄壁小血管增殖、管壁增厚，称为新生血管。疑似风湿性心脏病的二尖瓣切除标本中，新生血管翳形成是最重要且最为一致的特征。

⑤ 钙化：退行性瓣膜可见局灶性营养不良钙化。钙化的数量和分布状况因人而异，并取决于疾病的持续时间。有时瓣膜可出现广泛的钙化，钙化沉积周围往往有异物巨细胞反应。

⑥ 赘生物（图 4-14）：由于血流动力学压力的改变和瓣膜组织的慢性炎症，导致二尖瓣表面在闭合线附近形成赘生物。赘生物富含纤维蛋白，常为无菌性，在培养过程中不产生任何病原体。有时，重复性创伤也可能是继发感染的前驱动因素，可形成继发感染性赘生物。

（三）二尖瓣狭窄的血流动力学变化

二尖瓣瓣口的面积正常值是 $4\sim6cm^2$。当二尖瓣瓣口面积小于 $2.0cm^2$ 时，就会表现出临床症状[9]。二尖瓣狭窄患者的血流动力学变化过程如下（流程图 4-2）。

1. 左心房血流动力学压力升高

由于正常血流受阻，左心房的二尖瓣跨瓣压差会增加。在严重的二尖瓣狭窄中，即使在休息状态下，左心房压力也会显著升高；MS 将导致左心室充盈减少，进而导致血容量减少，每搏量减少，最后导致心排血量减少。

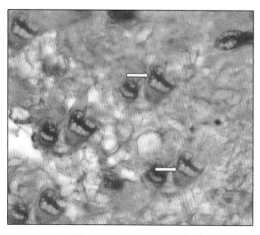

▲ 图 4-13 **Antischkow** 细胞

由于染色质呈波浪状锯齿状（箭），又称为毛虫细胞

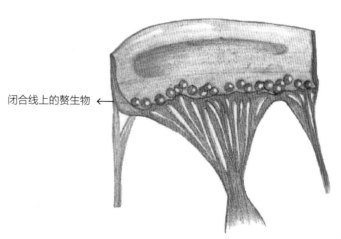

闭合线上的赘生物 ←

▲ 图 4-14 风湿性心瓣膜赘生物

2. 左心房重塑

左心房压力的持续升高会导致左心房壁出现病理性适应性改变。常见的适应性变化包括心房肌纤维肥大和心肌细胞间胶原沉积，引发间质纤维化，导致左心房结构重塑且扩张。众所周知，心房结构变化还会诱发心房纤颤和心房腔内血栓形成。

3. 肺血管床压力增高

慢性二尖瓣狭窄常合并出现继发性肺动脉高压。主要因为反向压力从左心房传递到肺静脉，然后再传递到肺毛细血管和细小动脉。研究表明，二尖瓣狭窄合并肺动脉高压患者的内皮素因子 –1 的数量比正常健康人的增加了 3 倍。在矫正二尖瓣狭窄 6 个月后，内皮素因子 –1 水平就会下降，接近正常水平。

4. 肺血管重构

反向压力持续升高会导致肺血管系统的组织病理学结构发生改变[36, 37]。肺动脉、肺小动脉、肺小静脉和淋巴管的肌支均可见不同程度的变化。肺实质和肺血管的改变在几乎所有二尖瓣狭窄病例中均有发现，年轻患者的症状更为严重。最常见的症状是肺小动脉肌化。由于内膜细胞的增殖，血管管腔会变窄。可根据 Heath–Edwards 分级标准进行肺小动脉的病理分级[35]。

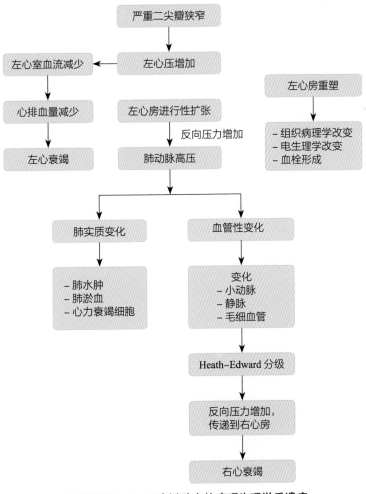

▲ 流程图 4-2　二尖瓣狭窄的病理生理学后遗症

5. 肺实质改变

肺水肿可导致肺实质发生变化，使得肺泡间质和肺泡腔内中充满红细胞和蛋白性渗出物。由于管腔压力增加可使小口径血管破裂，肺间质可见肺毛细血管充血和出血。在慢性期，肺泡腔中漏出的红细胞被巨噬细胞吞噬，进而形成含铁血黄素颗粒的巨噬细胞，又称为心力衰竭细胞（图 4-15）。

6. 右心改变

如果慢性期持续时间较长，反向压力将传递至右心房，形成与左心房相似的病理组织学改变，最终导致右心衰竭。

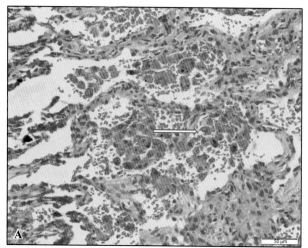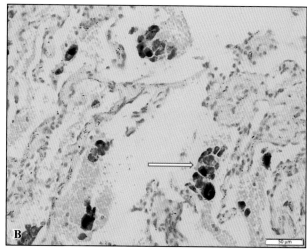

▲ 图 4-15　**A.** 肺泡腔中有大量含铁血黄素颗粒的巨噬细胞（箭），也称为心力衰竭细胞；**B.** 普鲁士蓝染色将细胞质中的含铁血黄素颗粒染成蓝色

六、总结

在全球范围内，风湿性心脏病依然是二尖瓣狭窄最常见的病因，风湿性心脏病发病率和死亡率依然很高。其他致病机制还包括链球菌抗原与心肌球蛋白发生的交叉反应会引发心脏瓣膜出现慢性炎症。在疑似风湿性心脏病的二尖瓣切除标本中，可见瓣膜新生血管、纤维化和慢性炎症细胞浸润。虽然在组织病理学标本中，Aschoff 小体很少见到，但是 Aschoff 小体是风湿性心脏病的特征性病理学病变。Aschoff 小体的数量可能有所不同，但 Aschoff 小体的存在并不表明疾病处于活动状态。"面包黄油"型纤维蛋白性心包炎和急性风湿性赘生物的存在提示风湿性心脏病处于活动期。

第5章 二尖瓣狭窄的临床特点
Clinical features of mitral stenosis

Jaganmohan A. Tharakan　著

一、概述

单纯性二尖瓣狭窄（MS）占风湿性心瓣膜病的比例为 25%。大约 35% MS 患者二尖瓣功能不全，另有 35% 的患者同时患有主动脉瓣疾病，5% 患有器质性三尖瓣疾病。如果同时患有多种瓣膜疾病，临床特征通常受其他相关瓣膜病变的严重程度所影响。

二、风湿性二尖瓣狭窄的流行病学与自然史

在风湿热的自然史中，往往经过一段时间才能发展为 MS，通常为数十年。通常情况下，从风湿热发展到有 MS 症状，有一个潜伏期。平均潜伏期为（16.3±5.2）年。一旦出现 MS 症状，发展到严重状态的平均时间为（9.2±4.3）年。绝大多数人都不会记得自己在过去曾患过风湿热，MS 进展时间往往具有推测性。然而，不同地区，MS 发病年龄不同。在发达国家，风湿热的发生率极低，为 1/100 000，患者出现 MS 症状时，一般是在 40 多岁或以上。在较不发达的国家，风湿热的发病率较高，高达 50/100 000，患者可能出现症状可能比较早，在十几岁就会出现，但绝大多数患者是在 20—30 岁出现。一旦出现症状，经过近 10 年的时间，就会出现严重功能不全。这种差异性是风湿性心脏炎发作一段时间后发展为更严重的疾病导致的，还是在风湿热高度流行地区亚临床性心脏炎反复发作导致的，存在争议。风湿性 MS 在女性更常见，女性与男性的患病率比为 2∶1～3∶1[1]。

印度的一项研究[2] 对 108 例 MS 患病时间少于 20 年的患者进行了分析，结果发现，男性与女性患病率为 1.7∶1。其中，67% 的患者有风湿热病史，在具有风湿热的病史的患者中，超过 2/3 在 5 年内就出现了第一次风湿热急性发作。该结果与目前的数据不一致。目前的数据显示，通过中期随访，风湿热出现后，二尖瓣反流（mitral regurgitation，MR）极其常见，单纯性 MS 罕见。这可能与人们意识提高及急性风湿热早发现早治疗有关，这样，存活下来的急性风湿热患者中，二尖瓣功能不全几乎是这类患者的主要残留病变。

三、病理生理学和血流动力学

MS 中的解剖学特征是在一段时间后，二尖瓣孔面积从 $4\sim6cm^2$ 这个正常值减少到小于 $2cm^2$。二尖瓣的前后两叶的闭合线从二尖瓣环经过后内侧和前外侧这两个方向向中心集中，形成中央椭圆形狭窄孔，这两个叶发生融合时，二尖瓣孔的面积就会减小。流经二尖瓣时，血液会发生湍流（血流动力学理论），这会促使小叶的纤维化和钙化等退行性变化进一步发生，加速二尖瓣狭窄，腱索缩短和融合（继发性远端狭窄）。导致舒张期跨二尖瓣血流量差逐渐增加，最终导致左心房（left atrial, LA）压力增加，然而只有向左心室（left ventricle, LV）的射血量相同，才能保持足够的心排血量。给定瓣膜面积上舒张期跨二尖瓣压力差与跨二尖瓣流速的平方成正比。类似地，如果瓣膜面积减小，为了保持相同的每搏量，跨二尖瓣压差需要成比例增加。这种增加与瓣膜减小面积的平方成正比。也就是说，如果跨二尖瓣血流量增加 1 倍，那么，跨二尖瓣压差增加 4 倍；瓣膜面积（cross-sectional area, CSA）减少一半，跨二尖瓣压差减少 4 倍。

$$流量 = CSA \times 流速 \times 压力差 = 4 \times 速度^2$$

因此

$$流量 = CSA \times \sqrt{压力差}，所以压力差 = 流量^2/CSA^2 \qquad （公式 5-1）$$

例如：如果流量为 5L/min，CSA 为 $2cm^2$，那么压力差为 $(5 \times 5)/(2 \times 2) = 6.25mmHg$。保持流量恒定，如果瓣膜面积减少一半，从 2 减少到 1，则压力差 $= (5 \times 5)/(1 \times 1) = 25mmHg$。同样，CSA 恒定，如果跨二尖瓣膜流量增加 1 倍，压力差为 $= (10 \times 10)/(2 \times 2) = 100/4 = 25mmHg$。简而言之，如果跨二尖瓣流量增加 1 倍，压力差是原来的 4 倍；瓣膜面积减少一半，跨二尖瓣压差是原来的 4 倍。二尖瓣狭窄导致的症状与左心房压力增加值、二尖瓣面积变化和跨二尖瓣流量有关。左心房压力增加值完全与跨二尖瓣压差（左心室收缩或舒张功能不全及主动脉完全无功能时，左心房的压力）有关。

二尖瓣孔径逐步缩小，跨瓣压力差会逐步增加，导致左心房压增加，血流量增大。这会引起肺静脉和肺毛细血管楔压（pulmonary capillary wedge pressure, PCWP）升高，导致肺动脉高压（pulmonary artery hypertension, PAH），进一步使肺静脉和肺毛细血管楔压升高，陷入恶性循环。随着时间的推移，PAH 会导致右心衰竭、三尖瓣反流（tricuspid regurgitation, TR）和肺动脉反流。右心衰竭会导致肝充血，导致颈静脉压升高、腹水和双侧足部水肿。

左心房压力的增加会导致液体进入肺间质，轻度活动就会引起呼吸困难，会逐步进展为在休息时也出现呼吸困难。肺静脉因静脉压升高而发生破裂，导致咯血。此外，左心房的体积会增大，这是导致心房颤动（atrial fibrillation, AF）的一个危险因素。心房颤动会进一步使左心房压力增加，并会使血栓栓塞和卒中等栓塞并发症的风险增加。虽然在疾病的早期阶段左心室舒张期末压和心排血量在正常范围内，但心排血量会随着时间的推移而下降，导致心排血量处于低水平。

四、预后因素和存活率

影响二尖瓣狭窄的预后因素包括年龄、二尖瓣狭窄程度、PAH 的存在，以及纽约心脏协会（New York Heart Association，NYHA）对患者功能状态的分期。PAH 和 AF 提示预后不良，发病风险和死亡风险较高。心力衰竭、脑血管栓塞和肺栓塞是导致这类患者发病和死亡率的主要原因。相关心血管疾病及湍流相关疾病会对自然发展病程产生不利影响。

在心脏方面的介入和手术取得进展前，二尖瓣狭窄患者的预后很差。NYHA Ⅲ 期 5 年存活率为 62%，而 Ⅳ 期仅为 15%。对于那些需要做二尖瓣手术但未做手术的患者，仅靠药物治疗，其 5 年存活率为 44%±6%，术后 10 年存活率为 32%±8%。对于无症状或最轻症状的患者，10 年存活率超过 80%。当出现限制性症状时，未经治疗 MS 的患者，其 10 年存活率低于 15%。当出现严重 PAH 时，平均存活时间不足 3 年。大多数（60%）严重未经治疗的 MS 患者死于进行性肺充血或全身充血；其他可能死于全身栓塞（20%～30%）、肺栓塞（10%）和肺部感染（1%～5%）。一般来说，接受瓣膜手术修复的患者，其预后良好。然而，由于相关并发症，这些患者的预期寿命仍然很低。

五、症状进展

二尖瓣口面积正常为 4～6cm²。发生 MS 时，二尖瓣口面积会显著减少，然而，直到瓣口面积减少到 2～2.5cm² 时，MS 患者才会出现症状。当瓣口面积减少到此程度时，患者适度运动后，会出现劳力性呼吸困难，这与左心房压力增加和跨二尖瓣压差增加有关。当瓣口面积小于 1cm² 时，会出现严重症状。不同 MS 患者中，MS 发展进程不一样。风湿热发作后的潜伏期可持续数年到数十年，在此期间，二尖瓣面积（mitral valve area，MVA）逐渐从约 4cm² 减少到小于 2cm²。一旦瓣膜面积小于 2cm²，日常活动也会导致轻微症状的出现。然而，从病史上来看，这种症状不会很明显，因为大多数患者为避免出现呼吸困难这种不舒服的症状，都会减少其体力活动。出现轻微活动受限和呼吸困难发作后，需要经过 7～9 年才会出现严重的并发症。然而，严重贫血、发热、甲状腺毒症、运动、妊娠或兴奋等都会引起吸困难。轻度 MS 孕妇，孕中期时，其心排血量和血量会增加，因而，此时会出现呼吸困难的症状。

症状的严重程度与 MS 的严重程度有关。轻度 MS 患者也可能完全无症状。随着狭窄程度的增加，劳力型呼吸困难、阵发性夜间呼吸困难或端坐呼吸的严重程度也会增加。肺静脉压和 PCWP 升高后，会引发几种代偿机制来改善呼吸困难的症状，这些机制包括更有效的肺部淋巴引流，从而抑制间质水肿、肺充血和其他相关症状的发展。

随着狭窄程度增加，左心房压力会增加，体积也会增加，引起更严重的症状。当增大的左心房压迫支气管时，会引发咳嗽。支气管静脉破裂会导致咯血。有些患者会出现肺动脉高压，压迫左侧喉返神经，导致声音嘶哑（Ortner 综合征）。

六、通过干预改变自然史和临床特征

重要的是要评价干预措施，尤其是经皮经静脉二尖瓣交界分离术（PTMC），对 MS 的临床过程的影响。PTMC 手术成功后，中期随访后发现，MS 会逐步复发。310 例 MS 患者做了 PTMC 手术，其中 206 例（66%）成功，对这些患者随访 6 年后发现，其中 40% 发生了再次狭窄（瓣口面积缩小程度超过 50%）。PTMC 手术后，可使用 Wilkins 评分系统对二尖瓣形态学特征进行评分，如果评分 > 8，提示发生再狭窄[3]。对接受 PTMC 干预的 561 例患者进行随访研究，发现随着时间的推移，瓣口面积逐渐缩小，在 3 年、5 年和 7 年分别有 12%、22% 和 27% 的患者瓣口面积缩小 0.3cm^2。随访发现，该术后患者二尖瓣反流进展缓慢，极少会严重到下一个阶段，且发现，第 6 年二尖瓣功能得到改善[4]。在随访过程发现，有 103 例患者出现严重 MS，MVA 平均缩小速度为每年 0.09cm^2。28 例患者瓣口面积未缩小，40 例患者瓣口面积缩小速度缓慢（每年 0.1cm^2）。对于初始 MVA 大，MS 轻度的患者来讲，瓣口面积缩小的幅度较大（轻度为每年 0.12cm^2，中度为每年 0.06cm^2，重度为每年 0.03cm^2，$P < 0.01$）。不同患者二尖瓣缩小的速度不同，不能根据初始 MVA、二尖瓣评分或跨二尖瓣压力差来单独或联合预测。右心疾病与二尖瓣狭窄无关[5]。

七、症状和临床体征的决定因素

影响 MS 症状和体征的重要因素是左心房压和跨二尖瓣流量（有效每搏量 / 有效全身血流量）。

左心房压

左心房压根据瓣膜口狭窄程度成比例增加，保证充分有效的心排血量。实际上，这会使肺静脉压和 PCWP 增加，进而使肺动脉压、右心室压和右心房压增加，而左心室却不会直接受到影响。然而，严重 MS 会引起每搏出血量下降，导致左心室慢性充盈不足，最终引起左心室喷射分数下降和心搏出血量下降。高达 5% 的单纯性 MS 患者在没有其他继发原因（如冠状动脉疾病）时，会发生显著的左心室功能障碍。在慢性 MS 的长期病程和左心室长期充盈不足（前负荷不足）过程中，慢性风湿热是否可以导致左心室功能障碍具有争议性（见第 23 章）。

贫血、发热、甲状腺功能亢进、妊娠和运动等导致搏出量增加的临床状况会增加左心房压、肺静脉压和 PCWP，使急性呼吸困难的发生风险增加。运动、甲状腺毒症、妊娠和发热等导致窦性心动过速的临床状况也会导致舒张期充盈期缩短，使充盈时间内跨二尖瓣血流量增加，加重呼吸困难。由于张期充盈时间缩短，心室速率快的心房颤动也会导致左心房压力增加。发生心房颤动后，左心房向左心室输出的血量下降，需要增加左心房压来保证维持同样的搏出量。

1. 左心房压相关的因素

(1) MS 的严重程度：二尖瓣融合会导致瓣口有效面积减少（原发性狭窄），另外，腱索增厚、缩短和融合也会导致瓣口有效面积减少（远端狭窄或继发性狭窄）。二尖瓣严重狭窄时，为维持足够的搏出量，左心房压会增加，这种增加会与二尖瓣狭窄程度成正比。

(2) 左心房顺应性：左心房慢性炎症过程中发生纤维化和瘢痕，其顺应性会下降，导致僵硬左心房综合征。顺应性下降会导致左心房内血容量和每搏量相同时，左心房内的压力会增加。左心房急性的严重扩张和血流动力学因素也会使左心房的顺应性发生改变。急性心肌拉伸会使左心房的顺应性下降，以及使左心房压增加，但这些变化与容量负荷不成比例。这种变化一般见于左心房负荷急性过大，例如：急性 MR/ 腱索断裂或急性感染性心内膜炎。这些 MS 中意义不是很大，因为 MS 一般是慢性瓣膜疾病，相对进展缓慢。然而，肠胃外液体复苏、输血导致的急性液体负荷过载，以及第二阶段和第三阶段的劳动强度会使 MS 患者发生急性肺水肿的风险增加，其原因是左心房内负荷短期内增加，会引起左心房压不成比例的增加。

(3) 舒张期充盈时间：左心房内的血液需要在舒张期这个有限的时间内进入左心室，舒张期充盈时间缩短，特别是心动过速时，要让同样的血液进入左心室，跨二尖瓣压差会增加，左心房压力也会增加。

(4) 静脉血进入左心房（全身心排血量增加）：增加每搏量和心排血量的任何生理性状况（妊娠和运动）都会使跨二尖瓣压力差增加。同样，发热、贫血、甲状腺毒症等病理状态，以及其他导致高心排血量的状况也会使跨二尖瓣压力差增加。所有三尖瓣后左向右分流的疾病（如室间隔缺损和动脉导管未闭）都会使 MS 患者的跨二尖瓣压力差增加。

(5) 左心室舒张期充盈特征 [左心室舒张异常（变松效应）或左心室肌壁僵硬（左心室肥大）]：左心室舒张早期，肌肉松弛能力受损（负性变松效应）会使左心室对左心房内血液主动抽吸能力下降（阻碍左心室早期充盈），另外，左心房肥大会使左心室僵硬（尤其是影响舒张期中后期的充盈）。为维持同样的每搏量，这两种情况会导致左心房内的平均压增加。

(6) 左心房重塑：腔室生理性扩张（如慢性二尖瓣功能不全时，左心室腔室发生扩张）时，其腔室顺应性往往是正常的，腔室内的容积也没有变化，腔室内压力也是正常的。对于相同的心房内容积，左心房生理性肥大会使左心房肌壁张力变化正常，并且使左心房压力将趋向于基线水平。

(7) 心房的生理性肥大会促使心室舒张期充盈：这对于使舒张期充盈受损的疾病来讲，非常重要。最佳 PR 间期也是促进左心室充盈的一个重要因素。心房颤动中，心房收缩不足是导致 MS 患者心功能衰退的一个重要原因。房室心律不协调会使跨二尖瓣压差增加，使 MS 患者的心功能衰退。

(8) 抑制 LV 充盈的机械因素：在 MS 中，心房球瓣样血栓和主动脉功能不全引起的反流是导致 LV 充盈受到抑制的两个因素。

(9) 肺血管床中的一系列代偿机制：当左心房压、肺静脉压和 PCWP 压增加时，肺血管床会发生一些代偿性变化。左心房压增加直接会使肺静脉压和 PCWP 压增加，对肺泡毛细血管膜造成压力，使液体渗漏到肺泡内。当肺泡毛细管膜储备受到压力时，肺泡毛细管膜会发生代偿性结构变化并增厚，这有助于防止液体进入肺泡，抑制肺水肿的发生。患者耐受 PCWP 升高，对慢性 PCWP 的耐受性要比急性 PCWP 升高要好。在慢性 PCWP 升高过程中，肺间质淋巴引流的效率会改善，这会减轻慢性肺静脉高压引起的间质性水肿症状。患者耐受更高水平的长期升高的肺静脉压力，不同于急性肺静脉高压，这一点与急性肺静脉高压不同。

(10) 肺动脉血管收缩：毛细血管前肺动脉血管收缩会导致肺内血流的重新分配，使血流从肺基底部向肺尖移动，立位时特别明显。渐进性肺动脉血管收缩和小动脉壁肌肉化会使毛细血管前肺血管阻力增加、使肺动脉压增加，促使右心室肥大及右心室失代偿。毛细血管前肺血管阻力的增加可防止肺毛细血管床急性水肿，抑制急性肺水肿的发生。右心室功能障碍导致三尖瓣反流，进一步抑制每搏量。肺动脉扩张和 PAH 会导致高压性肺反流（Graham Steell 杂音）。从上游血流到肺静脉的这些变化有助于保护肺毛细血管免受血量激增对肺的冲击，抑制肺静脉高压和肺水肿的发生。即使在非常高的慢性肺静脉压下，更有效的肺淋巴引流和肺泡毛细血管膜增厚也有助于防止肺泡内有液体渗出和肺水肿。MS 患者多年的阵发性夜间呼吸困难得到了缓解，其代价是心排血量减少引起的疲劳。

支气管静脉压力升高、支气管静脉扩张和支气管静脉向全身静脉引流会使支气管静脉压下降。然而，支气管静脉扩张后，血管壁会变薄，容易发生破裂，导致咯血。肺静脉向全身静脉引流时，由于高压和肺静脉扩张，也会发生血管破裂，导致咯血，血液为鲜红色（含氧血）。在高压下，肺静脉也会扩张，导致肺静脉到支气管静脉的血液流动方向发生逆转。扩张的静脉在高压下，容易发生破裂，导致咯血，但很少会发生肺卒中。

2. 影响心有效输出量的因素（有效全身血流量）

如上所述，大多数代偿机制，包括导致毛细血管前肺血管阻力、肺血栓栓塞、肺功能障碍、右心室收缩功能下降和 TR 增加的肺动脉血管收缩，都会导致心排血量下降。导致三尖瓣反流和三尖瓣狭窄的三尖瓣相关性疾病会进一步加重这种情况。同样，相关的二尖瓣功能不全和主动脉瓣疾病（主动脉瓣狭窄或主动脉瓣反流）也会使心排血量下降，特别是有左心室收缩和（或）舒张功能障碍时。有些患者会出现原发性左心室收缩功能障碍，导致心排血量进一步下降。对于老年人来讲，高血压和冠状动脉疾病是舒张期和收缩期左心室功能障碍的常见危险因素。

八、症状[6]

症状与 MS 本身、MS 对心肺的影响、风湿引起的其他相关瓣膜病变及 MS 相关并发症有关（表 5-1）。随着年龄的增长，其他常见的获得性心脏疾病，如高血压性心脏病和冠状动脉疾病也会影响 MS 的临床表现。

窦性心动过速、运动、快速性心律失常，特别是急性心房颤动等都会导致肺泡内有液体渗出，引起呼吸急促，肺基底出现水泡呼吸音，以及出现喘息/干啰音和明显的肺水肿。更严重的 MS 时，会引起慢性间质性水肿，导致端坐呼吸。随着每搏量和心排血量的下降，动脉血流量会降低，加上外周血管收缩，会导致周围性发绀。这会导致出现典型的二尖瓣面容，也就是说，会发现皮肤白皙的患者，鼻部出现发绀和面颊暗红。

（一）导致二尖瓣狭窄患者出现呼吸困难症状的原因

左心房压力升高，会使肺毛细管床压力增加，这是导致 MS 患者出现呼吸困难的基本原因。如前所述，有几个因素会影响左心房压及其相关症状，症状的出现及其严重程度与左心房压升高的急慢性程度有关，因为，如果左心房压升高是慢性的，这就会有足够的时间产生代偿机制，缓解左心房压升

表 5-1　MS 引起的症状

- 劳力性呼吸困难
- 夜间阵发性呼吸困难 / 急性肺水肿
- 端坐呼吸
- 低心排血量状态
- 咯血
- RV 心绞痛
- 右心衰竭：急性 / 慢性 / 极慢性
- 肝纤维化和肝硬化
- 卒中、全身性和肺部的血栓栓塞
- MS 缓解后，肺动脉高压不缓解

高导致的不良影响。

通常情况下，二尖瓣口的直径足够大时，在收缩早期，从左心房到左心室的大部分血液都是被动进入左心室的，这种被动作用是通过左心室正常舒张时产生的吸力（正性变松效应）引起。二尖瓣狭窄会导致左心房舒张，阻碍血液从左心房进入左心室，如果左心房舒张功能受损，发生负性变松效应，会最终影响舒张早期从左心房进入左心室的血流量。正常情况下，在舒张晚期，从左心房进入右心室的血量占比不到每搏量的 25%。然而，一些疾病会导致左心室壁僵硬，如左心室肥大，这会导致左心室舒张晚期时充盈受阻，此时，需要左心房增加做功来促使左心室充盈。二尖瓣狭窄也会导致左心室充盈受阻，此时，也需要左心房增加做功来促使左心室充盈。心房收缩会促进心室充盈，由于心房收缩时间短暂（不足 200ms），心房内平均压力增加幅度很小。左心房主动收缩这种血流动力会让更多的血流量进入左心室，由于心房收缩期相对较短，左心房压增加幅度很小。但是，如果心房无法通过主动收缩使血液进入心室，心房就会通过升高其平均压来维持同样的每搏量，这种情况通常见于心房颤动。跨二尖瓣压差对于舒张充盈期非常敏感。舒张充盈期缩短（见于窦性心动过速或心房颤动中的心室心率过速）会引起舒张充盈期内流经二尖瓣的血流速度增加，使跨二尖瓣压差增加，维持相同的每搏量。

相关二尖瓣功能不全会增加跨二尖瓣压差和左心房压，其原因是反流回的血液会增加跨二尖瓣血流量，维持同样水平的每搏量。主动脉瓣功能不全性喷射会导致二尖瓣口面积功能性受损，引起舒张期二尖瓣的前瓣部分关闭，导致跨二尖瓣压差增加。

（二）夜间阵发性呼吸困难

夜间阵发性呼吸困难的急性阵发性发作是左心衰竭的一个特征性表现。急性发作往往会威胁生命，一般提示可能有急性事件发生。端坐卧位，给予氧气、轻度镇静剂和降低前负荷的药物（静脉舒张药和利尿药）等都会改善阵发性夜间呼吸困难。平躺休息后，液体就会从细胞外转移到血管内，血液从内脏床转移到全身循环内，这会使血管内血容量增加，肺内血流增加。快速动眼睡眠期交感神经兴奋及其引发的心动过速，呼吸中枢反应不敏感会使急性肺水肿的发生风险增加。在二尖瓣狭窄中，夜间阵发性呼吸困难并不是左心室功能不全所致，因此，二尖瓣狭窄导致的夜间阵发性呼吸困难一旦得到治疗，其预后要比左心室功能不全导致的夜间阵发性呼吸困难预后要好。心室率不受控制的心房颤动是 MS 患者发生夜间阵发性呼吸困难的重要原因。

（三）端坐呼吸

肺静脉压和 PCWP 慢性增高时，肺间质会有液体渗出，发生肺间质水肿、肺顺应性下降和呼吸做功增加；患者平躺休息时，多加几个枕头，处于半卧状态时，会感觉舒适。这样做横膈膜会改善呼吸，且能够防止肝大引起的膈肌上移。端坐呼吸提示心衰已经慢性发展到晚期阶段，长期预后差，即使 MS 患者没有左心室功能不全的问题。

（四）右心衰竭

单纯性二尖瓣狭窄会发生右心衰竭，其原因是二尖瓣狭窄会导致肺动脉高压、继发性右心室功能不全和右心室功能衰竭，且恶化速度较快。这类患者表现出右季肋区疼痛、足部水肿、肺部充血引起的端坐呼吸和双侧或右侧胸膜积液。急性肝功能障碍时，会出现标志性肝酶明显升高；肾静脉压升高和肾素血管紧张素醛固酮系统的激活会促使肾前性氮质血症的发生。

（五）低心排血量时出现的肾和肝功能障碍

通过肾小球出球动脉进行血供的肾小管系统和通过门静脉（肝门循环）进行血供的肝门系统对全身性低血压和低心排血量状态特别敏感，一旦出现这两种情况，肾脏和肝脏就会受到影响，出现肾功能不全和肝功能不全。

（六）Ortner 综合征（心脏 – 声带综合征）

Ortner 综合征是指因疾病导致的心脏或较大血管病变，对左侧喉返神经造成牵拉或撞击，从而影响到喉返神经向喉部肌肉的神经传导，使声带功能受损，表现为声音嘶哑。MS 患者发生左心房扩张，会使左侧喉返神经麻痹，引起声音嘶哑，这种情况首先是由 Nobert Ortner 于 1897 年提出，因此，该病也称为 Ortner 综合征。很多疾病都会导致左侧喉返神经麻痹，这些疾病包括胸主动脉瘤、动脉导管未闭、原发性肺动脉高压、房室间隔缺损、Eisenmenger 综合征和复发性肺栓塞。在 MS 中，左侧喉返神经麻痹的发生风险为 0.6%～5%。目前，人们认为，肺动脉高压时，肺动脉会发生扩张，扩张的肺动脉在搏动过程中，会对喉返神经产生撞击作用。除了主动脉瘤，压迫左侧喉返神经的最常见的心血管原因是高压性的肺动脉扩张，这是二尖瓣狭窄导致左侧后返神经压迫的最合理原因，因为即使发生动脉瘤扩张，左心房也不能接近左侧喉返神经。

（七）先行性腹水

渐进发作、慢性长期右心衰竭可表现出腹水症状，且该症状比足部水肿和触痛性肝大更明显，且腹水还常见于急性快速发作性心力衰竭。MS 即使症状出现（MV 面积＜ 1.5cm^2），也是一种缓慢进展的疾病，在二尖瓣口逐渐变窄的过程中，会出现多种代偿机制，保护肺血管床免受肺静脉压升高的不良影响，缓解症状，使患者能够长期生存下来，并让疾病慢性发展。三尖瓣反流和慢性右心衰竭患者也会出现起病缓慢的右心室收缩功能不全，出现先行性腹水和肝大。从长远来看，这可能会导致小叶中心坏死、小叶周围纤维化和肝硬化。伴有三尖瓣狭窄或三尖瓣反流的三尖瓣膜器质性病变进展缓慢，也容易发生先行性腹水。更常见的是，三尖瓣狭窄或三尖瓣反流的三尖瓣膜器质性病变更容易发生右心缓慢性进行性恶化，且右心室功能保留，患者存活时间会更长，但右心衰竭在缓慢地发展中。二尖瓣疾病伴有与三尖瓣器质性病变有关的三尖瓣反流患者，如果长期处于失代偿状态，可怀疑患者有可能发生心源性肝硬化。但这种发生风险在降低，其原因是风湿性 MS 患者在早期一般都采取了明确性的治疗措施。

（八）咯血

咯血是 MS 的症状之一，患者往往会感到痛苦，有时会危及患者生命。更为致命的原因是肺水肿，表现为端坐呼吸、咳嗽和咳粉色泡沫样痰，这些情况需要进行立即处理，处理措施包括给氧，支撑坐位，给予吗啡、利尿药和呼吸机支持。肺静脉和支气管静脉出血会引起咯血，且血液颜色为鲜红色（含氧血）。在严重的 MS 中，从肺静脉到支气管静脉的血流会发生反流，导致支气管静脉扩张和破裂，引起的咯血（血液为鲜红色）。支气管炎会引起咳痰，痰中伴有血丝，其原因是肺静脉高压会使黏膜下层的支气管静脉处于高压状态，使其容易发生出血。肺梗死会导致胸膜炎性胸痛和咯血，血液颜色为铁锈色。肺含铁血黄素沉着症也是导致咯血的原因之一。Paul Wood 发现 18.3% 的患者中突然出现大量咯血（"肺卒中"），近 12.7% 的患者甚至在发生劳力性呼吸困难之前就出现了症状。现在，临床上很少会见到这种情况。一部分血液从充血的肺静脉中分流到容易发生出血的支气管静脉中，是导致大量咯血的可能原因。16.5% 的患者中出现痰中带血，伴有肺充血（"充血性咯血"）。有人认为，连接肺静脉床和奇静脉弓的门周静脉也是导致咯血的出血部位之一。

（九）心绞痛

RV 肥厚引起的血液供需不匹配会导致心绞痛。PAH 本身可引起胸痛。当患者主诉称有胸痛时，要排除肺梗死引起的胸膜痛。

（十）心悸（心房颤动）

MS 患者发生心房颤动后，一般会感到心悸。患者往往会自诉心跳很快，很少会描述为心跳不规律。患者经常会表示在阵发性发作时，呼吸困难的严重程度会增加。阵发性发作会逐步发展为持续性发作。心房颤动是 MS 的一个重要并发症，导致病情恶化，促进全身和肺血栓栓塞并发症的发生。MS 患者发生心房颤动很常见，其原因是慢性炎症过程和血流动力压力增加导致左心房发生扩张，引起左心房电重构。年龄也是导致心房颤动发生的一个因素。低于 30 岁 MS 患者中，发生心房颤动并发症的风险低于 10%，随着年龄的增加，心房颤动的发生风险也在增加。RHD 患者中，左心房直径和年龄是导致心房颤动发生的重要因素。RHD 患者如果有瓣膜混合病变（二尖瓣狭窄合并二尖瓣反流或三尖瓣反流），发生心房颤动的风险很高。单纯性 MS 发生心房颤动的风险为 29%，单纯性二尖瓣反流发生心房颤动的风险为 16%，而单纯性主动脉瓣疾病发生心房颤动的风险不足 1%。

急性卒中也是 MS 的表现之一，尤其是见于 30 岁以上的患者。阵发性和持续性 AF 会导致血栓栓塞并发症的发生，两种心房颤动导致栓塞发生的风险相同[7]。

（十一）栓塞并发症

卒中是最严重的并发症。在明显的 MS 中，心房颤动和年龄是导致卒中发生风险增加的重要危险因素。外周栓塞，尤其是主动脉髂动脉分叉处发生骑跨栓塞，可能危及生命，需要紧急行外科干预。复发性肺栓塞和肺梗死可能导致 PAH，会与 MS 的严重程度不成比例，并且可能是尽管 MS 缓解，也无法使 PAH 缓解的原因。心脏的栓子通过心输出后会均匀分布在全身各处，但 80% 以上的症状或临床上发现的栓子与大脑有关。对于大脑内的栓子，大约 80% 累及前循环（即颈动脉部分），20% 累及椎基底动脉，这与大脑血流分布有关。

年龄、MS 的严重程度、心排血量下降、相关瓣膜病变（如主动脉瓣反流、左心房扩张、左心房自发回声增强剂、左心房血栓的存在）是血栓栓塞发生的重要危险因素。更不用说，超过 80% 的血栓栓塞和 MS 患者有 AF。在 30 岁以下的 MS 患者中，发生心房颤动的风险低于 10%，但在 50 多岁和 60 多岁的 MS 患者发生心房颤动的风险可高达 50%。

九、体格检查

（一）一般检查

长期严重 MS 的患者会出现心排血量水平低、右心衰竭、心脏性恶病质、二尖瓣面容、手足发绀和外周水肿。

（二）动脉脉搏

低容量脉冲表明严重 MS 会导致每搏量下降和心排血量下降。脉冲不规律提示心房颤动。脉搏不对称提示过去发生过外周栓塞或是发生急性栓塞。

（三）颈静脉压和波形

窦性心律的 MS 患者中，颈静脉压（jugular venous pressure，JVP）和波形正常。但是，当出现颈动脉高压、功能性三尖瓣反流、三尖瓣狭窄或三尖瓣反流等三尖瓣器质性病变时，JVP 波形和压力就会发生改变。JVP 波形中 "a" 波消失，提示心房颤动。当出现功能性或器质性三尖瓣反流时，"v" 波会变得更明显，向上搏动会发生得越来越早，消除 "x" 降波，这称为 "cv" 波。一般来讲，当 "vy" 下降较快时，提示舒张期跨三尖瓣血流没有受到阻碍。"vy" 下降延迟，提示还存在三尖瓣狭窄（对右心室充盈的器质性阻碍）。JVP 波形中 "a" 波变得异常高和尖，往往提示器质性三尖瓣狭窄，尤其是没有三尖瓣反流时。肺动脉高压引起的右心室严重肥厚，会导致 JVP 波形中的 "a" 波变得非常明显，其原因是右心室舒张期功能不全。肝搏动与 JVP 非常类似，应该将肝搏动情况记录下来。

（四）胸前区视诊和触诊

MS 本身并不会导致临床上可检测到的心脏扩大，因为左心房位于后方。心尖不会发生移位，左心室充盈相对不足，可触诊到 S_1 时，会有轻拍的特征。在左侧卧位时，呼气末，可触诊到 S_1 和心尖舒张期震颤，提示患者有器质性二尖瓣狭窄。心前区检查的其他发现一般包括肺动脉高压表现、继发性右心室肥大、右心室功能不全和功能性三尖瓣反流。应该寻找其他相关的瓣膜病变，特别是器质性三尖瓣疾病。

肺动脉高压时，在肺动脉瓣区可触诊到 S_2 肺动脉心音成分，左胸骨旁区可触诊到右心室抬高。出现右心室功能不全和右心室扩张时，心尖会向左移位，是横向移位。严重三尖瓣反流或伴有三尖瓣反流和三尖瓣狭窄的三尖瓣器质性疾病患者中，叩诊可发现右心房向胸骨右侧扩张。叩诊在临床上很少使用，但是，这种方法有助于发现右心房扩大、肺动脉扩张和相关心包积液。

（五）听诊

这部分对 MS 患者的心音和杂音进行了讨论，其讨论内容会起到抛砖引玉的作用，以便于读者了解多种血流动力学参数的影响，即参数发生变化后，听诊结果也会发生变化。这部分讲述的内容为基础性内容，可帮助读者理解、讨论和发现 MS 导致听诊心音的变化。

1. 第一心音

在 MS 疾病早期阶段，第一心音（first heart sound，S_1）的强度会增加。第一心音提示在舒张末期存在跨二尖瓣压差，这个压差会使二尖瓣口处于充分开放状态，让大量血液从左心房进入左心室，在左心室收缩起始时，继续关闭。在疾病晚期，S_1 强度会减弱，其原因是在疾病晚期，二尖瓣会发生钙化，会有瘢痕形成，限制了二尖瓣的活动。当出现心房颤动时，S_1 强度与每个心动周期，舒张末期跨二尖瓣压差有关。当 S_1 强度高且恒定时，不管舒张期持续时间有多长，提示出现了严重的 MS，其原因是在较长的收缩期内，跨二尖瓣压差持续处于高水平状态。如果 S_1 强度出现变化，且收缩持续时间也出现变化，提示 MS 不是很严重。决定 S_1（二尖瓣关闭音）强度的因素包括：①二尖瓣叶的活动性（帆样功能）；②当左心室开始收缩时，二尖瓣瓣叶所处位置；③等容性收缩开始时瓣叶对合的适宜性；④二尖瓣关闭时，左心室收缩性和 dp/dt。

风湿性 MS 在疾病发展过程中，其二尖瓣会发生纤维化或钙化，使瓣叶的活动性受到限制。严重钙化会导致瓣叶几乎无法活动，引起二尖瓣闭合音减弱。

MS 会导致显著的血流动力学变化，各种程度的跨二尖瓣压差会一直持续到收缩期结束，然后，左心室收缩开始，使二尖瓣处于开放状态，大量血流发生反流，所以，左心室收缩时，会伴有高亢的 S_1。心房颤动时的舒张期过长和心室后异位暂停都会改变这一情况。心室后异位暂停是指当收缩末期，跨二尖瓣压差会显著减少，尤其是在轻度 MS 时，S_1 强度会下降，较长舒张期比正常心动周期或较短心动周期相比，S_1 强度会下降得更严重。舒张期延长时，前负荷较高，这会使收缩力增加（Starling 定律），部分抵消较高 dp/dt 时，二尖瓣（mitral valve，MV）关闭时的上述特征。PR 间期延长会导致正常心功能时 S_1 强度减弱，但是，PR 间期延长对 MS 时 S_1 的影响具有争议性。左心室正常收缩力可确保 MV

闭合和对合在较高 dp/dt 发生，进一步使 S_1 强度增加。左心室收缩力下降会产生相反的效果。

一个鲜为人知的因素是随着 MS 的严重程度的增加，MV 闭合音会远离 QRS（Q-S_1 间隔延长），并与三尖瓣闭合音融合（MC-TC 融合），导致 S_1 增强。

人们认为舒张充盈期发生变化，而 S_1 恒定提示 MS 严重，如果 S_1 随着发生变化，提示 MS 不严重，这种看法是基于如果 MS 严重，在较长的舒张末期，MV 处于较大的开放状态的前提下。前负荷发生变化，左心室收缩力也变化，是否会对 S_1 造成影响尚未得到充分研究。

人们认为 MV 闭合时缺乏对合性与 MV 功能不全有关，MV 功能不全会使 MS 患者的 S_1 减弱，即使 MV 也会发出较高的声音。重要的是要理解使 S_1 相互抵消和加强的多种因素，有助于诊断发现。

2. 第二心音

在没有肺动脉高压时，第二心音（second heart sound，S_2）中的肺动脉瓣成分正常。随着肺动脉高压的进展，S_2 中的肺动脉瓣成分（P_2）强度会增加，S_2 分裂会减弱，其原因是 P_2 与 A_2 的间隔缩短，但是仍然能感觉到吸气时的 S_2 分裂。右心室功能不全时，P_2 和 A_2（第二心音的主动脉瓣成分）时距会增加，分裂更明显。右心室喷射时间缩短，TR 明显时，S_2 分裂会产生什么影响，目前还具有争议。必须注意的是，与此同时，流经主动脉瓣的每搏量也会减少。

3. 第三和第四心音

需要注意第三心音（third heart sound，S_3）和第四心音（fourth heart sound，S_4），因为这两个心音是分别提示 RV 舒张期和收缩期功能障碍。当 TR 出现功能性障碍或器质性障碍时，都会出现 RV S_3。

4. 开瓣音

开瓣音（opening snap，OS）是发生于 A_2 后 0.04～0.12s，舒张早期的一种尖锐、较短的高亢音，与舒张早期二尖瓣快速开放但突然减速有关，见于二尖瓣瓣叶融合后狭窄。开瓣音的高低也与二尖瓣瓣叶的活动性有关，当瓣叶发生纤维化和钙化病变时，瓣叶活动性会下降，开瓣音会减弱。

（六）开瓣音与其他早期舒张期心音的区别

将开瓣音与 S_2 中的 P_2 区别出来，难度较大。呼吸变化对 A_2-P_2 间隔的影响更加明显，在吸气中 A_2-P_2 间隔明显缩短。当肺静脉回流减少，吸气时左心房压下降时，A_2-OS 间隔会保持不变或增加。快速站立会使 A_2-P_2 间隔缩短（减少右心室搏出量），OS 远离 A_2，其原因是肺静脉回流减少。窦性心动过速导致的心率变化会使血流动力学进一步复杂化，特别是 MS 时。

左心室早期充盈声音（S_3 和心包叩击音）是发生较晚（超过 A_2 后 160ms）的低频声音，发生于充盈早期峰值结束时。有时，肿瘤扑落音和心包叩击音与 MS 时的开瓣音区别难度较大，因为这些声音与左心室功能不全或血流增加时的病理性左心室 S_3 相比，发生相对较早。临床上，肿瘤扑落音在时间上和性质上是最有可能与 OS 相混淆的。

（七）二尖瓣狭窄中的 A_2-OS 间隔

A_2-OS 间隔是从主动脉瓣关闭到二尖瓣开口的时间段。在心动周期中，这个间隔表示主动脉瓣和二尖瓣都处于关闭状态时的等容量松弛时间。A_2 提示主动脉瓣关闭。当血液流出左心室，在压力作用下，伸延间期内主动脉瓣发生关闭。伸延间期在左侧较短，其原因是与肺循环相比，体循环的阻力相对较大。主动脉狭窄会导致左侧伸延间期延长，会引起主动脉瓣关闭时，左心室内压力显著低于主动脉压。当左心室和左心房压力发生变化时，二尖瓣就会开放。因此，A_2-OS 间隔并不完全表示左心室 - 主动脉压发生变化时，左心室降低到低于左心房压时，所经过的时间段。A_2 发生在伸延间期后压力短时间内下降后（A_2-OS 间隔＝左心室 - 主动脉压力变化到左心室 - 左心房压力变化时间 - 左侧伸延间期）。

（八）影响 A_2-OS 间隔的因素有哪些

A_2-OS 间隔大约为左心室 - 主动脉压力变化时，左心室压降低到低于左心房压的时间（等容舒张期），这会导致压力转变点上（中央主动脉压波形切迹），主动脉压较高。系统性高血压会使 A_2-OS 间隔延长，而 MS 会使 LV 压升高，使 A_2-OS 间隔缩短。随着 MS 的严重程度的增加，跨二尖瓣压差和左心房压也会增加，导致 A_2-OS 间隔的逐步缩短。如果患者有全身性高血压，对于相同的左心房压来讲，A_2-OS 间隔将会延长。左心室功能正常时，延伸间隔会延长来对抗全身性高血压。在 MS 中，使跨二尖瓣压差增加的任何因素都会使 A_2-OS 间隔缩短（如锻炼），而使压差减少因素（如吸气、站立和低血容量症）A_2-OS 间隔延长。左心室收缩力增加和变松效应增强会使等容舒张期缩短，从而使 A_2-OS 间隔缩短，反之亦然。瓣膜性 AS 会使延伸间隔延长，使 A_2-OS 间隔缩短。如果左心室舒张期舒张异常（左心室肥大和缺血），A_2-OS 间隔会延长，其原因是等容舒张期延长。舒张末期左心室压也会影响左心室房压。在 MS 同等严重程度和搏出量相同时，当左心室舒张末压（left ventricular end diastolic pressure，LVEDP）升高时，左心房压也升高。总之，改变 A_2-OS 间隔的因素包括 MS 的严重程度、心排血量、前负荷、后负荷、左心室收缩力、主动脉延伸间隔、舒张期左心室舒张异常、舒张期充盈受损和舒张末期压力升高。左心室充盈受损会使左心房压增加，使 A_2-OS 间隔缩短。前负荷减少会使左心房压降低，使 A_2-OS 间隔缩短。后负荷增加会使主动脉瓣关闭时的主动脉压升高，使 A_2-OS 间隔延长。左心室收缩力的增加会使等容舒张期缩短，而舒张期舒张异常会使等容舒张期延长。虽然这几个因素会对 A_2-OS 间隔产生影响，且比较复杂，但是，A_2-OS 间隔仍然是衡量单纯性 MS 严重程度的可靠指标之一。A_2-OS 间隔小于 60ms，提示重度 MS，超过 100ms 表提示轻度 MS。

（九）杂音

直接归因于 MS 的唯一杂音是舒张中期到收缩前时跨二尖瓣湍流的杂音，最好的听诊部位是心尖处。正如前面所讨论的，重度 MS 的标志是舒张末期跨二尖瓣压差，也可以这样说，S_1 前的可听到杂音（收缩前杂音）。舒张中期，MV 开放，左心室处于主动舒张状态，血流被动从左心房快速流向左心室时，会产生舒张中期杂音。在舒张末期，跨二尖瓣压差逐渐下降，杂音也逐渐减轻（在窦性心律过速和舒张期较长时，能够更好地感觉到），在心房收缩期杂音加重（收缩前期加重），其原因是心房主动收缩导致心室充盈。开瓣音先于较长的舒张中期杂音，提示 MS。MS 患者舒张中期跨二尖瓣杂音，首先听到的是 OS，然后杂音一直持续到快速充盈期，直至舒张晚期，这个阶段的持续时间会有变化，其长短与 MS 的严重程度和跨二尖瓣血量有关，需要指出的是，血流动力学上来讲，严重的 MS 并没有真正的舒张期，因为左心房压力持续下降趋的过程中，左心房和左心室强度压力相互接近，但左心房压力一直高于左心室舒张压，而根据定义，在舒张期时，左心房和左心室压差应该很小，且这两个压力应该平行增加，跨二尖瓣血流应减少。

MS 患者舒张前中期隆隆样杂音可在局部听到，患者左侧卧位，呼气末屏气时，用听诊器的钟部听诊效果最佳。隆隆样杂音与舒张期跨二尖瓣压差密切相关。轻度 MS 时，舒张期跨二尖瓣压差可分为两个阶段（快速充盈的舒张早期和心房收缩时的收缩前期），这会导致收缩中期和晚期的隆隆样杂音在中间会有一个明显的停顿。重度 MS 时，隆隆样杂音会贯穿整个舒张期，其原因是跨二尖瓣压差持续存在。杂音强度与梗阻的严重程度和通过狭窄二尖瓣的搏出量有关，因此，杂音强度不能直接反映 MS 的严重程度。运动等因素会增加杂音强度，这是因为，MS 一定时，运动会增加跨二尖瓣血流量，从而使杂音强度增加。

（十）二尖瓣狭窄引起的舒张期隆隆样杂音在收缩前加剧

在收缩前且没有心房颤动的情况下，二尖瓣狭窄引起的舒张期隆隆样杂音强度增加，其原因是心房收缩会使跨二尖瓣的血流量增加。在等容收缩前阶段（左心室收缩开始到 S_1 阶段）心室收缩开始时为环状收缩，这类因素对杂音的影响较小，另外，杂音结束会出现声音较大的 S_1，会对听诊造成影响。心房颤动时，在较长的舒张期内，舒张期杂音一直持续到 S_1，提示 MS 严重，其原因是这种临床特征表明跨二尖瓣压差一直持续在舒张晚期。

（十一）舒张期杂音鉴别诊断

需要与舒张期杂音做鉴别诊断的疾病（与 MS 产生的杂音类似的疾病）包括心排血量较高的疾病（通过二尖瓣的血流量较多），如贫血和妊娠；三尖瓣后左向右分流的疾病，如动脉导管未闭、室间隔缺损和二尖瓣功能不全。血流导致的杂音也会引起舒张中期隆隆作响，但该声音不会超过舒张中期，一般在 S_3 出现之前结束。虽然 S_3 和开瓣音区分难度较大，但是，两者还是存在一些显著差异的，S_3 是一种低频音，发生在 A_2 音 160ms 以后之后，而开瓣音是尖锐高频音，发生在 A_2 音 120ms 之前。严重的主动脉瓣功能不全会导致功能性二尖瓣梗阻，使二尖瓣口的有效功能下降，其原因是 AR 喷射会对二尖瓣前叶造成冲击（使舒张期的 MV 的细微震颤），导致 Austin-Flint 杂音，一直持续到收缩前期。等长运动试验等这类简单动作会使主动脉瓣功能不全加重，使 Austin-Flint 杂音加强，而 MS 杂音一般不会受这类简单动作的影响。

需要注意左心房球瓣膜栓塞和左心房黏液瘤，特别是如果症状是偶发性的，且杂音是可变间歇性的，会随着姿势或随着时间的变化而改变时。三尖瓣器质性狭窄导致的杂音有时会与 MS 引起的杂音类似，但是可通过杂音位置和吸气时杂音增强来判断三尖瓣狭窄引起的杂音（要注意假性 Carvallo 征，如果有窦性心动过速，MS 杂音在吸气时也可增强）。先天性降落伞式二尖瓣和二尖瓣瓣上狭窄环与风湿性 MS 类似，但很少会有开瓣音。导致非风湿性 MS 的其他原因是极为罕见的。

心房颤动中，舒张期杂音在收缩前期增强是心房收缩不存在，虽然根据 MS 的严重程度，舒张期杂音可持续到 S_1（也就是说，杂音中的收缩前成分会持续到收缩前，但杂音没有增强）。心房颤动也用于评价 MS 的严重程度，因为较长的舒张期内，舒张期杂音持续到 S_1，提示 MS 严重，而在更长的舒张期内，如果舒张期杂音在还不到 S_1 就停止，提示 MS 不严重。不管心动周期有多长，S_1 强度不变，提示 MS 严重。

从直觉上看，血流快速流入正常左心室中引起的，或者正常血流在高压下流入顺应性低的左心室时引起的第三心音，可排除 MS；但是，通过临床方法区分开瓣音（尖锐和早期）和 S_3（低频、较弱、晚期）难度较大。在严重的风湿性 MS 中，往往可听到一个响亮的，分布范围广的怦怦样第三心音。舒张中期杂音持续到收缩前期（到达 S_1），提示 MS 达到血流动力上的显著程度。然而，严重主动脉功能不全导致的 Austin-Flint 杂音与 MS 很类似。等长运动试验会使 Austin-Flint 杂音强度增加，但对 MS 杂音没有影响。Austin-Flint 杂音发生在 S_3 前，但 OS 不是。在存在严重的 AR 时，MS 的其他症状（如肺动脉高压、咯血、高亢 S_1、PAH 特征和 AF）通常提示患者可能有潜在的 MS。

（十二）继发于二尖瓣狭窄并发症的杂音

伴有右心室功能不全的严重肺动脉高压会导致三尖瓣反流（TR）杂音，一般会在左胸骨下缘听到，如果右心室发生肥大和扩大，可在心尖处听到。TR 杂音是一种高频全收缩期杂音，吸气时，强度增加，有时只在吸气过程中仔细听诊，才能听到。严重 TR 时，会有过多血液流过三尖瓣，会导致右心室 S_3 的发生和舒张中期柔软和的隆隆样杂音。然而，如果在舒张期内听到持续时间较长的杂音，且不是发生在右心室 S_3 之前，提示器质性 TS 的可能性。

未矫正的严重 MS 往往会导致肺动脉高压，引起肺动脉环形扩张和肺动脉瓣关闭不全。肺动脉瓣关闭不全会导致舒张早期高频杂音（Graham Steell 样杂音），最佳听诊部位是左胸骨上缘，吸气时，强度增加。主动脉瓣疾病是风湿性 MS 更常见的伴随性疾病，因此，应注意不要将 AR 误认为肺高血压性 PR。

（十三）与严重二尖瓣狭窄相关的常见瓣膜病变[8]

1. 二尖瓣混合性病变

本章不会对瓣膜的混合性病变展开具体论述，只进行简单的讨论。25% 的风湿性心脏病患者会有单纯性或主导性 MS，35%～40% 的会有 MS 合并不同严重程度 MR。二尖瓣关闭不全会使左心室扩大，流经二尖瓣的血流量增加，MS 杂音增强，导致肺静脉高压、肺动脉高压和心房颤动发生。如果在心尖处听到整个收缩期都有高频杂音，且该杂音放射到中腋部和背部，应怀疑相关性 MR。左心室扩大（心尖向下向外移动，心尖搏动在局部有力）和心尖处整个收缩期杂音提示 MS 严重。如果出现 S_3，要谨慎，S_3 的存在提示不存在严重 MS。如前所述，心尖处舒张中期杂音可能完全是二尖瓣关闭不全导致，相关左心室扩大和左心室 S_3 支持这个说法。然而，当二尖瓣发生显著狭窄和显著关闭不全的混合病变时，就是导致一个常见的临床状况，对这两种病变的严重程度进行评价的难度较大。

2. 三尖瓣病变

高达 5%～10% 的 MS 患者会有三尖瓣器质性病变。出现临床特征的器质性 TS 少见，然而，一旦出现，就会出现非常典型的临床特征。JVP 波形上会出现一个非常明显的尖锐的 "a" 波，远远高于平均静脉压。通过叩诊可发现右心房扩大，偶尔可以看到肝收缩前搏动。胸骨下缘处舒张中期，吸气时增强，这是三尖瓣器质性狭窄的典型特征，尤其是不存在显著 TR 时。一定要注意 MS 中的假性 Carvallo 征，假性 Carvallo 征是指吸气时，窦性心动过速，引起 MS 杂音增强的现象。器质性三尖瓣病变中出现 TS 和 TR 混合病变更常见。三尖瓣器质性病变中，出现的 TR 杂音，其特征是收缩早期出现，吸气时增强，在左胸骨缘听诊效果最佳。TR 在 JVP 波形中表现为较大的"vy"波。流经三尖瓣血流受阻在 JVP 波形表现为"vy"降支变缓，"vy"降支的下降速度可提示 TS 的存在或不存在。当 TR 显著时，可看到和感觉到心脏收缩期搏动。同时存在伴有肺动脉高压的 MS 和器质性三尖瓣疾病，不少见。如果发生这种情况，TR 会导致整个收缩期出现杂音。单纯性瓣膜性疾病的典型症状往往会受到同时存在的血流动力学变化和其他瓣膜性疾病的影响。

3. 主动脉瓣疾病

主动脉瓣关闭不全会进一步使 MS 体征复杂化。主动脉关闭不全性喷射会导致二尖瓣前瓣部分关闭（反向穹窿），使血液搏出时，机械阻力增加，导致血液湍流和杂音（Austin-Flint 杂音）。该杂音与 MS 杂音非常相似，将 Austin-Flint 杂音误诊为 MS 杂音较常见。使主动脉关闭不全的动作（如等长运动试验）会使 Austin-Flint 杂音增强。没有开瓣音和显著 AR 外周体征提示 Austin-Flint 杂音。当左心室 S_3 存在，提示可排除显著 MS。严重 AR 会使 LVEDP 升高，引起 MV 提前关闭，使心音增强。轻度 AR 不会对 MS 评价造成影响。然而，严重的 AR 可以掩盖 MS 的发现。PAH 和 AF 的存在，提示 MS 患者还患有严重的 AR。

4. 左心室功能不全

MS 伴有左心室功能不全是一种复杂的临床状况。在没有主动脉瓣疾病和二尖瓣功能不全时，如果发现可触诊到的心尖冲动，提示左心室肌肉疾病。5% 的 MS 患者会出现不明原因的左心室功能障碍。这类患者的治疗管理难度大，其原因是症状部分是左心室功能障碍导致。如果 MS 患者适合做经皮经静脉二尖瓣交界分离术（PTMC）且风险低，该治疗手段可缓解显著 MS。当 MS（左心室的前负荷不足）成功缓解后，左心室功能会得到改善。血管紧张素转化酶抑制药（angiotensin-converting enzyme inhibitors，ACEI）等药物通常不适合用于瓣膜梗阻性疾病（如严重的 MS 和 AS），需谨慎用于 MS 和左心室功能障碍患者，尤其是当 MS 为中度，症状是由左心室收缩功能障碍引起时。

5. 哑型二尖瓣狭窄

理解杂音的产生原因及影响杂音可听性和响度的因素很重要。雷诺系数是一种可用来表征流体流动情况的无量纲数，而"无单位"系数是用于表示流体机械力学的参数，用于评价层流与湍流。当其值超过 4000 时，表示流体为湍流，可引起心脏杂音。雷诺系数直接与血液量、血液流速和瓣膜有效孔径有关。然而，在湍流中，雷诺系数与压差的平方根成正比，这意味在增加雷诺系数方面，压差是一个不太重要的因素。因此，可以想象到压差较大但血流量很小的血流通过一个非常小的孔（如严重 MS 但心排血量低）时，可能不会导致太大的湍流，也不会引起杂音（哑型二尖瓣狭窄），这与量较多的血流以较大速度通过较大口径的孔不同。

当 MS 严重，但没有听到舒张期杂音时，我们就把这种 MS 称为哑型二尖瓣狭窄。导致哑型二尖瓣狭窄的原因之一是：右心室肥大会导致心脏发生顺时针旋转，使左心向后转，心尖部位为右心室。因此，在心尖处，可能不会听到二尖瓣舒张性杂音。导致哑型二尖瓣狭窄的另一个原因是：MS 非常严重时，通过二尖瓣的血流量会较少，杂音强度也会下降。MS 发生严重钙化时，二尖瓣瓣叶会增厚和发生钙化，其活动性下降，这也会导致舒张期二尖瓣杂音强度减弱。导致哑型 MS 的其他原因包括 Lutembacher 综合征、肺气肿和肥胖。严重的三尖瓣狭窄也是导致哑型 MS 的一个原因。当存在严重的三尖瓣狭窄时，即使 MS 严重，跨二尖瓣压差也较小，其原因是每搏量非常小。哑型 MS 会存在伴有右心衰竭或 Ortner 综合征的肺动脉高压。出现 Ortner 综合征的原因是肺动脉发生高压扩张后，会压迫左侧喉返神经。

1965 年，Ueda 等[9] 对于哑型 MS 患者进行了分析，发现这类患者中存在严重瓣膜纤维化引起瓣叶活动性消失、腱索增粗和缩短、瓣叶下腱索缩短和融合导致的继发性二尖瓣远端狭窄、腱索缩短和融合导致二尖瓣口后内侧方向发生畸形以及左心房血栓。哑型 MS 患者中，这些特征更常见。

十、结论

对于风湿热高发的地区和人群，MS 是一个常见的瓣膜疾病。MS 大多数患者为二十多岁和三十多岁，女性患者可能是在妊娠时出现。首先要进行准确的诊断和评价，为后续的治疗干预措施，提供基础。中重度 MS 患者已经出现症状，可采用经皮二尖瓣球囊扩张术，可有效改变疾病的自然发展病程，有效抑制病变进一步发展，预防并发症和降低发病率和病死率。

第6章 二尖瓣狭窄的并发症
Complications of mitral stenosis

Senguttuvan Nagendra Boopathy　Ambuj Roy　著

一、概述

风湿热和风湿性心脏病的发病率已开始下降，但是，在那些低收入和中等收入国家，这两种疾病仍然是一个重要的公共卫生问题。二尖瓣狭窄是风湿热导致的一个最常见的后遗症，可引起很多并发症，特别是未及时治疗时。虽然瓣膜置换术和经皮经静脉二尖瓣交界分离术已经使结果得到改善，但该疾病仍然缩短了患者寿命，其主要原因是相关并发症。这些并发症包括急性肺水肿、心房颤动、全身栓塞、肺动脉高压、感染性心内膜炎和吞咽困难（很少），以及发声困难。本章会讨论二尖瓣狭窄的各种并发症，关于对心房颤动的讨论，见前文。

二、二尖瓣狭窄的自然史

二尖瓣狭窄（MS）是首次急性风湿热发作后的结果。与发达国家相比，发展中国家出现急性风湿热后，二尖瓣狭窄出现的时间要早几十年[1]。可能原因包括在发展中国家急性风湿热起始病情就严重，还可能是隐匿性的风湿热持续进行。一项前瞻性研究发现，心脏炎的严重程度、风湿热的高复发率和母亲的低教育水平是决定疾病进展的三个危险因素[2]。根据疾病的进展情况，患者被分为3类：①近1/3的患者其瓣膜面积稳定；②约1/3的患者瓣膜面积以每年$0.01cm^2$的速度在缩小；③其余患者病情进展迅速，瓣膜面积以每年$0.1\sim0.3cm^2$的速度缩小[3, 4]。Wilkins 评分 ≥ 8 和跨二尖瓣压差峰值为 10mmHg 以上提示病情进展迅速[5]。MS 的自然史与患者的症状和肺动脉高压有关[6]。MS 无症状患者 20 年存活率超过 80%。近一半的 MS 患者在 10 年后会出现症状。50% 的患者病情会突然出现恶化。超过 60% 的患者死于心力衰竭，20% 的患者死于血栓栓塞并发症[5]。

三、急性肺水肿

二尖瓣狭窄会时肺静脉高压（pulmonary venous hypertension，PVH）的水平增加。随着肺静脉压力水平的增加，液体会从肺毛细血管进入肺间质。间质内液体增加会导致肺顺应性下降，加剧呼吸困难。

如果这些液体不能通过淋巴管有效引流，就会发生急性肺水肿。需要注意的是，与 PVH 逐渐慢性增加相比，PVH 的突然增加可导致较低肺静脉压下的肺水肿。急性肺水肿的常见诱发因素包括发热、贫血、感染、心房颤动与快速心室率和妊娠[7]。

四、全身栓塞

二尖瓣狭窄为左心房（LA）内结块的形成提供了完美条件。根据 Virchow 三联征，凝块形成有三个条件，二尖瓣狭窄就提供了两个。其中一个为梗阻和心房颤动引起的血液流动过缓；另一个为风湿性活动引起 LA 内皮功能发生障碍。这会导致 LA 内凝块形成，通常在左心耳（left-atrial appendage，LAA）处。虽然全身性栓塞似乎与 MS 的严重程度无关[8]，但是，MS 严重狭窄时，血液流速会显著减缓，使血栓栓塞的发生风险大大增加。Liu 等研究发现，采用 PTM 治疗 MS 后，MS 患者发生血栓卒中的风险显著下降[9]。这为 MS 严重程度与血栓栓塞的关系提供了间接证据。MS 患者栓塞的确切患病率很难获得，因为其中一些可能无症状。一般来说，约 20% 的 MS 患者会有全身栓塞史。血栓进入脑循环会引起卒中，这个现象非常常见，占全身性栓塞的 60%～70%[8]。心房颤动会使卒中的风险增加。在窦性心律患者中，50% 的栓塞患者是通过自发性回声增强发现。左心耳功能障碍与左心耳处凝块形成有关[10]。亚临床性心房颤动也与心源性栓塞增加有关。一项 24h 动态心电图对窦性心律患者进行研究，结果发现，亚临床性心房颤动会使全身性栓塞的发生风险增加 5 倍[11]。全球血纤蛋白溶解指数（global fibrinolytic index，GFI）用于评价风湿性 MS 患者中有心房颤动、无心房颤动和窦性心律与正常对照组相比，发生全身性栓塞的风险[12]，结果发现，与其他组相比，心房颤动 MS 患者 GFI 显著较低。同样，窦性心律 MS 患者其 GFI 显著低于对照组。这表明 MS 患者纤溶活性较低。结论是纤溶活性（通过 GFI 来测定）低水平是这类患者血栓栓塞风险升高的重要原因之一。Murugesan 等研究表明，严重 MS 患者如有左心房凝块，纤维蛋白原、同型半胱氨酸和血小板聚集水平升高，同型半胱氨酸维生素（维生素 B_{12} 和叶酸）水平较低[13]。总之，MS 患者，左心房内血流速度会减缓，出现 LV 凝块的风险会增加；纤溶活性下降，凝块形成风险增加；风湿性活动和 LAA 功能障碍会导致内皮功能不全，也会使凝块形成风险增加。

虽然心源性脑卒中和动脉粥样硬化性脑卒中患者在治疗管理方面没有显著差异，但是，心源性脑卒中预后更差，可能原因是心源性脑卒中往往会导致大脑大血管堵塞。Arboix 研究发现心源性脑卒中（包括所有心脏原因）住院患者病死率为 27%。这是这类原因中，病死率最高的。他们还发现心源性脑卒中一周内复发率为 77%[14]。这表明发现潜在的心脏病因并对其进行治疗，可减少并发症的发生风险。二尖瓣狭窄患者中，无症状脑梗死比症状性脑卒中更常见。无症状脑梗死是一种脑梗死，但患者没有症状，一般是通过脑部成像发现（患者没有暂时性缺血发作或脑卒中的临床史）。Akedemir 等对二尖瓣病患者进行分析，评估这类患者发生无症状脑梗死的风险[15]。在研究对象纳入时，他们排除了颈动脉疾病、糖尿病、高血压、左心房血栓、左心室功能障碍和其他瓣膜疾病的患者。结果发现，MS 患者无症状脑梗死的发生风险为 24.5%（皮质占 47%，其他占 53%）。LA 直径＞ 4cm 和心房颤动会显著增加无症状脑梗死的发生风险。还发现，中重度二尖瓣反流与无症状脑梗死呈负相关。钙化和非钙化 MS 在无症状脑梗死方面没有显著差异。Wood 等对脑卒中患者进行了研究，结果发现，风湿性二尖瓣疾病与最差的临床结果有关，包括死亡率、感染、心律失常和卒中后败血症的高风险[16]。这可能与并存疾病（如心房颤动、反复感染而导致的持续内皮功能障碍及心血管适应性差）有关。发现发生全身性栓塞风险较高的患者，有助于对这类人群采取预防措施。Chaing 等对 534 例二尖瓣面积小于 2cm^2 的患者进行了前瞻性研究，结果发现 75% 的患者有心房颤动。同时通过随访发现，11.4% 心房颤动患者和 9.1% 窦性心律患者都出现了全身性栓塞。发现左心房血栓、年龄较大、二尖瓣面积减小和中度主动脉瓣反流与 MS 窦性心律患者的全身性栓塞风险增加有关。在心房颤动患者中，栓塞史与复发栓塞的风险增加有关，而 PTMC 与栓塞的风险较低有关。他们得出结论，应给予有栓塞史、左心房血栓或主动脉显著反流患者抗凝治疗。对于出现症状的患者，在进行早期 PTMC 手术治疗，要谨慎，预防这些并发症的发生[17]。

五、肺动脉高压

二尖瓣被动梗阻会导致左心房压升高，这种升高会传输到肺毛细血管，导致肺毛细血管楔压升高。肺动脉到 LA 压差的存在会推动血液从 PA 流向 LA，正常平均值为 10～12mmHg。MS 患者 LA 和肺毛细血管楔压升高后，PA 压也会升高。我们将这种升高称为被动肺动脉高压（PAH）。因此，肺动脉压升高与 LA 压升高成正比。一旦通过二尖瓣置换术或 PTMC 使梗阻得到缓解，肺动脉压就会下降到正常范围内。然而，肺静脉高血压持续升高可能会导致肺泡毛细血管膜、肺小动脉和肺动脉发生显著变化（图 6-1）。可能机制包括内皮功能障碍、血管收缩、内皮肽 -1 及其受体增加、一氧化氮减少，以及对 BNP 的响应能力下降。为了区分被动 PAH 和不成比例升高的 PAH，Vachiery 等[18] 提出了一项新的术语，如孤立性毛细血管后 PAH、毛细血管后和毛细血管前联合性 PAH。他们认为，当舒张压和平均 LA 压之间的差异 > 6mmHg 时，应怀疑毛细血管后和毛细血管前联合性 PAH[18]。MS 患者出现 PAH 与症状密切和明显恶化的结果相关。然而，目前该方面的数据有限。Maoqin 等发现患有严重 PAH 和严重 MS 的患者分别在干预前和干预后会出现纽约心脏协会症状分类中较严重的症状[19]。随访后发现，这类患者出现心血管事件的风险也较高。一项研究对转诊进行 PTMC 治疗的 531 例患者进行分析，结果发现，15% 的患者患有严重 PAH（收缩期肺动脉压 > 60mmHg），这些患者与收缩期肺动脉压正常的患者相比，长期无心脏事件的存活率显著降低[19]。总之，患者一旦出现严重 PAH，且出现临床症状，平均生存率显著降低。

MS 治疗可逆转 PA 压。Fawzy 等研究发现，轻度、中度和重度 PAH 所有患者在 PTMC 后 6～12 个月，肺动脉压类似，尽管重度 PAH 患者其肺动脉压恢复正常的速度较慢[20, 21]。然而，PTMC 后随访 1 年发现持续肺动脉高压（PA 收缩压 > 40mmHg）见于高达 40% 的患者。这类患者的特征为年龄较大、病情较重以及风湿性疾病为晚期。随访中发现，这类患者再狭窄、新发性心力衰竭发生率较高，需要再次干预的[22]。

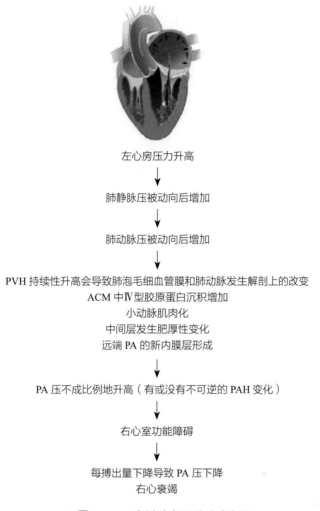

左心房压力升高

↓

肺静脉压被动向后增加

↓

肺动脉压被动向后增加

↓

PVH 持续性升高会导致肺泡毛细血管膜和肺动脉发生解剖上的改变
ACM 中 IV 型胶原蛋白沉积增加
小动脉肌肉化
中间层发生肥厚性变化
远端 PA 的新内膜层形成

↓

PA 压不成比例地升高（有或没有不可逆的 PAH 变化）

↓

右心室功能障碍

↓

每搏出量下降导致 PA 压下降
右心衰竭

▲ 图 6-1 二尖瓣狭窄和肺动脉高压

六、咯血

MS 另一个重要的并发症是咯血。MS 患者出现咯血的原因有多种。包括：①肺静脉高压升高引起的肺卒中；②急性肺水肿导致粉红色泡沫样痰；③支气管炎；④肺结核引起的肺部感染；⑤肺血栓栓塞引起肺梗死和咯血。

支气管动脉循环形成支气管静脉丛，这会与肺静脉循环相连。大约 2/3 的支气管静脉丛会引流到肺静脉，然后进入 LA[23, 24]。MS 会引起肺静脉压升高，导致血液从肺静脉逆流到支气管静脉丛，表现为支气管脉管系统可见性充血。当 LA 压突然升高时，这些静脉容易发生破裂，引起咯血，这种咯血量一般比较大，需要输血和进行手术干预[25]。有时这种咯血是 MS 的唯一特征，但这种情况罕见。在疾病早期，支气管静脉丛更容易破裂，此时该并发症更常见。长期 PVH 会引起静脉壁增厚，静脉能够承受更大的压力。MS 患者对结核病是否具有易感性存在较大争议。Rokitansky 于 1846 年表示肺部慢性被动充血会排除肺结核这种可能性[26]。但是，有人对这一看法表示反对，认为结核病流行地区的 MS 患者易患肺结核。肺血栓栓塞也可能发生在这些患者中，尤其是 PAH 和右心衰未治疗时。由此导致的肺梗死可能也是导致咯血的原因之一。

七、感染性心内膜炎

MS 患者中二尖瓣发生变形会使患者发生感染性心内膜炎的风险增加。轻度 MS 中，感染性心内膜炎的发生风险较高，一旦二尖瓣膜发生纤维化和钙化，感染性心内膜炎的发生风险会降低。然而，在单纯性 MS 中，感染性心内膜炎整体发生风险并不高。Rowe 等对药物治疗后的 MS 患者进行随访，结果发现，在所有死亡原因中，5% 是由感染性心内膜炎导致的[27]。相关性二尖瓣反流或主动脉反流会使感染性心内膜炎的发生风险增加。感染性心内膜炎可能会使二尖瓣反流或狭窄程度的风险增加，其原因是心内膜炎会增加瓣膜的机械梗阻。目前的指南原则是单纯性没有并发症的 MS 患者不建议使用抗生素进行预防性治疗。

八、罕见并发症

MS 的其他并发症包括球瓣血栓形成。这种血栓最可能的形成途径是血栓从左心房壁上掉下来后，在左心房内自由流动，最终导致球瓣血栓形成。球瓣血栓形成会引起全身性栓塞，如果不及时治疗，会导致患者死亡[28]。其他 MS 并发症还包括 Ortner 综合征或心脏 – 声带综合征，形成原因是左侧喉返神经麻痹引起声音嘶哑。Ortner 综合征由 Nobert Ortner 于 1897 年最早提出。Nobert Ortner 是一名维也纳医生，是在 LA 扩张性 MS 发现该综合征的。一开始认为 LA 扩大的导致 Ortner 综合征的主要原因，然而，目前认为，肺动脉升高是压迫左侧喉返神经的主要因素，见于大多数 Ortner 综合征患者。MS 患者发生 Ortner 综合征的风险为 0.6%～5%[29]。MS 患者中，LA 扩大也与吞咽困难有关，LA 扩大会对食管或自主神经丛（该神经丛协调食管的蠕动）造成机械压迫，造成吞咽困难。对该神经丛协调食管的蠕动运动造成压迫很有可能是机械性的，其原因是 LA 内的压力不可能比食管腔内的压力更高，食管腔内的压力最高可达 40～80mmHg[30]。Ortner 综合征和吞咽困难不仅见于 MS，只要是能够使 LA 或 PAH 增加的疾病都会导致这两种并发症。

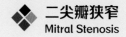
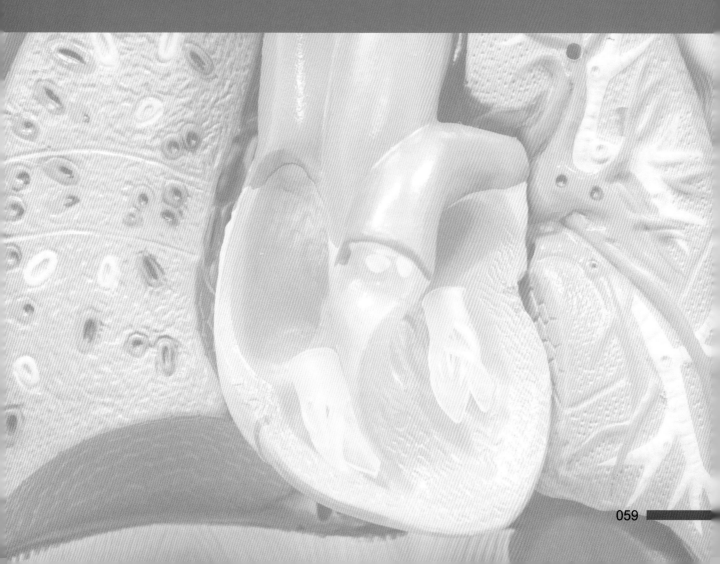

第二篇

检 查

Investigations

第 7 章　心电图、胸部 X 线片及辅助检查

Electrocardiogram, chest radiograph, and ancillary investigations

Arun Sharma　Kanika Bhambri　Gurpreet S. Gulati　Neeraj Parakh　**著**

一、心电图

风湿性二尖瓣狭窄的心电图改变反映了左心房流出道梗阻的血流动力学后果。风湿性二尖瓣狭窄引起的左心房（LA）压力超负荷会导致不同程度的左心房增大，这取决于二尖瓣病变的严重程度和持续时间。合并二尖瓣反流可能进一步增加对左心房的损害。由于血流动力学损伤和潜在的风湿性心脏病，左心房也存在不同程度的瘢痕和传导异常。来自左心房的背压导致肺静脉高压，继而导致肺动脉高压。这会造成右心室肥大，随后右心房（RA）增大。在许多情况下，如果伴有三尖瓣疾病，将会增加右心房异常的可能。心房压力和容量负荷过大将会导致各种心律异常，包括房性早搏、房性心动过速、心房扑动和心房颤动（AF）。由于二尖瓣本身在心电图上没有体现，血流动力学改变不明显的风湿性二尖瓣狭窄很少有或没有心电图异常[1]。其他瓣膜的伴发异常会对风湿性二尖瓣狭窄引起的心电图改变产生不同的影响。Thomas Lewis 被认为是 1913 年第一本心电图教科书的作者，他对风湿性二尖瓣狭窄患者的各种心电图变化进行了广泛地描述。他将这些心电图变化描述为风湿性二尖瓣狭窄特征性改变，尽管后来意识到这些心电图变化可能存在于影响心脏的许多其他疾病中[2]。

（一）左心房异常

左心房去极化作用于表面 P 波的中段和末端。根据胸腔内左心房的解剖方位，左心房 P 波向量向左和向后。左心房增大、瘢痕形成和压力超负荷的共同作用导致左心房去极化延迟，同时 P 波终末力增加。Bachman 束的传导延迟也是导致左心房去极化延长的原因之一。风湿性二尖瓣狭窄的电生理研究表明，与正常 P 波相比，冠状静脉窦电极的左心房激活延迟 35ms[3, 4]。以下列出了风湿性二尖瓣狭窄中左心房激活异常引起的各种心电图改变。

1. P 波持续时间、面积和离散度

肢体 II 导联或其他肢体导联 P 波持续时间 ≥ 0.12s 是左心房扩大的标志。P 波增宽程度与左心房扩大密切相关。与左心房压力相比，P 波增宽与左心房容积的相关性更好[5, 6]。P 波时限诊断 MS 左心房扩大的敏感性约为 50%，特异性为 95%[7]。II 导联 ≥ 4.0ms.mV 的 P 波面积作为左心房扩大的标志比

P 波时限更敏感（85% vs. 45%~60%），但两者的特异性相似（约 94%）[8]。P 波离散度定义为最大 P 波时限与最小 P 波时限之间的差值。P 波离散度增加是窦性冲动在心房不连续和不均匀传导的标志。风湿性心脏病导致交感神经活动增加也可能是 P 波离散度增加的原因之一。P 波离散度的增加已被证实为将来发生心房颤动增加的标志[9]。P 波的离散度在风湿性心脏病中也相应增加。在一些研究中，二尖瓣切开术和 β 受体拮抗药治疗显示可以减少 P 波离散度，但它们对预防未来发生心房颤动的效果尚未确定[10-12]。

2. 陷波或双频 P 波

由于右心房和左心房的不同激活，在正常心电图中可以看到一些 P 波的切迹。峰间距大于 0.04s、深度大于 0.1mV 的特定凹口表明左心房增大。由于 P 波通常与二尖瓣疾病相关，所以两裂宽的 P 波被经典地描述为二尖瓣 P 波病变[13]。然而，二尖瓣 P 波不是二尖瓣疾病所特有的，还可出现在许多其他情况下，如左心室肥大、缩窄性心包炎等。这些变化在 Ⅱ 导联中最为突出，因为该导联最大限度地与 P 波轴对齐。肢体导联 Ⅰ 和其他肢体导联也可能出现切迹 P 波（图 7-1）。在接受瓣膜手术的严重风湿性二尖瓣狭窄患者中，二尖瓣 P 波出现在 1/3 的病例中[14]。

3. Morris 指数

在正常人群中，V1 导联 P 波末端负向部分的振幅和持续时间的乘积小于 0.003mV·s（在标准心电纸速下宽度和深度小于一个小正方形）。Morris 等称这为在 V1 导联上的 P- 末端力（TFP-V1），也被称为 Morris 指数[15]。TFP-V1 的值在 0.003mV·s 对左心房扩大的敏感度为 75%~85%，特异性超过 90%（图 7-1）。Morris 指数是评价风湿性二尖瓣狭窄导致左心房扩大的最准确指标之一，总体精度在 90% 的范围内[7, 16]。肺心病、胸部畸形和显著的右心房明显增大可能会导致左心房扩大的 Morris 指数假阳性。心房激动轴的改变是造成这种模式的原因[17]。

4. Macruz 指数

P 波持续时间和 PR 段（P/PR 段）之间的比值被称为 Macruz 指数。通常情况下，Macruz 指数是 1.0~1.6，大于 1.6 表示左心房扩大[18]。Macruz 指数要求精确测量 P 波和 PR 段，因为即使是很小的误差也会显著改变该值。除此之外，它的效用也在一定程度上指示双心房扩大的存在[19]。Macruz 指数可以准确诊断 2/3 的风湿性二尖瓣狭窄患者的左心房扩大[7]。

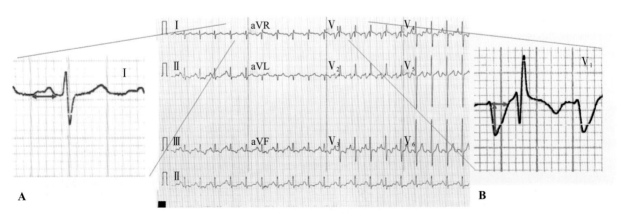

▲ 图 7-1 长期风湿性二尖瓣狭窄患者的心电图插图

A. 显示 Ⅰ 导联 P 波持续时间为 3mm，峰间距离大于 1mm；B. 显示 V1 导联的 P 波有一个很大的负分量，Morris 指数为 0.032 mV·s

5.向左偏移的 P 波轴

P 波轴左移（＜ +30°）表现为Ⅲ导联 P 波负偏转，aVL 导联 VF 和正终 P 波偏转。这是一个不常见的发现，目前只在 10% 的患者中发现[20]。

经皮经静脉二尖瓣交界分离术（PTMC）成功后左心房异常消退。随访发现，二尖瓣面积≥ 1.7cm² 是 P 波正常化的独立预测因子[21]。

（二）双心房异常

风湿性二尖瓣狭窄的右房增大是由于肺动脉高压或合并三尖瓣病变所致。双心房异常的心电图表现如下[22]。

1. P 波持续时间和振幅的增加（分别为＞ 0.12ms 和 0.25mV）

2. 高峰 P 波（V_1 ＞ 0.15mV，Ⅱ导联宽切迹 P 波）

3. V_1 导联中大的初始正 P 波偏转面积＞ 0.006mV·s，伴随着阳性 Morris 指数（图 7-2）。

（三）右心室肥大

右心室肥大（RVH）提示风湿性二尖瓣狭窄患者存在肺动脉高压（PAH），尽管不同患者的肺动脉高压程度不同，且不一定与疾病的严重程度和病程成正比。年龄较小的患者和左心房依从性差也容易发展为肺动脉高压。右心室肥大的心电图标准也适用于风湿性二尖瓣狭窄[21-24]。这些标准具有低灵敏度（约 10%）和高特异性（85%～99%）[25]，除了 Lewis 标准，其具有高灵敏度（80.4%）和低特异性（16.8%）[26]。Butler 标准具有 66% 的灵敏度和 94% 的特异性[27]。各种标准的组合（3 个或更多）在预测右心室肥大时具有更好的准确性[28, 29]。V_1 导联中的 R/S ＞ 1 是风湿性二尖瓣狭窄中的右心室肥大最

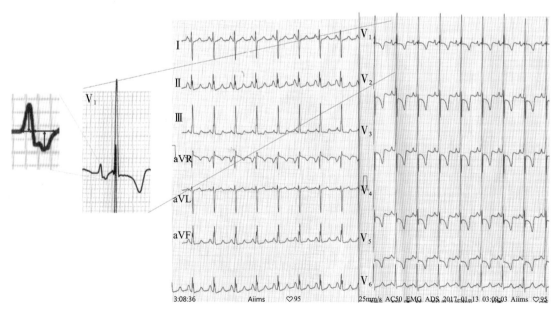

▲ 图 7-2 一名 15 岁女孩患有严重风湿性二尖瓣狭窄和肺动脉高压的心电图

双房增大伴右心室肥大具有特征性。R＞7 伴 T 倒置和电轴右偏是右心室肥大的其他特征。Ⅱ导联中 P 波时程和波幅也明显延长。插图显示 V_1 增大和 V_1 的 P 波放大，显示较大的初始正 P 波和随后出现的负向 P 波

常见的心电图表现之一，而 V_1 导联中的 qR 模式是 RVH 最具有特征性的发现之一[30]。右心室肥大的各种心电图特征如下。

- 在 V_1 导联中 R/S 超过 1。
- V_1 导联（ > 35ms）QRS 起始点的本征偏转增加。
- 在 V_1 导联中的 R 和在 V_5 或 V_6 的 S 的总和超过 1.05mV。
- S V_1 < 0.2mV。
- R V_1 > 0.7mV。
- V_6 的 R/S < 0.4。
- V_5 的 R/S < 0.75。
- 右轴偏差（ > +110°）。
- R 在 aVR > 0.4mV。
- rSR′ 在 V_1。
- S V_5 或 V_6 > 0.7mV。
- R V_5/V_6 < 0.5mV。
- V_1 导联中的 qR 模式。
- 从 V_1 到 V_2 导联，QRS 幅度突然增加 3 倍或更多。
- V_5 的 R：S/V_1 的 R：S < 0.4。
- Butler 标准（最大 R V_1、V_2+ 最大 SI、aVL ）–S V_1 > 0.6mV。
- Lewis 标准（R_1+S Ⅲ ）–（S_1+R Ⅲ ）< 0.15mV（也称为 Einthoven 标志）。

右束传导阻滞的出现可能与 MS 的严重程度相关[31]。V_4R 在预测左心房增大和右心室肥大方面可能更敏感[32]。向量心动图研究提示，随着肺动脉高压的进展，从 B 型 RVH 转变为 C 型再到 A 型[33]。心电图中 RVH 的存在对预测肺动脉收缩压为 60mmHg 或以上，敏感度为 93%，特异度为 92%，尽管心电图中 RVH 的存在并不排除 RVH 或 PAH[34]。通常，单纯风湿性二尖瓣狭窄患者不存在左心室肥大。而左心室肥大的存在表明显著的二尖瓣反流或主动脉瓣疾病。

（四）ST–T 变化

右胸导联 ST–T 改变提示右心室劳损。服用地高辛的患者，特别是心房颤动患者可能在胸前导联出现 ST 段倒勾。QT 离散度在风湿性二尖瓣狭窄存在时显著延长，并与风湿性二尖瓣狭窄的严重程度和血浆 NT–pro–BNP 水平直接相关[35]。

（五）心律失常

心房颤动是风湿性二尖瓣狭窄中最显著的心律异常。第 18 章分别讨论了各种心律失常。

（六）应激心电图

假阳性跑步机测试结果可以在风湿性二尖瓣狭窄中看到。洋地黄治疗、心房颤动和较高的最大心率是 ST 段改变的预测因子，没有任何明显的冠状动脉疾病[36]。

（七）24h 动态心电图

在窦性心律的风湿性二尖瓣狭窄患者中，心率变异性减少。增加的交感神经活动是这一表现的可能原因，可能是未来发生心房颤动的标志。在伴有心房颤动的风湿性二尖瓣狭窄患者中，心率变异性显著增加表明副交感神经活动增加对房室结的影响[37]。动态心电图也有助于检测无症状或阵发性心房颤动，否则常规心电图不能记载。风湿性二尖瓣狭窄患者室性心律失常的发生率和严重程度也较高。频繁和复杂的心室异位的存在可能是左心室功能不全的标志[38]。

二、胸部 X 线片

X 线片是评估风湿性二尖瓣狭窄的最初图像工具，也常常是诊断工具。此外，X 线结果还可以深入地了解风湿性二尖瓣狭窄的严重程度，并有助于记录疾病的进展（表 7-1）。

表 7-1　二尖瓣狭窄的 X 线表现

- 单纯性风湿性二尖瓣狭窄患者心脏大小正常至略有增大。合并二尖瓣反流的中到重度心脏增大
- 左主支气管抬高，双密度征 - 左心房增大
- 左心耳增大（提示风湿病因）
- 肺静脉高压或水肿、肺门混浊或胸腔积液
- 肺动脉段增大，表明合并肺动脉高压
- 右心室增大，表明肺动脉高压或合并三尖瓣反流
- 无主肺动脉隆起的右心室增大提示合并三尖瓣反流。右心房也可能因三尖瓣反流而增大
- 升主动脉和主动脉弓不明显，即使是轻微的胸主动脉扩张也会增加相关的主动脉瓣病的可能性
- 风湿性二尖瓣狭窄开胸术后状态：同侧肋骨失去平行度，同侧肺高透明，左心耳隆起丧失

（一）心脏大小

单独的风湿性二尖瓣狭窄的心脏大小通常是正常或轻度增大（图 7-3）。这是由于左心房向后方向扩大所致。然而，中度到重度心脏增大可见于与二尖瓣反流相关的风湿性二尖瓣狭窄。

（二）左心房

左心房增大通常导致心脏后双密度（双密度征），伴有隆突张开和（或）左主支气管抬高（图 7-3 和图 7-4）。在正常受试者中，隆突下角和支气管间角的测量值（图 7-5）差别很大，如下所示[39, 40]。

- 支气管间角：正常平均 67°～77°（范围 34°～109°）（左右主支气管中轴夹角）。
- 隆突下角：正常平均 62°～73°（范围 34°～90°）（左右主支气管沿其下缘测量的分叉角度）。

X 线片上，隆突角大于 90° 是左心房增大的一个可接受的预测指标[41, 42]。此外，如果隆突角比较钝（100° 或更大），则可以正确预测左心房内径大于 50mm。

左心房增大可能在 X 线片或吞钡时出现特征性征象。

- 在胸部 X 线正位图上左支气管的向上位移（图 7-4）。

• 钡餐显示食管或鼻胃管的后位移。

左主支气管的大小可以用左主支气管右外侧缘中部到左主支气管内缘中部的距离来测量。这一距离在大多数正常人中通常小于 7cm，在 90% 的风湿性二尖瓣狭窄患者中通常在 7cm 或更大 [43-45]。大规模左心房扩大可导致右房边缘形成，这种情况也称为心房逃逸（图 7-6）。左心房可靠近一侧或两侧胸壁几厘米范围内，如长期二尖瓣反流伴心房颤动所见。

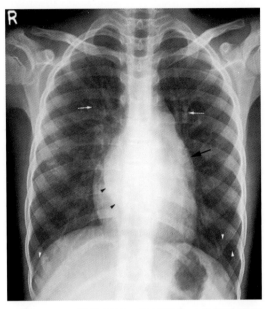

▲ 图 7-3　X 线片显示 1 例风湿性二尖瓣狭窄患者心脏大小正常
本病例表现为心后双密度（黑箭头）、左心耳增大（第三个隆起，黑箭）、头化（白箭）和 Kerley B 线形式的间质水肿（白箭头）

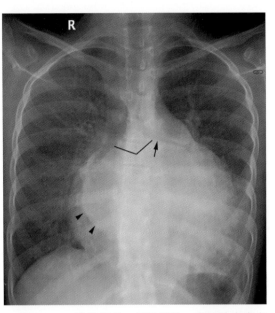

▲ 图 7-4　X 线片显示 1 例风湿性二尖瓣狭窄患者心脏增大，心后双密度（箭），左主干支气管隆起（箭头），隆突张开

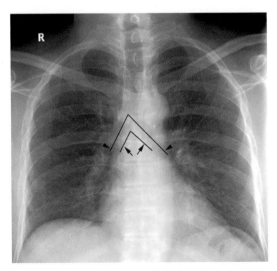

▲ 图 7-5　X 线片显示正常受试者的隆突（箭）和支气管间（箭头）角度的测量

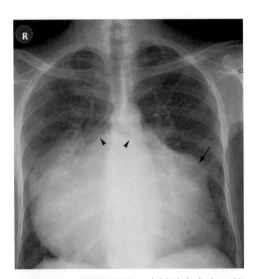

▲ 图 7-6　严重风湿性二尖瓣狭窄患者 X 线片显示左心房增大，形成右心边缘（"心房逃逸征"），隆突张开（箭头）。注：此例为左心耳增大（第三个隆起）（箭）

在侧位 X 线片上，增大的左心房可能导致左上叶或下叶支气管相对于右支气管的后移位，形成"右腿和左腿"，出现"行走人征"[43]。然而，这种征象并不是左心房增大的病因，而可能发生在纵隔肿块、隆突下淋巴结肿大和胸腰椎侧凸的病例中。

隆突下淋巴结肿大和胸腰椎侧凸。风湿性二尖瓣狭窄会导致左心耳特征性增大。它可以表现为左心边界的伸直或沿着左心边界的凸起，就在肺动脉节段的正下方，此处通常被称为"第三个隆起"（third mogul）[46]（图 7-3 和图 7-6）。（mogul 本意为在滑雪坡上形成的雪堆。左纵隔轮廓上的第一个和第二个隆起分别是主动脉结和主肺动脉。第四个隆起是心尖。）

（三）二尖瓣钙化

在风湿性病因学的风湿性二尖瓣狭窄中可以看到二尖瓣钙化（图 7-7）。这通常涉及瓣叶或瓣尖，更常与瓣膜狭窄有关。这与二尖瓣环钙化（MAC）不同，二尖瓣环钙化表现为 C 型钙化。MAC 是一种退行性过程，在高达 35% 的老年患者中可看到这种退行性老化，并且通常没有症状[47]。与风湿性病因学的风湿性二尖瓣狭窄相比，后二尖瓣环比前二尖瓣环更常参与环形钙化，而且缺乏二尖瓣小叶连合融合。

为了区分主动脉钙化和二尖瓣钙化，通常胸部 X 线侧位片可以有所帮助。从肋膈前沟到隆突的连线有助于区分瓣膜受累。主动脉瓣钙化位于这条线上方，而二尖瓣钙化位于这条线下方。胸部透视检查也可用于检测和识别瓣膜钙化的位置。

（四）二尖瓣狭窄的肺血管系统

风湿性二尖瓣狭窄的严重程度和慢性程度，以及监测治疗对肺血管系统的影响，可以用胸部 X 线片进行评估。肺静脉高压（PVH）的程度可以作为评估风湿性二尖瓣狭窄严重程度的粗略指南。

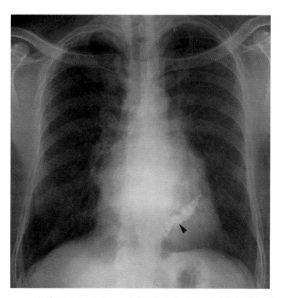

▲ 图 7-7　X 线片显示风湿性二尖瓣狭窄患者二尖瓣广泛钙化（箭头）

1. 轻度肺静脉高压

在轻度疾病中，上叶和下叶肺静脉直径相等或反转（头化）。这是肺静脉高压的最早征象，上叶肺静脉的突起被认为类似于鹿角（"鹿角征"或"倒胡须征"）（图 7-3）。这与 13～18mmHg 的肺毛细血管楔压（PCWP）相关[48]。这一征象是由于静息的上叶血管比下叶血管更突出。肺底静水压力增加对下叶血管的压缩也是导致这一发现的原因。在 X 线片上，上叶和下叶血管之间的比较应该在与肺门点 / 角度相等的距离处进行，肺门点 / 角度是由肺上静脉和肺动脉下降动脉交界处形成的。

2. 中度肺静脉高压

随着 LA 压力增加，间质性肺水肿发展[47]。这通常被视为小叶间隔增厚（Kerley B 线），并经常在 X 线片上可见。典型的 Kerley B 线较短（1～2cm），垂直于肺底胸膜表面的水平白线（图 7-3）。这些发现见于中度 PVH，并与 18～25mmHg 的 PCWP 相关[48]。间质水肿的不常见体征包括 Kerley A 和 C 线。Kerley A 线代表静脉周围淋巴管和支气管血管周围淋巴管之间淋巴管扩张，可见从肺门向上叶倾斜延伸的较长的线（比 B 线长，2～6cm）。Kerley C 线代表肺基底部的网状阴影，也可能代表面部的 Kerley B 线。

3. 重度肺静脉高压

随着左心房压力的增加（PCWP > 25mmHg），肺泡性肺水肿发展，液体渗入肺泡[48]。在 X 线片上，表现为弥漫的、汇合区的磨玻璃样混浊，周围疏松（"蝙蝠翅状"）。随着减充血治疗的实施，清理一般需要 3 天或更少的时间。分辨方法通常从外周开始并向中央移动。这有助于与其他可能出现肺门周围混浊的急性情况相鉴别，如过敏性肺炎、感染、肺出血等。合并心脏增大有助于心源性肺水肿的鉴别诊断。此外，在评估胸部 X 线片时，应牢记连续进展的变化，感染迹象，易出血体质或职业病史，因为这些都是有用的线索，可以帮助做出正确的诊断。

（五）血黄素沉着症和骨化

血黄素沉着症和骨化患者可能有弥漫性肺出血。在疾病的早期阶段，出血可能是由于肺部微血管破裂导致的。然而，在疾病的后期过程中，它可能涉及下支气管静脉黏膜异常充血，这主要是因为下支气管静脉通过与肺静脉吻合而暴露于升高的压力[49]。肺水肿或出血反复发作后可能有血黄素沉积或纤维化有关。含铁血黄素沉着症常见于这些患者的尸检标本中；然而，在 10%～25% 的风湿性二尖瓣狭窄中可见含铁血黄素沉着症[50]。其特点是直径 1～3mm 的总结节，边界不清，或者是粗大的网状区不透明，偏向于中叶和下叶。3%～13% 的病例也可见肺实质骨化，常为慢性风湿性二尖瓣狭窄的病因学表现[51]。X 线表现为 1～5mm 的密集钙化结节，主要位于中下叶，偶有小梁和汇合处存在的倾向。

（六）病因学和相关情况的评估

X 线片可以为疾病的病因提供线索。如前所述，左心耳增大总是与风湿性病因有关。0.6% 的病例可能并存房间隔缺损，这可能会缓解左心房高压，也称为 Lutembacher 综合征[52]。

右心室增大和肺动脉段凸起通常预示着肺动脉高压的发展。然而，与二尖瓣反流相比，风湿性二尖瓣狭窄更常见的是肺动脉和静脉高压。右心增大而不伴有肺动脉高压通常是由于合并风湿性三尖瓣反流所致。

在单纯性二尖瓣病变中，升主动脉和主动脉弓明显较小。然而，即使胸主动脉有轻微隆起，也应怀疑并存的主动脉瓣病变（图 7-8）[53]。

（七）手术后二尖瓣狭窄

X 线片对手术治疗的风湿性二尖瓣狭窄患者的评估也有帮助。侧开胸术后改变主要表现为同侧肋骨平行度丧失，同侧肺高透明化，左心耳隆起消失。此外，在机械瓣膜患者中，透视在瓣膜功能评估中发挥着重要作用（图 7-9），及早识别卡住的瓣膜（图 7-10），从而帮助这些患者及时进行溶栓治疗。

这也有助于这些患者在溶栓后记录到正常的瓣膜运动。了解机械阀门的开启和关闭角度是必不可少的。St.Jude 双叶瓣的法向开启和关闭角分别为 85° 和 25°～30°，碳医用阀的法向开启和关闭角分别为 78°～80° 和 15°。倾斜盘式 Medtronic Hall 阀的法向开启和关闭角分别为 70° 和 0°，TTK Chitra 阀的法向开启和关闭角分别为 70° 和 0° [54, 55]。

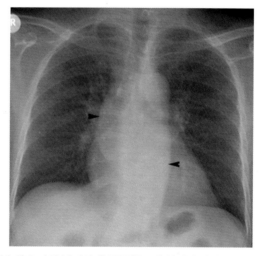

▲ 图 7-8　X 线片显示 1 例合并主动脉瓣反流的风湿性二尖瓣狭窄患者升主动脉和降主动脉（箭头）扩张

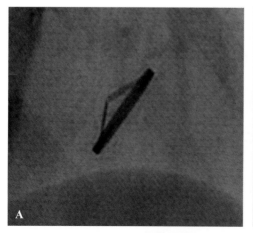
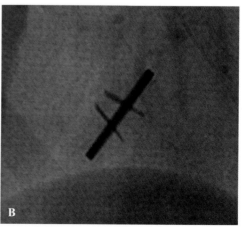

▲ 图 7-9　透视图像显示人工二尖瓣的收缩期（A）和舒张期（B）

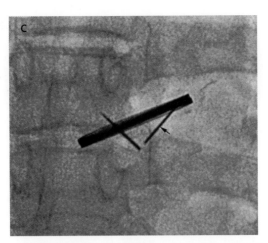

▲ 图 7-10　透视图像显示二尖瓣瓣叶（箭）卡住，舒张时不能打开

三、计算机断层扫描

（一）正常二尖瓣的 CT 解剖

二尖瓣环是左心房室沟内的 D 形环，是瓣叶附着的位置(图 7-11)。它与左回旋动脉和冠状窦接壤。瓣叶（通常厚度小于 5mm ）由腱索支撑，后者又附着于左心室侧壁长出的两块乳头肌。这个复合体称为二尖瓣装置[56, 57]。前叶较宽，附着在近 2/5 的瓣环上。前叶比较窄的后叶覆盖更多的瓣口，也构成左心室流出道的一部分[58]。

（二）二尖瓣狭窄的计算机断层扫描

心脏计算机断层扫描（CT）在检测二尖瓣叶、连合和环钙化、瓣膜平面术，以及检测血栓和钙化方面特别有帮助(图 7-12)。对于瓣膜组件的评估，通常建议关闭和开放的二尖瓣分别在 R-R 间期的 5% 和 65% 进行重建。几何开口面积是用直接平面测量法测量的，与经食管超声心动图有很好的相关性（ $r = 0.88$；$P < 0.001$ ）[59]。它还提供了有关左心房大小 / 体积、有无血栓、右心室肥大及肺水肿或高血压的证据的信息。它在术前冠状动脉评估、肺静脉解剖标测（ 图 7-13 ）和术后并发症检测中非常有用[60-62]。动态 CT 图像也可能显示瓣叶运动受限或人工瓣膜卡住的迹象。然而，由于它不能提供足够的血流动力学信息，而且它本身需要碘化对比剂和电离辐射，因此不适用于常规的瓣膜疾病评估。

四、磁共振成像

心脏磁共振成像（magnetic resonance imaging，MRI）在超声心动图评估不充分的患者中提供血流动力学数据的能力是有价值的。它仍然是提供心室容积、质量和功能的可重复性测量的黄金标准研究。它还描述了左心房的大小、体积、壁厚，以及有无肿块病变（ 图 7-14 和图 7-15 ）或血栓[63, 64]。MRI 对肿块病变伴发血栓的鉴别和定性要好得多。延迟增强成像是检测和量化左心房纤维化或瘢痕的首选技术。

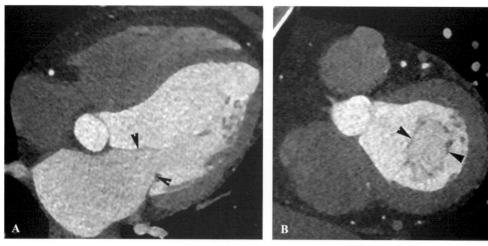

▲ 图 7-11　CT 血管造影（一）

四腔（A）和短轴（B）切面的正常二尖瓣舒张期装置（箭头）

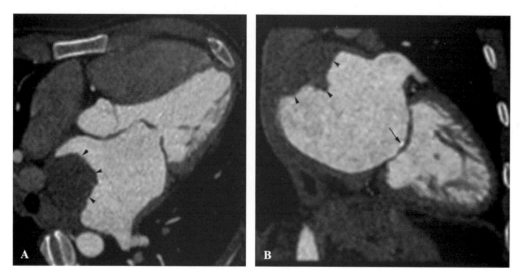

▲ 图 7-12　CT 血管造影（二）

1 例风湿性二尖瓣狭窄患者二尖瓣前叶曲棍球棒畸形，左心房有大的粘连性血栓（A 中的箭头），二尖瓣叶增厚。注意存在钙化（B 中的箭）的瓣膜小叶

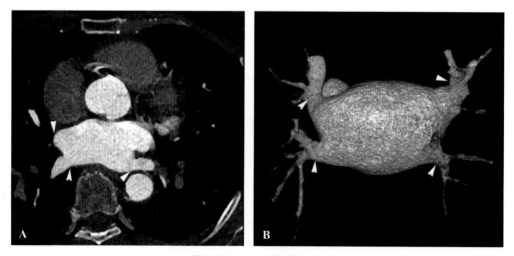

▲ 图 7-13　CT 血管造影（三）

CT 在肺静脉标测中的作用（A 和 B）。箭头显示肺静脉引流到左心房

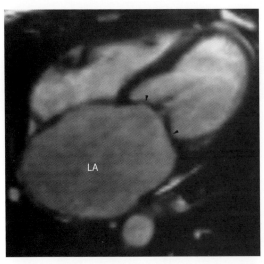

▲ 图 7-14　MRI 图像显示风湿性二尖瓣狭窄患者左心房扩张伴二尖瓣小叶（箭头）增厚

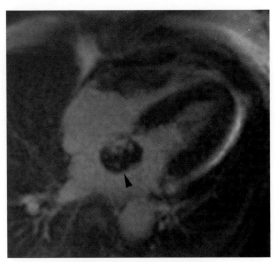

▲ 图 7-15　黏液瘤的 MRI

增强后的四腔观延迟 MRI 显示清楚的肿块（箭头），附着于房间隔并突入左心房

五、鉴别诊断

在大多数病例中，风湿性二尖瓣狭窄最常见的原因是风湿病因。先天性和后天性（风湿性病因除外）较少发生；然而，了解这些实体的知识有助于鉴别诊断。

（一）先天性二尖瓣狭窄

先天性二尖瓣狭窄的病因可能包括作为 Shone 综合征一部分的相关因素（瓣膜上二尖瓣环、降落伞式二尖瓣、主动脉瓣下狭窄和主动脉缩窄）、三房心（图 7-16）或罕见的肺静脉狭窄，其表现可能与风湿性二尖瓣狭窄相似。在超声心动图不足以提供诊断的情况下，计算机断层扫描或 MRI 是有用的方法。

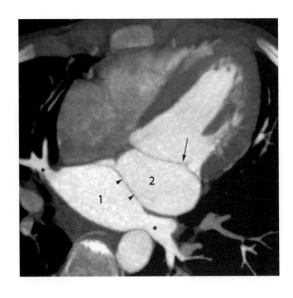

◀ 图 7-16　CT 血管造影

1 例心房颤动患者，左心房被膜（箭头）分成近（1）室和远（2）室。注：肺静脉引流（*）进入近端腔，再流入远端腔，最后穿过二尖瓣进入左心室（箭）

（二）获得性二尖瓣狭窄（风湿病因除外）

这可能继发于二尖瓣环钙化、左心房血栓、黏液瘤（图 7-17）、赘生物或炎性疾病，如系统性红斑狼疮、类风湿性关节炎和黏多糖增多[65, 66]。血栓比黏液瘤更常见，通常见于心耳。赘生物表现为增厚的瓣膜，或者附着在瓣膜或其他心内膜结构上的不规则、均匀、低密度的肿块。它们在心动周期中是可移动的，并在二尖瓣的心房侧频繁进展。

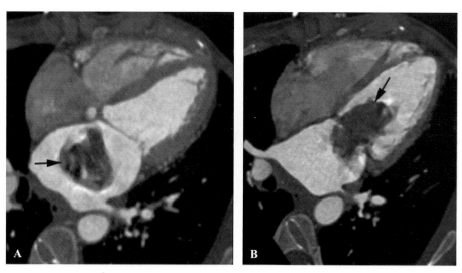

▲ 图 7-17　CT 血管造影图像显示黏液瘤患者的左心房肿块（**A** 中的箭），在舒张期（**B** 中的箭）可见越过二尖瓣脱垂

六、血液检查

血液检查不是确诊风湿性二尖瓣狭窄诊断的必需条件；然而，它们可能需要用于诊断相关的并发症或监测抗凝治疗。如怀疑急性风湿热，需做咽拭子培养、白细胞总数、血沉、抗链球菌溶血素 O、抗链球菌 DNA 酶、抗链球菌透明质酸酶抗体、C 反应蛋白等检查。接受口服抗凝治疗的患者需要有规律进行 INR 监测治疗。地高辛水平是疑似地高辛毒性的指标。如果怀疑为感染性心内膜炎，可能需要血培养。如果症状恶化，可能需要做贫血和并发感染的检查。风湿性二尖瓣狭窄患者 NT-pro-BNP 水平升高，且与疾病严重程度和功能状态密切相关。心房颤动、左心房增大和肺动脉压增高的存在也与较高的 NT-pro-BNP 水平相关[67]。成功的经皮经静脉二尖瓣交界分离术（PTMC）可导致 24h 内 NT-pro-BNP 水平的显著下降，尽管这种下降在心房颤动的存在下不那么明显[68]。血浆凝血酶活性的增加表现为血小板反应性增强、纤维蛋白肽 A、凝血酶 - 抗凝血酶 III 复合物和 D- 二聚体水平升高。这些异常可能源于左心房或高血压肺血管系统，但其临床意义尚不清楚[69]。

第 8 章　超声心动图
Echocardiogram

Vivek Chaturvedi　著

一、概述

现代超声心动图的出现使二尖瓣狭窄的诊断和治疗发生了革命性变化。超声心动图是评价二尖瓣狭窄不可缺少的组成部分。虽然在二维（2D）扫描上很容易辨别增厚、受限的二尖瓣瓣叶对左心室流入的机械性梗阻，但其在血流紊乱和压力升高方面的功能后果在多普勒超声心动图上是显而易见的。超声心动图还综合评价了左心房血栓、肺动脉高压（pulmonary hypertension，PAH）、左和右心室功能、瓣膜病变并存、房间隔解剖等影响二尖瓣狭窄治疗和自然病程的其他因素。良好的二尖瓣狭窄超声心动图评估的支柱仍然是彻底的 2D 扫描和仔细的多普勒评估，尽管回声技术有所进步。

在这一章中，我们将讨论超声心动图检查在日常实践中及特殊情况下与风湿性二尖瓣狭窄相关的各个方面。除了对二尖瓣进行有针对性的检查外，对心脏结构和功能的彻底评估对于风湿性二尖瓣狭窄的综合治疗是必不可少的；然而，这不是本章的重点或焦点。有几篇关于常见和瓣膜超声心动图的优秀文献可供参考。这项工作也是以实践为导向，注重实际情况和技巧。因此，它是以临床医生对超声心动图检查有一定的了解和熟悉为前提的。此外，由于先天性二尖瓣狭窄和退行性二尖瓣狭窄已在其他章节阐述，本章重点讨论风湿性心脏病（rheumatic heart disease，RHD）引起的二尖瓣狭窄。

二、二维超声心动图

二尖瓣狭窄的二维超声心动图（two-dimensional echocardiography，2D ECHO）反映了二尖瓣和瓣下水平梗阻的形态和严重程度。它还用于评估心腔的大小和功能、是否存在凝块、心包积液及相关的瓣膜异常。所有这些都关系到与二尖瓣狭窄相关的管理决策。

设备和检查设置

虽然这些检查通常按照超声心动图检查标准方案进行的[1, 2]，但二尖瓣狭窄引起的结构变化仍需要调整传统视图，以更好地显示心脏结构。左卧位是超声心动图检查的默认方法。有时由于严重的右心室和心房扩大，左心房被推到后面，患者可能需要直立位或仅稍向左侧卧位，这样才能获得正确的心尖四腔观。此外，随着左心房的严重扩大，很难看到左心室甚至整个左心房。在这些情况下，可以从上腹部区域获得更好和更具代表性的图像。最后，患有严重二尖瓣狭窄的患者胸部瘦弱或消瘦，需要在深度和增益设置上进行必要的改变。高增益设置可能导致低估横截面阀门面积。因此，虽然必须按照患者和设备的标准位置和设置进行操作，但是应该做好改变准备，以更好地适应二尖瓣的可视化。需要有心电图（electrocardiographic，ECG）监测来定义心脏计时事件；然而，在没有 ECG 的情况下，一个合理好的检查足以指导管理决策。在心率控制后出现未控制的心房颤动时，建议重复超声心动图检查，以准确评估瓣膜形态和面积。

二尖瓣是由二尖瓣前叶和后叶、内侧叶和外侧叶组成的（图 8-1）。对二尖瓣受风湿过程影响的评估应侧重于二尖瓣装置各部分的以下形态学病理改变。

- 小叶：穹窿状、不对称增厚、结节、运动受限、钙化、脱垂。
- 交界区：增厚、融合、部分或全部钙化。
- 腱索：增厚、融合成索、钙化。
- 乳头肌：增厚、回缩。

在超声心动图上，减少的瓣叶运动表现为二尖瓣前叶的"穹顶"（视频 8-1a 和视频 8-1b）。典型的

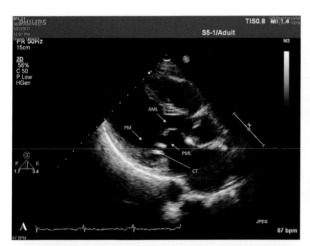
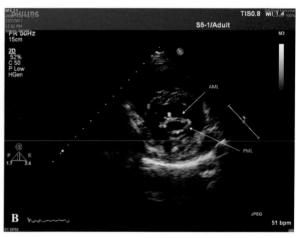
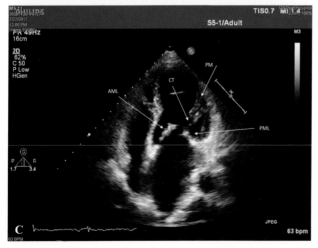

▲ 图 8-1　风湿性二尖瓣狭窄对二尖瓣瓣环不同成分的影响：瓣叶隆起不均匀增厚、交界区融合、瓣下增厚

A. 胸骨旁长轴切面；B. 胸骨旁瓣膜水平短轴切面（PSAX）；C. 心尖四腔切面（A4C）。AML. 二尖瓣前叶；PML. 二尖瓣后叶；CT. 腱索；PM. 乳头肌

二尖瓣瓣叶尖端增厚，使二尖瓣前叶呈现曲棍球棒状外观。增厚通常是不均匀的，中间有细长的铰点，底部和尖端增厚。二尖瓣后叶厚、融合、静止（而不是向前移动）[3]。由于结节（视频 8-1）或钙化（见下文），二尖瓣瓣叶可能有明亮的回声。由于活动受限，二尖瓣前叶尖端可能会脱垂到接合点以下。胸骨旁长轴切面和心尖切面上的二尖瓣小叶形态最清楚。

二尖瓣交界处（内侧和外侧）在胸骨旁平面测量法的短轴切面上显示最好（图 8-2 和视频 8-2）。有时可能需要不同的切面，因为由于不规则的瓣膜下畸形（irregular subvalvular deformity, SVD），两个交界可能不能同时看到。需要注意的是它们是裂开的、融合的、增厚的，还是钙化的，病理过程是否不对称。钙化可以是局灶性的、斑片状的，也可以是整个交界区钙化的。所有明亮的回声区域不应被标记为钙化。即使增益被调低到足以隐藏大部分心脏结构时，仍然亮的区域或与阴影相关的区域应被标记为钙化。这提示了经皮经静脉二尖瓣交界分离术（percutaneous transvenous mitral commissurotomy, PTMC）的适用性，因为钙化增加会对并发症（及成功）产生不利影响。然而，这并没有阻止手术，即使在交界区完全钙化的情况下，医生也能进行 PTMC。

正常情况下，这些瓣膜薄且无回声（A），但在风湿性二尖瓣狭窄（B）中融合、不对称并增厚瓣膜下结构由腱索和两块乳头肌组成，结构复杂。腱索从每个乳头肌（后内侧和前外侧）到两个小叶（前侧和后侧）之间的结构。瓣膜下结构随着疾病的进展而增厚和回缩。由于二尖瓣装置的弥漫性炎症，在瓣叶水平以下有可能发生有效的二尖瓣狭窄。不规则的瓣膜下畸形最好在胸骨旁长轴切面进行评估，在胸骨旁长轴切面上，向前或向后倾斜和轻轻调整探头，将分别聚焦于前外侧或后内侧乳头肌（图 8-3、视频 8-3a 和 b）。在倾斜的两腔心尖位上可同时看到两侧乳头肌（图 8-3D 和视频 8-3e）。重要的是要注意两个乳头肌的增厚和回缩的不均一性，以及交界的增厚和回缩（如单侧或双侧钙化），因为这对治疗有意义。从胸骨旁短轴切面进一步扫描，可以看到瓣膜下组织的增厚和回缩，包括两个乳头肌（图 8-3E、视频 8-3c）。鉴于二尖瓣装置是一个复杂的三维结构，在改进的切面下检查瓣膜和瓣下结构是值得的（就像上述在 SVD 中的解释），以突出各种结构。

短轴视图用于估算二尖瓣瓣口面积（MV cross-sectional area, MVA）。良好的短轴切面的基础是最佳的胸骨旁长轴切面。它应该使二尖瓣瓣叶产生最大偏移，并且瓣膜应该在屏幕的中心。从这一点旋

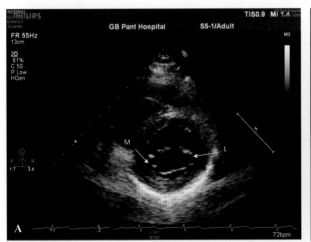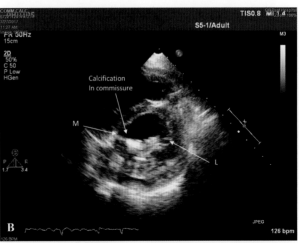

▲ 图 8-2 瓣膜水平胸骨旁短轴切面显示内侧（M）和外侧（L）交界区

转到短轴视图，可以看到二尖瓣典型的"鱼嘴"外观。如前所述，风湿性二尖瓣狭窄患者的二尖瓣装置严重变形，二维超声心动图可能难以识别不均匀的三维结构。因此，无论是在旋转度方面，还是在前后倾斜方面，短轴视图应该是灵活的。对于横截面面积的估算，有几个要点需要牢记。首先，横截面应该是不间断的，没有回声丢失。其次，它应该是使用上述规范获得的最顶端的部分（图 8-4 和视频 8-4）。要注意的是，这可能确实比瓣膜本身处于更尖端的水平，就像在严重的瓣膜下疾病的情况下一样。再次，它应该在舒张中期，在有 ECG 监测的情况下很容易推测，但也可以推断为叶的最大向外偏移。通常应该进行多次估计（至少 3 次）并取其平均值。这一点在心房颤动和不完全交界区融合的

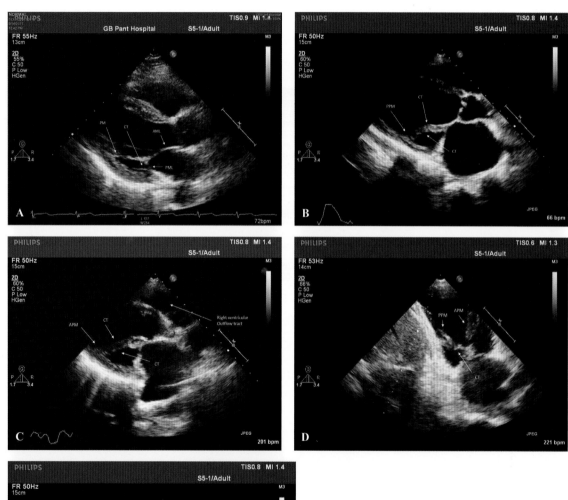

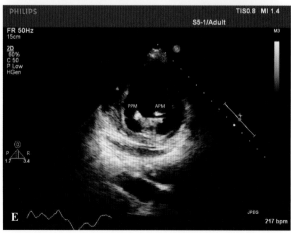

▲ 图 8-3 风湿性二尖瓣狭窄瓣膜下结构受累

与正常（A）相比，二尖瓣狭窄患者可见腱索和乳头肌增厚和回缩。探头从胸骨旁长轴切面（B）向后倾斜显示后内侧乳头肌（PPM），而向前倾斜（C）显示前外侧乳头肌（APM）。（D）改良双腔心尖切面，显示乳头肌（PPM 和 APM 一起）。（E）胸骨旁短轴切面，乳头状水平，显示瓣膜下结构增厚。CT. 腱索

情况下尤其重要，在这些情况下，血流特性实际上可能会改变有效瓣膜面积[2]。最后，在交界区内看到的面积也是横截面面积的一部分，因此应该包括在测量中。

评估是在舒张期中期进行的，瓣膜轮廓应不间断，交界区应该包括在内。

由于上述限制，二维超声心动图可能难以准确估计 MVA。这是用 2D 方法评估三维结构的固有谬误。与二维超声心动图相比，三维超声心动图对二尖瓣面积的估计更为准确[4]。然而，对评估风湿性瓣膜方面经验丰富的 B 超医生而言，这种差异可能不大。如果估计的 MVA 与整体超声心动图不符，则应多次测量 MVA。例如，当计算的 MVA 仅为中度，但存在严重的 PAH，存在心率受控且没有其他明显的 PAH 原因时。评估风湿性二尖瓣狭窄严重程度的一个有用的半定量方法是二尖瓣瓣叶分离指数（mitral leaflet separation，MIS）。MIS 是测量胸骨旁长轴和心尖四腔切面二尖瓣瓣叶尖端之间的距离[5]。当有显著重叠时，小于 0.8cm 和大于 1.2cm 的平均值可以可靠地诊断重度和非重度风湿性二尖瓣狭窄（图 8-5）[6]。

在评估风湿性二尖瓣狭窄患者时，将目光投向二尖瓣以外也同样重要。首先，存在共同的瓣膜疾病及共病情况在风湿性二尖瓣狭窄的整体治疗中很重要。正如前面提到的，如果计算出 MVA 充其量是中度的，那么应该再次仔细检查有无严重的 PAH。大心房的存在也意味着明显的二尖瓣病变，但严重增大的左心房应该是寻找偏心性二尖瓣反流的触发因素，尽管单纯的二尖瓣狭窄可能会造成巨大的左心房。

还记录了右心房和右心室的比较大小。在没有原发性三尖瓣病变的情况下，右心房和右心室会因二尖瓣狭窄引起明显的 PAH 而扩张。如果扩张，测量三尖瓣瓣环直径是必要的，因为这可能对接受二尖瓣瓣膜手术的患者有影响。同样，房间隔的形态、心室功能和其他瓣膜的增厚，所有这些特征都有管理和预后意义，都应该在 2D 检查中被注意到。

所有患者都应仔细筛查有无自发回声对比（spontaneous echo contrast，SEC）（图 8-6、视频 8-5a 和 b）或左心房或左心耳有血栓。SEC 增加了左心房血栓形成的风险，即使在窦性心律的患者中也是如此。虽然经食管超声心动图（transesophageal echocardiography，TEE）对左心耳的显示效果最好，但在实践

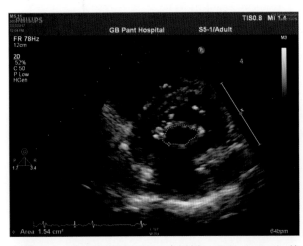

▲ 图 8-4　胸骨旁短轴切面二尖瓣瓣口面积（MVA）的估算

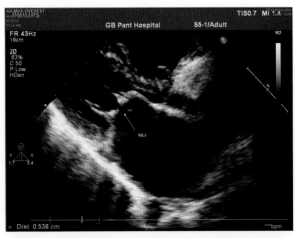

▲ 图 8-5　二尖瓣瓣叶分离指数（MIS）是舒张中期叶尖端之间的最大距离

MLS ＜ 0.8cm 可能表示严重的二尖瓣狭窄

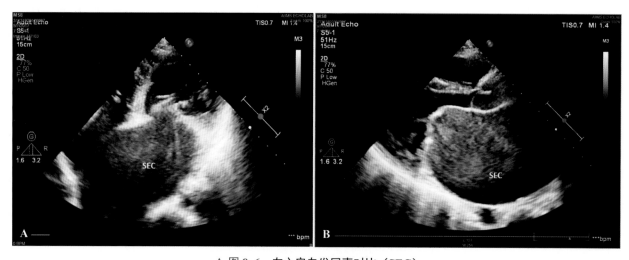

▲ 图 8-6　左心房自发回声对比（SEC）
在心尖四腔切面（A）和胸骨旁长轴切面（B）可见浓烟状，SEC 的存在增加了左心房血栓形成的风险

中，经胸超声心动图（transthoracic echocardiography，TTE）也能很好地显示左心耳[7]。胸骨旁前倾短轴切面显示左心耳效果最好（图 8-7A）。如果这个视图比通常的短轴位置高出一个肋间空间，左心房或左心耳的体部有时会看得更清楚（图 8-7B 和视频 8-6a）。在心尖两室切面中向左倾斜也可以很好地看到左心房或左心耳口的正交外观（图 8-7C 和视频 8-6b）。TEE 可保留给经胸回声较差或 TTE 上有可疑但不确定血栓的个体。Warfarin 嵴是一种突出的线状带状结构，顶端增厚，常与左心耳壁和左上肺静脉壁毗邻。虽然它可能与血栓混淆，但其典型位置及与其他左心房结构相似的回声使其与血栓相区别[8]。

三、M 型超声心动图

M 型是评估二尖瓣狭窄的第一种超声心动图检查方式。虽然不再是常规检查，但考虑到它对小叶漂移有很高的时间分辨率，它对二尖瓣狭窄的诊断非常敏感，而小叶漂移在二尖瓣狭窄中通常是有限的。在心动周期中，二尖瓣瓣环和瓣叶的运动是复杂的，有不同的成分（图 8-8A）。二尖瓣前叶在舒张早期的 M 型上刻有 M 字样，表示心室早期快速充盈（E 波），舒张中期心室充盈变缓时接近关闭（F 点）。紧随其后的是当左心房收缩时再次向前运动，导致 A 波，随后在等容收缩期间关闭瓣膜（C 点）。后叶有相似但相反的（后）运动，振幅较小，形成 W 形。风湿性二尖瓣狭窄在 M 型上具有特征性标记。在 M 型上可以很容易地看到增加的小叶增厚（图 8-8B）。小叶的受限运动导致 E 波和 A 波的振幅降低。这也会导致阀门延迟打开，随着左心房压力的增加，E 波斜率会降低。即使在舒张中期，二尖瓣压差升高也会导致 EF 斜率降低。A 波的振幅也降低。由于瓣叶僵硬和增厚，二尖瓣后叶在舒张时不会向后移动；相反，它与二尖瓣前叶的运动平行。这与 EF 斜率降低和瓣叶增厚均是二尖瓣狭窄的特征，对诊断具有良好的敏感性。然而，M 型充其量是半定量的，上述变化的大小并不能密切跟踪二尖瓣面积，特别是混合性病变和二尖瓣关闭术后[9]。

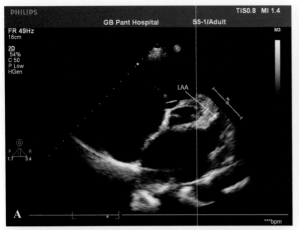

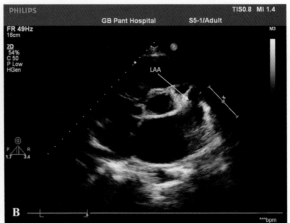

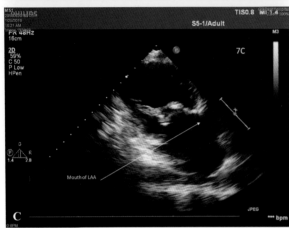

▲ 图 8-7 经胸超声心动图对左心耳的成像

通常在胸骨旁短轴切面上可见左心耳前倾，靠近主动脉（A）。有时，同样的视线高出肋间一层（B）会看得更清楚。在心尖四腔切面和改良心尖四腔切面（C）中，也可以通过前倾来显示左心耳口（C），更好的方法是在改良心尖四腔切面（C）

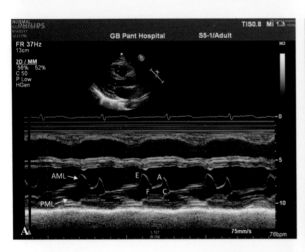

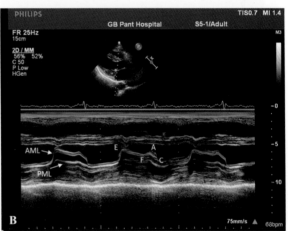

▲ 图 8-8 M 型二尖瓣超声心动图

二尖瓣前叶（AML）在一个心动周期内的运动是复杂的。对于正常瓣膜（A），AML 和二尖瓣后叶（PML）在 M 型上刻有不同的波形（见正文）。二尖瓣狭窄时 AML 和 PML 的运动受风湿过程的影响（B）

四、彩色多普勒

彩色多普勒提供了有关共存二尖瓣反流的有用信息以及二尖瓣狭窄严重程度的线索。二尖瓣反流可能是中央的或偏心的。中心性二尖瓣反流分级为 ≤ 2/4 的患者可以行经皮冠状动脉腔内成形术（图 8-9A、视频 8-7a）。这种二尖瓣反流通常是由于二尖瓣口固定造成的，在 PTMC 成功后可消退。更严重的二尖瓣反流需要手术干预（视频 8-7b）。偏心性二尖瓣反流通常是由于二尖瓣前叶脱垂或严重不规则的瓣膜下畸形，这增加了 PTMC 期间严重二尖瓣反流的风险（图 8-9B 和视频 8-7c）。因此，如果患者的手术风险不高，即使是轻微的偏心性二尖瓣反流也应该考虑手术干预。二尖瓣反流的一个重要的线索是左心房被不恰当地扩大。由于扩大的左心房，重要的是要在几个不同的方向上观察二尖瓣反流喷流，以了解它的偏心程度和大小。二尖瓣反流的评估应至少在心尖四腔和双腔切面、胸骨旁长轴切面进行，有时也应在短向（交界区水平）切面进行（图 8-10A 至 C）。二尖瓣反流量化与二尖瓣反流的其他病因一样 [10]。PTMC 后发生二尖瓣反流可以是严重的，通常结合临床、血流动力学和超声心动图特征来诊断。PTMC 术后需要紧急注意的二尖瓣反流通常是由于小叶撕裂（图 8-11C 和视频 8-8e）或腱索断裂（图 8-11A、视频 8-8c 和 d）。然而，当 PTMC 通过分裂交界区打开瓣膜时，经常可以看到交界区二尖瓣反流（有时甚至很严重）（图 8-11B、视频 8-8a 和 b）。然而，由于二尖瓣的重塑和纤维化，这种情况随着时间的推移而减少。胸骨旁短轴切面最方便观察交界区二尖瓣反流。

彩色多普勒也可用于估计二尖瓣狭窄的严重程度。带有马赛克图案的湍流射流提示明显的二尖瓣狭窄（图 8-12）。然而，在顺行血流不佳（心排血量减少，严重的三尖瓣病变）或左心室僵硬增加的情况下，情况可能并非如此。这种马赛克射流的图案也给出了一个关于瓣膜下疾病的概念。多个顺行喷射湍流表明存在广泛的瓣膜下疾病（视频 8-3d）。PTMC 后的层流表明结果是成功的。

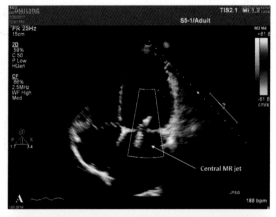

◀ 图 8-9 风湿性二尖瓣狭窄患者的二尖瓣反流（MR）
通常情况下，严重程度为 MR ≤ 2/4 的中心射流是由于固定的开口所致，并在 PTMC（A）后消退。然而，偏心射流通常是由于二尖瓣前叶脱垂或瓣膜下病引起的，可以指向后方（B）或前方（C）

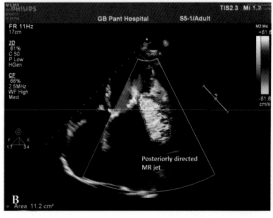

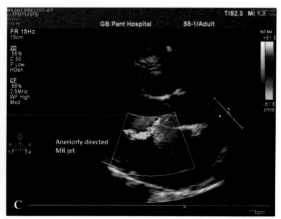

二尖瓣面积也可以用近端等速表面积法（proximal isovelocity surface area，PISA）计算[11, 12]。该方法基于质量守恒的连续性原理，即狭窄口近端和远端的每搏量必须相等。在二尖瓣狭窄中，当血流加速向二尖瓣口流动时，会形成速度加快、半径减小的多个半球壳体。特定半径的特定壳层中的所有血细胞都具有相同的速度。因此，给定半球壳处的流速必须等于穿过二尖瓣的流速。为计算壳体上的速度，色标朝向左心室移动，直到看到清晰的混叠，并且在半球壳体的红蓝界面处注意到混叠速度（图 8-13）。随后，计算距离二尖瓣的壳体半径。在二尖瓣狭窄中，由于瓣叶在舒张期呈穹窿状，并与二尖瓣瓣环成一定角度，因此需要手动计算校正角度。

等速壳处的舒张期流速（ml/s）=2πr² ×（α 角 /180°）×"V"形混叠（cm/s），其中 r 为舒张早期半球形壳的半径，"V"形混叠为混叠速度，α/180° 为二尖瓣瓣叶间夹角 α 的校正因子。

$$MVA = 2\pi r^2 \times \left(\frac{角度}{\alpha 180°}\right) \times \frac{"V"形混叠\left(\frac{cm}{s}\right)}{V_{max}}$$

［跨二尖瓣瓣叶的峰值连续多普勒速度（cm/s）］

然而，已经证明，经验性假设的角度为 100° 是可行的，并且可以手动计算该角度[13]。该值应在 3～4 个拍子上计算并求平均值。PISA 方法与平面测量法和压力半衰期有相当好的相关性，但在心房颤动存在的情况下精度较低[14]。它可以在二尖瓣狭窄存在的情况下使用，但技术要求很高，而且由于多次测量而容易出错。它是由彩色 M 型改进而成的，它允许同时测量流量和速度[15]。

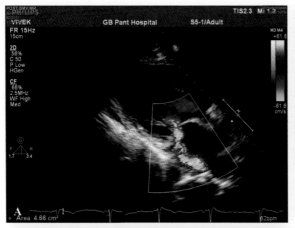
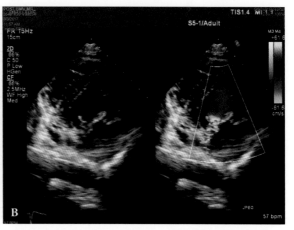
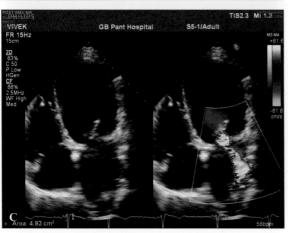

▲ 图 8-10　不同经胸切面显示的二尖瓣反流射流：胸骨旁长轴（A）、胸骨旁短轴（B）和心尖四腔观（C）

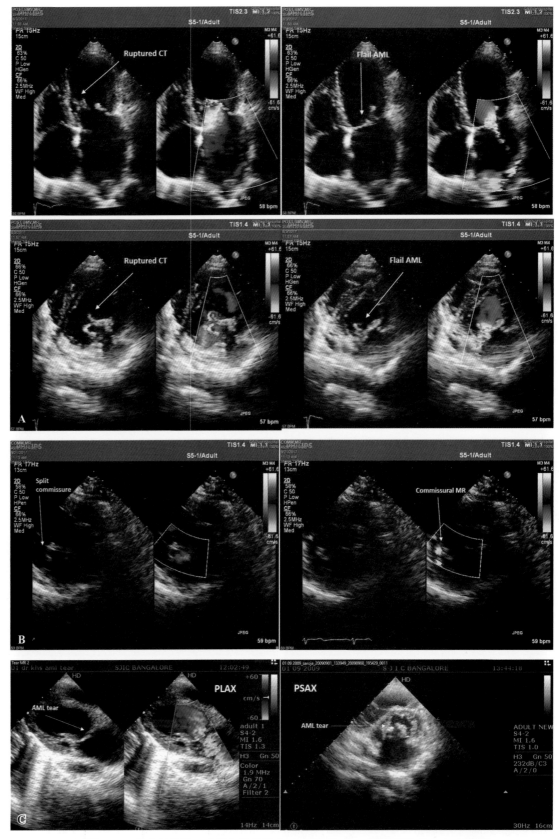

▲ 图 8-11　经皮经静脉二尖瓣交界分离术（PTMC）后二尖瓣反流（MR）的发展

（A）术后因腱索断裂所致的严重 MR。在胸骨旁短轴切面（PSAX）上显示（B）术后出现交界区二尖瓣反流，随访过程中呈消退。（C）术后小叶撕裂是 PTMC 术后 MR 需要紧急手术的常见原因

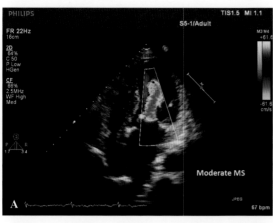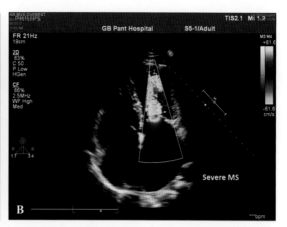

▲ 图 8-12　中度二尖瓣狭窄（A）和重度二尖瓣狭窄（B）的彩色多普勒血流图；重度二尖瓣反流顺行血流更紊乱，呈马赛克状

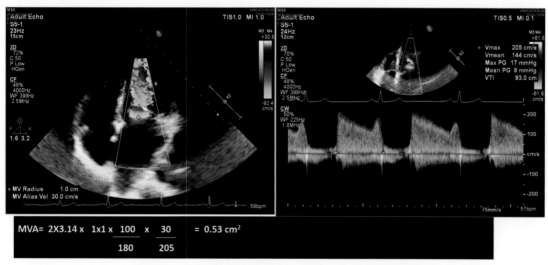

▲ 图 8-13　近端等速表面积法（PISA）估算二尖瓣面积

五、连续波多普勒

二尖瓣连续波多普勒探查虽有缺点，但仍是诊断和治疗二尖瓣狭窄的基石之一。它速度快、重现性好，可提供二尖瓣舒张期的压力压差，也可用于压差减半时间法估计 MVA。它比脉冲波多普勒更能保证最大速度的记录。使用简化的伯努利方程 $\Delta P=4v^2$（图 8-14），根据二尖瓣血流速度曲线得出二尖瓣的压力压差[16, 17]。可以计算整个舒张期的瞬时压差和平均压差，并发现它们与经间隔插管得出的压差有很好的相关性[18]。多普勒检查通常在心尖四腔切面进行。为了确保准确的压差，超声波束需要拾取横跨二尖瓣瓣叶的最大紊流区域。因此，连续波多普勒检查是在看到彩色多普勒血流通过二尖瓣并对齐到流速最高的区域后进行的，这可避免低估压差。有时横跨二尖瓣瓣叶的射流是偏心的，在双腔或任何其他修改的根尖视图中可以获得更好的对准。如果有多个射流，由于存在广泛的瓣膜下疾病，应取最大射流的压差。良好的声学窗口、最佳增益设置和较高的扫描速度也是获得最佳多普勒轨迹的关键。

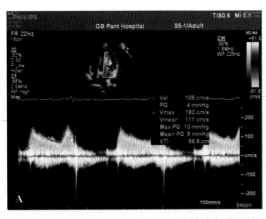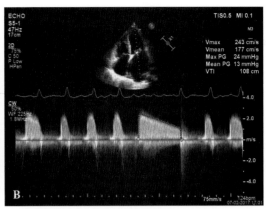

▲ 图 8-14　连续波多普勒探查二尖瓣血流估测房室压力压差

预加载软件计算峰值压差（峰值 PG）和平均舒张期压差（mean PG）。窦性心律（A）模式是均匀的，而心房颤动（B）模式是变化的

多普勒描记通常报道的压差是最大舒张压差和平均舒张压差（图 8-14）。这些通常由预加载的软件计算。最大舒张压差不是一个很好的严重程度指标，因为它受心率、左心房顺应性以及左心室收缩和舒张功能的影响[19]。平均舒张压差应该被报道，因为它是血流动力学严重程度的最佳指标。心率应始终在记录压差时报道，如果是心房颤动，则至少记录 5 次搏动的平均值。平均舒张压差受心率、心排血量和共存的二尖瓣反流（通过增加流量高估压差）的影响，因此不是二尖瓣狭窄严重程度的最佳指标。在无法通过横截面积或压力半衰期准确估计严重程度的情况下，平均舒张压差仍然是一种有用的补充工具，并可用于患者的常规随访。平均舒张压差 ≥ 5mmHg 被认为意义重大，平均舒张压差 ≥ 10mmHg 表示严重二尖瓣狭窄（心率稳定在 60～80 次/分）[2]。

1. 压差减半时间

压差减半时间（pressure half-time，PHT）是通过二尖瓣流入的多普勒描记得到的，它被定义为二尖瓣舒张早期压差降低原始值的一半的时间，以 ms 为单位（图 8-15A）。这个概念最初是在心导管研究期间提出的[20]，后来被 Hatle 及其同事用于多普勒超声心动图[21]。他们将其描述为峰值速度减少 $\sqrt{2}$ 倍的多普勒时间。然后，他们通过 Gorlin 方程找到了压差减半时间与 MVA 的反关系，并随后提供了从压差减半时间（PHT）经验计算 MVA 的方程[22]，即 MVA（cm^2）= 220/$T_{1/2}$（ms），其中 $T_{1/2}$ 是 E 波减速斜率上的 PHT。

MVA 是根据 ECHO 机器上预加载的软件计算的。应优化增益和滤波器设置，以获得清晰的轨迹，以便轻松放置卡尺，并将扫描速度提高到 75～100mm/s 以保证精度。这在许多情况下是简单的，但有时候可能很困难，特别是当主动脉瓣反流干扰流入血流的时候。在这种情况下，仔细定位的光束仍可能产生均匀的轨迹（图 8-15B）。此外，许多情况下，减速斜率不是线性的；相反，它是不均匀的，初始部分的减速较高（图 8-16）。在这种情况下，应该采用舒张中期（而不是舒张早期）的减速斜率[23]。它可能无法计算凹进轨迹的 PHT，因此应在报道中如实说明。类似地，在心房颤动中应该避免非常短的周期用于估计，在心房颤动中应该取多个周期的平均值。初步研究表明，用该方程计算的 MVA 与二维平面测量法和心导管法测得的 MVA 有很好的相关性。然而，人们很快发现，除了 MVA，其他血流动力学因素也在 PHT 的测定中起作用[24]。这些因素包括左心房顺应性和左心房初始舒张压，以及左心

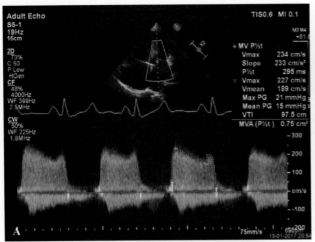
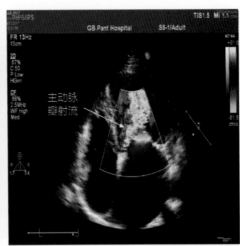
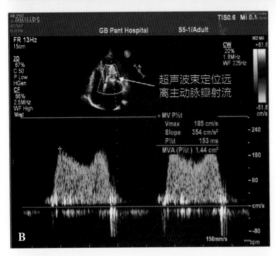

▲ 图 8-15　**A.** 用压差减半时间法（PHT）估算二尖瓣瓣口面积（MVA）。**B.** 在主动脉瓣反流共存的情况下，超声波束需要仔细定位，以获得平滑的减速轨迹。**P1/2t.** 压差减半时间

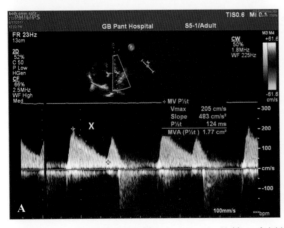
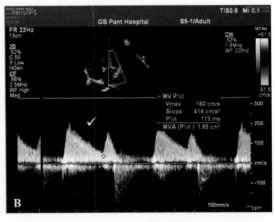

▲ 图 8-16　用压差减半时间法（PHT）估算二尖瓣瓣口面积（MVA）；在存在非线性减速斜率的情况下，错误（**A**）和正确（**B**）的方法

室舒张功能。在无并发症的二尖瓣狭窄中，二尖瓣峰值压差对 PHT 的影响被房室顺应性的影响所抵消，因此 PHT 变化不大。然而，这些因素对突然或显著的血流动力学改变具有重要意义，如 PTMC 术后即刻（左心室顺应性和压力突然改变）、左心室顺应性降低（如主动脉瓣关闭不全，图 8-17 和视频 8-15）、左心室收缩功能障碍、左心室肥大和老年人群等[2]。

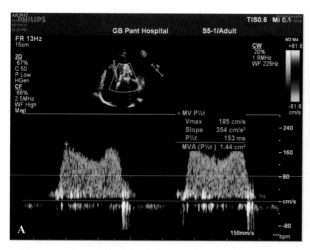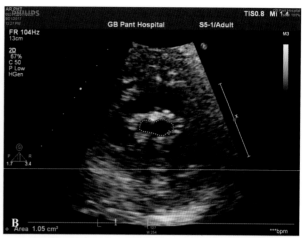

▲ 图 8-17　与二维超声心动图（B）相比，在主动脉瓣反流（A）存在的情况下，压差减半时间法（PHT）高估了二尖瓣瓣口面积（MVA）。PHT. 压差减半时间

2. 连续性方程在 MVA 估计中的应用

至于 PISA，连续性方程是基于质量守恒的，意味着在这种情况下，如果没有其他从左心室流出的血液（如室间隔缺损、主动脉瓣反流、二尖瓣反流），那么通过左心室流入的舒张期流量（即 MV）等于穿过左心室流出或每搏量的收缩流量。

$MVA = \pi (D^2/4)(VTI_{主动脉}/VTI_{二尖瓣})$，其中 D 是左心室流出的直径，单位是 cm，VTI 是速度乘以 cm 的脉冲多普勒血流积分[25]（图 8-18）。因为很耗时，它在临床实践中应用不多，而且容易因为多次测量而出错。

3. 二尖瓣阻力

这是平均二尖瓣压差除以舒张期血流速度的比值。舒张期流量是通过每搏量除以舒张期充盈期来计算的。它已被证明与静息和应激性肺动脉压[26]及 PTMC 的预后密切相关[27]。然而，它并没有在临床实践中常规使用，因为它不能为 MVA 提供增量信息，而 MVA 已经是二尖瓣狭窄严重程度的一个强有力的标记。

六、从超声心动图获得的辅助信息

二尖瓣狭窄患者应该评估共存的瓣膜病变以及其他决定预后和治疗的因素。评估肺动脉压力及其对右侧心腔的影响是二尖瓣狭窄超声心动图检查的一个组成部分。MVA 与 PAH 无严格相关性，但一般情况下，肺动脉压随二尖瓣狭窄严重程度的增加而升高，可用来预测和决定临界性病例的处理。估算肺动脉收缩压最常用的方法是计算反流射流穿过三尖瓣的最大速度（及压差），并将此压差与假定的右心房压力相加（这是通过可视化下腔静脉来实现的）。大多数二尖瓣狭窄病例都有三尖瓣反流，因此可以估计肺动脉压。除标准的四腔心尖切面外，最好在多个切面寻找三尖瓣反流压差，以获得与偏心射流的最佳对准，如改良的双腔心尖切面、倾斜的胸骨旁长轴切面、上腹部切面等。只应使用光谱包络的密集部分来计算三尖瓣反流压差（图 8-19）。

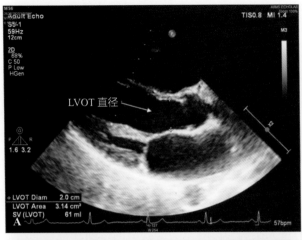

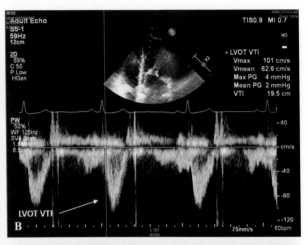

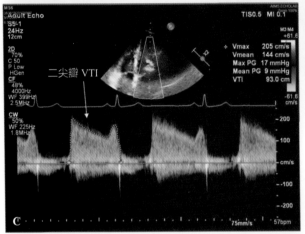

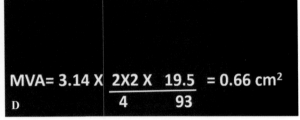

▲ 图 8-18 由连续性方程估计的二尖瓣版口面积（MVA）

在胸骨长轴切面测量 LVOT 直径（A），在心尖五腔切面用脉冲多普勒估测 LVOT VTI（B）。在心尖四腔切面，二尖瓣 VTI 是通过穿过二尖瓣的连续波多普勒估测的（C）。使用连续性方程（D）来计算 MVA。MVA. 二尖瓣瓣口面积；LVOT. 左心室流出道；VTI. 速度时间积分

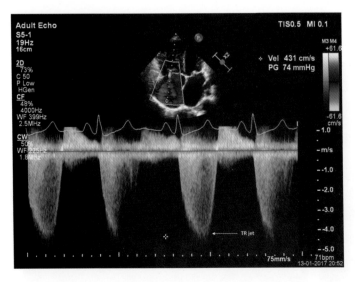

◀ 图 8-19 用三尖瓣反流喷射法估算肺动脉收缩压（PASP）

PASP 是穿过三尖瓣的收缩压差加上估算的右心房压

在基线或运动应激后发生 PAH（PASP > 30mmHg）意味着需要纠正严重的二尖瓣狭窄，而由于二尖瓣狭窄对生存的影响，应优先处理严重的 PAH（PASP > 50mmHg）[28]。严重的 PAH 还导致右心房和右心室进行性扩张，室间隔变平，形成 D 形左心室（图 8-20、视频 8-9a 和 b）。虽然 PAH 是二尖瓣狭窄患者肺静脉压升高的直接结果，但严重的 PAH 可能有一个"固定的"或持续性的成分，即使在二尖瓣狭窄矫正后，这种成分也不会逆转。此外，器质性三尖瓣病变［狭窄、反流，或两者兼而有之（视频 8-10b）］可能与二尖瓣狭窄相关，应仔细观察。严重的三尖瓣病变和右心室功能不全可导致前向心排血量下降，这可能通过影响二尖瓣舒张期血流而影响二尖瓣狭窄严重程度的判断。对于严重的右心室扩张，在舒张期在四腔心尖切面测量三尖瓣瓣环直径是很重要的，以防患者要接受心脏直视手术。直径 > 40mm 是三尖瓣成形术后晚期三尖瓣反流发生或持续的有力标志[29]。

主动脉瓣病变的存在对检测很重要，因为其他的重大疾病会影响二尖瓣狭窄的诊断和推荐的治疗（图 8-21 和视频 8-10a）。严重的主动脉瓣病变可能导致 PHT 对 MVA 的高估（图 8-17）以及错误的二尖瓣压差降低。

多达 10% 的二尖瓣狭窄患者可能有明显的左心室收缩功能障碍，这可能是二尖瓣狭窄（见其他部分论述）或其他原因的直接后果。它可能再次混淆对二尖瓣狭窄严重程度的估计，并对治疗产生影响。

七、二尖瓣置入器对经皮经静脉二尖瓣分离术适合性的评价

由于经皮冠状动脉腔内成形术是治疗二尖瓣狭窄的首选方法，因此评估二尖瓣装置是否适用于经皮冠状动脉腔内成形术是很重要的 PTMC 只有 3 个绝对禁忌证，即存在左心房血栓、广泛的双交界区钙化和严重的二尖瓣反流（3~4 级）。然而，手术的结果取决于二尖瓣装置的形态。这些结果包括 MVA 的急诊成功率增加，医源性重症二尖瓣反流的发展，或两者兼而有之，以及包括 MVA 磨损、无事件生存等长期事件。因此，已经开发了几种超声心动图评分系统来筛选患者的手术适宜性，并预测急性和（或）长期事件发生率。这里有几点值得进一步解释。大多数评分系统使用变量组合来预测

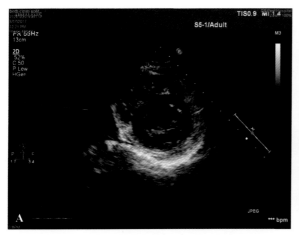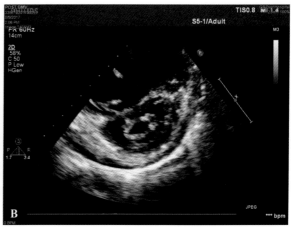

▲ 图 8-20　二尖瓣狭窄重度肺动脉高压所致的室间隔变平；与通常的球形（A）相比，左心室腔呈 D 形（B）

PTMC 术后的成功和并发症，但并不是每个人都相信所有变量都很重要。由于 PTMC 的焦点是交界区分裂，一些研究人员认为交界区形态本身（增厚、钙化、范围、对称性）决定了结果。其他人认为，只有瓣膜下疾病的程度才能决定结果。所有变量在一定程度上都是正确的，但它们在不同人群和研究中的重复性一直存在问题。值得注意的是，我们很少注意到目前二尖瓣狭窄患者出现非常合适评分的瓣膜；一般情况下，总是有高度不均匀的增厚，以及一侧或双侧乳头肌的明显瓣膜下疾病。最后，一些机构和医生现在向所有符合条件的二尖瓣狭窄患者提供经皮二尖瓣成形术。如果需要，可以在没有绝对禁忌证的情况下进行备用二尖瓣置换（mitral valve replacement，MVR）。虽然结果并不是最理想的，但它们通常是可以接受的[30]，并将原本不可避免的二尖瓣置换再推迟几年。这在相对年轻的人群中可能很重要。

马萨诸塞州综合医院（MGH）评分或 Wilkins 评分，是评估干预适宜性和预测结果的最古老和最常用的评分（表 8-1）[31]。它对 4 个变量进行 1~4 的评分，评分范围为 4~16。无特定评分是 PTMC 的完全禁忌证。随着评分的增加，瓣膜形态变得更加不利，评分≥ 8 通常被认为是经皮介入治疗的次佳评分。然而，由于它没有考虑到交界形态和瘢痕形成的不对称性，一些研究表明它预测急性小叶撕裂（及随后的严重二尖瓣反流）和 PTMC 成功的能力很差。

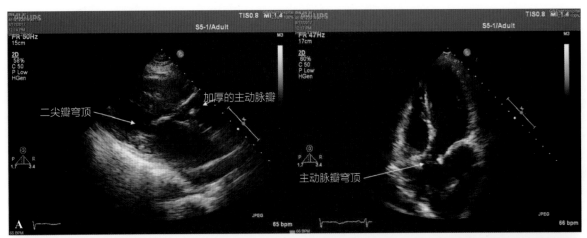

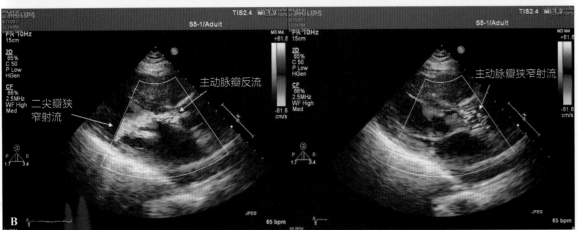

▲ 图 8-21　**A.** 二维回声显示二尖瓣和主动脉瓣增厚；**B.** 同一患者的彩色多普勒显示二尖瓣狭窄、主动脉瓣关闭不全和主动脉狭窄

表 8-1 Wilkins 或 MGH 评分的组成部分和评分

分级	迁移率	增稠剂	钙化	瓣膜下疾病
1	高度机动性，仅限制传单尖端	接近正常厚度 4~5mm	回声亮度增加的单个区域	小叶正下方的微小增厚
2	小叶中部和基部活动正常	中叶正常；边缘相当厚 5~8mm	仅限于小叶边缘的散在回声亮度区域	增厚的索结构延伸到索长度的 1/3
3	瓣膜在舒张期向前移动，主要从底部开始	整个小叶加厚 5~8mm	亮度延伸到瓣叶的中间部分	腱索结构的增厚延伸至索长的 1/3
4	舒张期叶无或最小前移	整个小叶组织明显增厚，> 8~10mm	广泛的亮度遍及整个小叶组织	向下延伸到乳头肌的所有腱索的广泛增厚和缩短

改编自 Wilkins GT et al., Br Heart J 1988; 60:299–308.

一个更简单的评分是由 Long 和 Cormier[32] 设计的，它要求在超声心动图胸骨旁长轴切面测量二尖瓣前叶的腱索长度，并进行透视检查是否有钙化（表 8-2）。由于超声心动图很难区分钙化和结节性纤维化，建议使用透视检查。

表 8-2 交界切开术的肺和皮质炎风险评分

分级	性状
1	柔韧的非钙化性二尖瓣前叶和轻度的瓣膜下疾病（细索长 ≥ 10mm）
2	柔韧的非钙化性二尖瓣前叶和严重的瓣膜下疾病（腱索增厚 < 10mm）
3	透视下二尖瓣钙化程度与 SVD 程度无关

引自 Lung B et al., Circulation 1996; 94:2124–30.

预测 PTMC 术后预后不良（开口不充分、再狭窄、急性二尖瓣反流）的一个简单方法是检查每个前外侧和后内侧交界区的钙化程度[33]（图 8-22、视频 8-11a 至 c）。交界区钙化由超声心动图的明亮密度和声学阴影来定义。如果亮度大于邻近主动脉根部的亮度，则认为存在钙化。每半个交界区的钙质分数为 0 或 1，总分数从 0~4（图 8-22）。交界区钙与此评分的增加表明 PTMC 后预后不佳，特别是在 Wilkins 评分为 8 的患者中[34]。Padial 和同事们[35] 设计了一个包含单个叶厚度和钙化程度和不均匀性、交界区钙质和瓣膜下疾病的评分，以更好地预测 PTMC 术后急性二尖瓣反流的发展（总分 0~16），以确定 PTMC 术后交界区钙含量的增加是一个不良预后指标，尤其是在 Wilkins 评分小于 8.34。在患有二尖瓣狭窄的人和没有患上二尖瓣狭窄的人之间进行得分比较，≥ 10 的得分对这一结果具有很好的判别力。一种基于实时经胸三维超声心动图的评分也已经开发出来，它着眼于单个瓣叶的相同决定因素[36]，但并不广泛使用。而且由于它的分辨率较差，尚不清楚它是否比彻底进行的二维超声心动图有任何优势。Nunes 和来自哈佛 –MGH 小组的同事[37] 开发了一种新的评分，解决了 Wilkins 评分的缺点，并在单独的患者群体中进行了验证，结果良好。他们测试了 Wilkins 评分的预测能力，以及预测急性成功（MVA 增加而二尖瓣反流没有增加）以及长期结果的许多其他变量。基线 MVA ≤ 1cm^2、最大叶移位、交界区面积比和瓣膜下增厚是唯一有意义的因素。在传统的四腔心尖切面上，最大叶移位是圆顶限制叶在收缩期与二尖瓣瓣环间的偏移距离。它典型地将小叶增厚、僵硬、钙化和交界区融合的

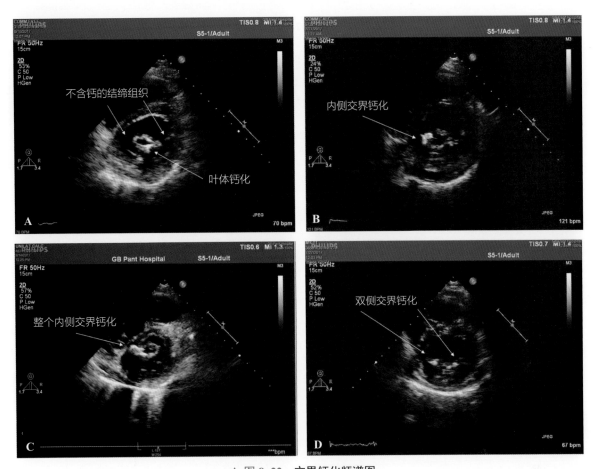

▲ 图 8-22 交界钙化频谱图

A. 叶体钙化而不是交界钙化；B. 仅内侧交界钙化；C.整个内侧交界钙化；D. 双侧交界内侧部分点状钙化

影响归结为一个变量。交界区面积比将交界区融合的程度和对称性合并为一个变量。作者在一个独立的人群中验证了此分数，其预测能力与原始人群中的预测能力相似。然而，分数的整体计算是冗长和烦琐的。Bhalgat 和他的同事[38]发现，只有瓣膜下病变才能预测结果，这种病变对每一块乳头肌都是独立的，并汇总到一个简易评分中。在他们的研究中，广泛 SVD 的患者中没有一个有急性有利的结果（瓣膜面积增加，没有明显的二尖瓣反流）。然而，该评分没有得到独立的验证，对于所有结果的预测都过于简化。

综上所述，在经皮介入治疗中，对重症二尖瓣狭窄患者的二尖瓣装置进行详细的超声心动图评估时有两个目标是重要的。首先，需要识别有可能手术失败的候选人，即瓣膜面积没有增加和（或）严重的二尖瓣反流需要手术的患者，以便他们不会经历潜在的有害或不成功的手术（框 8-1）。急性二尖瓣反流的灾难性事件通常是由于小叶穿孔造成的，因为交界区二尖瓣反流通常耐受性良好，而且由于进行性纤维化，长期倾向于减少。瓣叶穿孔是由于瓣膜装置中的纤维化 / 钙化不均匀所致，这将使某些点（二尖瓣复合体的界面）容易撕裂。由于较厚的部分拒绝让位时，在气囊扩张过程中产生的不对称和强力主要由这些较弱的区域承担，特别是在气囊过大或有高压区气囊的情况下[39]。这种不对称可能存在于小叶和交界区内及两个组件之间的界面上，例如，相对于小叶，交界区和（或）瓣膜下组织过度增厚，而后者厚度较小。它是主要发生在"铰链"点撕裂的二尖瓣前叶。这就是为什么 Wilkins 评分可能不能预测程序性重度二尖瓣反流，而 Padial 评分（它考虑了小叶的异质性）或 Bhalgat 及其同事提出的评分可以预测严重二尖瓣反流的原因。

框 8-1　　经皮瓣膜切开术前二尖瓣狭窄二尖瓣装置的建议评估			
不符合经皮扩张术的标准			
左心房凝块	≥ 2/4 MR	广泛的双壁钙化	
高失败风险（瓣膜未打开、严重二尖瓣反流或血栓栓塞）			
左心耳口凝块	中度二尖瓣反流	联合钙化	双侧乳头肌严重的 SVD
可能会产生不太理想的结果			
严重的小叶不对称，增厚	任何地方钙化	不对称交界区牵连	显著 SVD

MR. 二尖瓣反流；SVD. 瓣膜下畸形

其次，手术的短期成功还取决于二尖瓣装置不同部件的刚性，而长期成功的主要决定因素是瓣膜面积的急剧增加。Wilkins 评分可以很好地预测这一点（除非合适的评分与不良 SVD 或交界区钙化并存），其他评分也是如此。我们认为应对二尖瓣装置的每个部件进行详细检查和描述。然后，人们可以选择（如果有的话）任何一个分数来总结这些研究发现。如果这是 Wilkins 评分，那么还需描述交界区形态，并对单个乳头肌进行描述。这个表格中建议了一种评估二尖瓣的实用方法，这样一些患者根本不用接受 PTMC，而另一些患者则可得到正确的预测。

八、经食管超声心动图

经食管超声心动图（TEE）是一种有用的成像方式，当经胸窗对二尖瓣评估不理想时。虽然它对后部结构成像具有卓越的分辨率，但由于其具有有创性，它并不是常规推荐的方法。TEE 在显示和评估左心耳（功能和有无血栓）及评估二尖瓣反流方面优于 TTE，并在所有计划接受 PTMC 以排除左心耳血栓的心房颤动患者中均为常规检查（图 8-23 和视频 8-12）。在窦性心律的患者中，除非先前有栓塞事件、左心房有密集的 SEC 以及左心耳未达到最佳的经胸成像，否则不常规进行 TEE 检查。在 TTE 不能清楚显示的情况下，也可用于评估交界区和瓣膜下病变。在 PTMC 中，它也用于指导经房间隔穿刺（transseptal puncture，TSP）、球囊放置，以及评估二尖瓣反流和心包积液。

九、负荷超声心动图

有几名患者在筛查中被诊断为有意义的二尖瓣狭窄，但没有任何症状。此外，在许多患者中，症状和评估的严重程度没有相关性。负荷超声心动图（通过运动或多巴酚丁胺输注）对此类患者的评估非常有用，因为心率和运动对二尖瓣舒张压差有显著影响。运动中左心房压（和肺毛细血管楔压）的升高除了取决于绝对 MVA 外，还取决于房室净顺应性[40]。通常，在负荷过程中估计平均二尖瓣舒张压差（MDG）和肺动脉收缩压（PASP）。负荷超声心动图也可以用来评估怀孕、β 阻断或模拟非心脏手术的应激对特定患者的影响[41]。半仰卧位超声心动图比运动后超声心动图更可取，因为它允许在整个检查过程中估计血流动力学。目的为，运动耐量受限，MDG 升高大于 15mmHg，PASP 升高大于 60mmHg，如果 MV 形态合适，可以作为经皮瓣膜切开术的适应证[42]。

十、三维超声心动图

实时三维超声心动图（3D ECHO）是一种相对较新的技术，可以在不同的平面上以合理的精度显示心脏内部结构。它使用相控阵传感器探头，可通过经胸和经食管完成。获得二尖瓣的全容积图像，通常是心尖四腔切面或胸骨旁长轴切面，用于实时或离线分析。容积采集可以在任何所需的水平上沿所有三个轴旋转、操纵和切片，最小的二尖瓣口可使用心房或心室视图进行可视化和测量（图 8-24 和视频 8-17）。3D ECHO 已被证明比 2D ECHO 能更准确地测量 MVA，至少在缺乏经验的 B 超

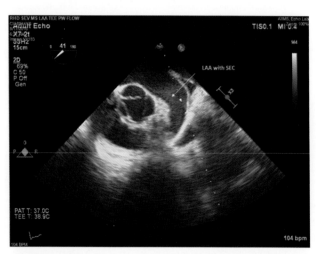

▲ 图 8-23　经食管超声心动图显示 1 例二尖瓣狭窄，二维超声心动图显示左心耳模糊；左心耳和左心房可见自发回声对比

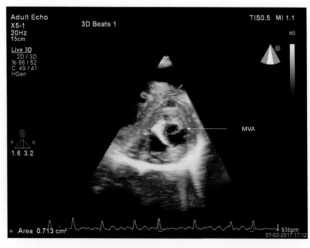

▲ 图 8-24　实时三维超声心动图计算二尖瓣瓣口面积

医生手中是这样。这对二尖瓣狭窄少见的治疗中心或地区有重要影响。另外，它还被证明能更好地显示交界区开口，从而有助于指导适当的治疗，尤其是对于因瓣膜本身僵硬而不是交界区融合而可能导致再次狭窄的瓣膜[43]。最后，当 2D 经胸图像不理想时，通常可以获得良好的 3D 回声图像，因为 3D ECHO 是经食管的[44]。另一方面，3D ECHO 在发展中国家（二尖瓣狭窄发生较多的地区）并不广泛，因此在室率无法控制的情况下，采集可能不是最理想的，空间分辨率仍有很多有待改进的地方。

十一、妊娠期间的超声心动图

在发展中国家，患有严重二尖瓣狭窄的孕妇仍然并不少见。随着前负荷和心率的增加，妊娠期二尖瓣狭窄的血流动力学后果恶化。因此，对于相同的二尖瓣面积，妊娠期间的二尖瓣压差、三尖瓣反流和心室容积可能会显著增加，特别是在中期和晚期。因此，决定是进行 PTMC / 手术还是与医疗管理一起等待和观察往往更为复杂。在本书的其他地方详细介绍了这个主题。

十二、经皮经静脉二尖瓣交界区切开术中及术后超声心动图

超声心动图是 PTMC 术前、术中和术后必不可少的检查手段。术前超声心动图检查可用于：①评估 PTMC 的瓣膜适宜性；②评估 MV 血流动力学（MVA、平均和舒张末期压差）；③二尖瓣反流（存在、严重程度、机制）；④左心房 / 左心耳附件血栓的存在（图 8-25、视频 8-13a 和 b）；⑤术前 PASP 和右心室功能。另外，有两个方面需要特别注意：一方面，基线时存在心包积液（图 8-26 和视频 8-16），这可能是由充血性心力衰竭、心脏炎或无关原因引起的。如果漏掉了这种积液，稍后在手术中出现的心包积液可能会被错误地归因于心脏穿孔，导致手术被终止。另一方面，房间隔的方位和形态，因为它有助于心房间隔穿刺（TSP）。房间隔可能向右心房突出（左心房压力较高）；有时也会向另一方向突出，如果存在严重的 PAH 和（或）三尖瓣病变，导致右心房容量超负荷。TSP 通常在透视引导下完成。

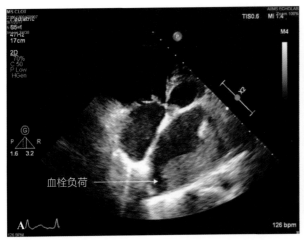
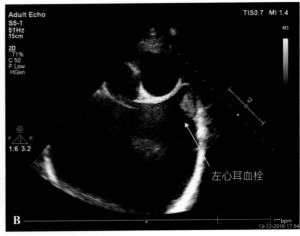

▲ 图 8-25　左心房（A）和左心耳（B）存在血栓

在具有挑战性的病例中，TSP 可能需要超声心动图引导（TTE 或 TEE），如胸部畸形、房间隔严重隆起或室间隔动脉瘤（图 8-27 和视频 8-18）。为此，经胸超声心动图需要更多的技能和训练来正确描绘房间隔。通常，上腹部结合心尖和短轴切面（以显示主动脉）就已足够。

在 TSP 之后，可以进行 TTE 以评估房间隔穿刺的位置（合适、高或低）和新的 PE 出现。每次球囊充气后，通常进行 TTE 检查，以评估 PTMC（交界区分裂）的成功程度和二尖瓣反流的出现情况。MVA 和平均压差在每次球囊充气后进行评估。2/4 级二尖瓣反流或二尖瓣反流增加一级是 PTMC 终止的指征。意想不到的血流动力学崩溃或低血压应导致立即进行回声检查，以排除心脏压塞。

PTMC 后的 72h 内，心房和心室顺应性可能会出现大且不可预测的变化。如前所述，这使得估算 MVA 的 PHT 方法不可靠。通常，PHT 低估了这一时期的 MVA，正确测量 MVA 横截面和可视化交界区分离是决定手术成功的理想方法（图 8-28、图 8-29 和视频 8-19b）。然而，PHT < 130ms（图 8-16）已被证明与良好的阀门开度相关[45]。

PTMC 术后，应用二维超声随访二尖瓣反流、房间隔缺损、双心室功能、肺动脉压等再狭窄、进展或消退情况。从长期来看，大量患者在接受初步 PTMC 治疗后会发生明显的再狭窄。这些患者的超

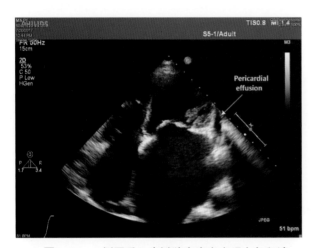

▲ 图 8-26　1 例严重二尖瓣狭窄患者出现心包积液

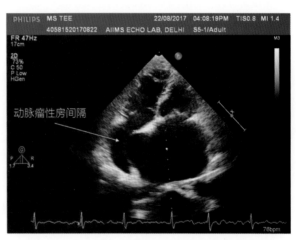

▲ 图 8-27　严重二尖瓣狭窄患者的动脉瘤性房间隔

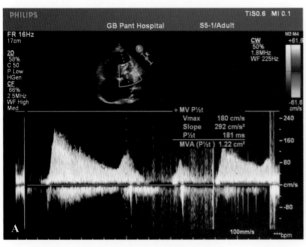

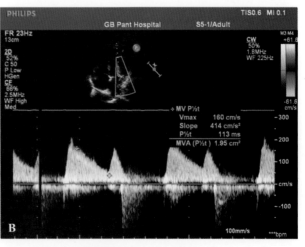

▲ 图 8-28　部分成功（A）和成功（B）BMV 情况下的压差减半时间（PHT）

声心动图应该关注再狭窄的主要机制，因为这将决定治疗方法。虽然交界区融合（视频 8-20）可以通过再行 PTMC 来解决，但对于形成有效狭窄口的严重瓣膜下疾病或严重瓣膜僵硬合并交界分裂的病例，应该给予二尖瓣手术。

十三、评估并存瓣膜病变

二尖瓣反流通常与二尖瓣狭窄一起出现，如前所述，需要仔细地评估二尖瓣反流，以进行适当的治疗。对于经皮穿刺术，温和的中心型二尖瓣反流射流或小于全收缩的射流（常由固定的狭窄开口引起）是可以接受的。通常这种评估应该由在评估风湿性二尖瓣疾病方面有经验的操作人员进行。存在显著二尖瓣反流的一个线索是左心房过大，这类病例应该积极筛查各种标准和修改过的视图中古怪的二尖瓣反流射流。

主动脉瓣病变多见于二尖瓣狭窄患者，主动脉瓣反流比主动脉瓣狭窄更常见（图 8-29）。由于每搏量减少，在存在严重二尖瓣狭窄的情况下，主动脉瓣狭窄的严重程度可能被低估。另外，严重的主动脉瓣反流通过改变左心室顺应性，导致 PHT 法对 MVA 的高估。虽然重度主动脉瓣狭窄的存在是严重二尖瓣狭窄手术治疗的适应证，但我们向中度主动脉瓣反流并存的患者提供 PTMC（有时甚至在存在高手术风险或年轻患者的情况下，重度主动脉瓣反流也是如此），因为风湿性心脏病的主动脉瓣反流进展可能需要数年时间。因此，仔细评估主动脉瓣反流的严重程度对于重症二尖瓣狭窄的治疗计划是非常重要的。

由于存在严重的 PAH，三尖瓣经常继发于严重的二尖瓣狭窄。主要受累有三尖瓣狭窄（图 8-30）、三尖瓣反流或混合病变。在存在严重三尖瓣狭窄的情况下，由于低正向输出，即使二尖瓣狭窄严重，二尖瓣压差也可能很低。严重的三尖瓣狭窄通常可以通过与 PTMC 相同的程序处理。在计划 PTMC 手术时，应注意严重的三尖瓣疾病通常会导致右心房容量超负荷和房间隔相关细节方向发生改变。三尖瓣瓣环 > 40mm 或 > 21mm/m² 的 BSA 是三尖瓣瓣环成形术的指征，即使三尖瓣反流较轻。

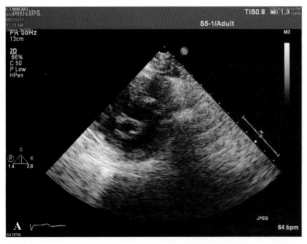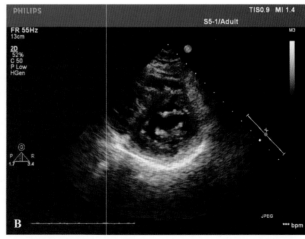

▲ 图 8-29　BMV 后交界区裂开
（A）仅显示内侧交界区裂开，而（B）显示两个交界区裂开

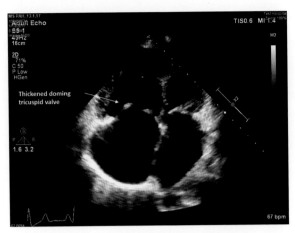

▲ 图 8-30 三尖瓣狭窄伴严重二尖瓣狭窄

十四、视频

视频 8-1a（https://youtu.be/n5AEy667V1Y，对应图 8-1A）：1 例风湿性二尖瓣狭窄患者的胸骨旁长轴切面。两个瓣叶都变厚。后二尖瓣小叶相对固定。前二尖瓣小叶不均匀地增厚，小叶尖端的运动受到限制，导致瓣膜的凸起。前叶也有轻度下垂。腱索增厚融合。左心房增大。

视频 8-1b（https://youtu.be/fN3fyV622VY，对应图 8-1B）：中度二尖瓣狭窄胸骨旁短轴切面。两个瓣叶都变厚。两侧交界区，外侧多于内侧，也都增厚。

视频 8-2（https://youtu.be/AthfmMVrCJw，对应图 8-2B）：典型二尖瓣狭窄患者胸骨旁短轴切面。"鱼嘴"现象明显，后内侧和前外侧的交界区均增厚融合。

视频 8-3a（https://youtu.be/wsiDnDGm3Tc，对应图 8-3B）：改良胸骨旁长轴切面向后倾斜，显示后内侧乳头肌的瓣膜下结构。腱索变厚，缩回并融合成两根索，乳头肌看起来被拉扯。主动脉瓣也增厚。

视频 8-3b（https://youtu.be/BQCzjIeUZFI，对应图 8-3C）：改良胸骨旁长轴切面向前倾斜，显示前外侧乳头肌的瓣膜下结构。可以在前面看到肺动脉瓣。腱索增粗、缩回并融合成两根索，乳头肌呈拉伸状。

视频 8-3c（https://youtu.be/TvV_A_q9lrg，对应于图 8-3E）：胸骨旁短轴切面正好位于二尖瓣瓣叶水平下方，显示明显的瓣膜下病变。在横断面上可以看到两个乳头肌。

视频 8-3d（https://youtu.be/jIJEWaRbT-o）：改良心尖四腔切面，彩色多普勒穿过二尖瓣。有严重的二尖瓣狭窄和严重的瓣膜下病变，会导致两股湍急的血流。

视频 8-3e（https://youtu.be/Bcg8Puu1MM4，对应图 8-3D）：改良心尖双腔切面显示明显的二尖瓣狭窄。瓣膜有明亮的回声区域，提示有点状钙化。乳头肌均可见瓣膜下病变，内侧乳头肌融合增厚，前外侧乳头肌退缩。

视频 8-4（https://youtu.be/KON2V4ZR2jA，对应图 8-4）：非常严重的二尖瓣狭窄病例的胸骨旁二尖瓣水平短轴切面。二尖瓣面积应该在瓣膜的尾部最大部分计算，在那里可以追踪到不间断的瓣膜轮廓。外侧交界区增厚融合也可见。

视频 8-5a（https://youtu.be/CEvzVw5leTA，对应图 8-6）：二尖瓣狭窄患者心尖四腔切面的 SEC 显示为从左心房向左心室扩散的回声"烟雾"。

视频 8-5b（https://youtu.be/qNS0HLg-kwY。对应图 8-6）：胸骨旁长轴切面显示一例严重二尖瓣狭窄的 SEC。主动脉瓣也增厚，呈穹窿状。

视频 8-6a（https://youtu.be /w9TVzx1ey7o，对应图 8-7B）：胸骨旁短轴位改良切面所见左心耳。

视频 8-6b（https://youtu.be/uSRksK5eFXA，对应图 8-7C）：心尖双腔切面，与胸骨旁短轴切面相比，在正交投影下显示左心耳的口。左上肺静脉（附件后）和分隔两者的隆起也可见。

视频 8-7a（https://youtu.be/JBBwN9TP15E，对应图 8-9A）：二尖瓣狭窄病例胸骨旁长轴切面显示轻度二尖瓣反流的中央射流。

视频 8-7b（https://youtu.be/IFQFd5SV73o）：严重二尖瓣狭窄合并二尖瓣反流严重偏心射流的心尖四腔切面。可以看到喷流进入肺静脉。

视频 8-7c（https://youtu.be/IeNSJkLFDjw，对应图 8-9B）：胸骨旁长轴切面，显示严重二尖瓣狭窄伴明显偏心性二尖瓣反流和左心房严重扩大。这种射流可能非常偏心，在任何情况下都应该怀疑左心房严重增大。

视频 8-8a（https://youtu.be/YcqeRdBKWQc，对应图 8-11B）：PTMC 术后二尖瓣胸骨旁短轴切面。可以看到两股二尖瓣反流：一股是中央射流，另一股是由于侧方交界区分裂造成的。

视频 8-8b（https://youtu.be/zmgcH7ssrmE，对应图 8-11B）：PTMC 术后二尖瓣心尖四腔切面。可以看到两股二尖瓣反流，一股是中央的，另一股是由于侧方交界区的分裂。

视频 8-8c（https://youtu.be/9dMZ-0VtYtQ，对应图 8-11A）：PTMC 术后二尖瓣心尖四腔切面。可见撕裂的腱索导致二尖瓣前小叶尖端脱垂和严重的二尖瓣反流。

视频 8-8d（https://youtu.be/WRbhkpo9gSY，对应图 8-11A）：PTMC 术后二尖瓣胸骨旁短轴切面。腱索撕裂和二尖瓣前叶可能受损，会导致严重的二尖瓣反流。

视频 8-8e（https://youtu.be/bonIDrweCzY，对应图 8-11C）：PTMC 术后二尖瓣胸骨旁长轴切面。在二尖瓣前叶中段可见穿孔，导致严重的二尖瓣反流。二尖瓣尚未打开。

视频 8-9a（https://youtu.be/E3XdfuzWF1E，对应图 8-20）：严重二尖瓣狭窄伴严重 PAH 患者胸骨旁长轴切面。右心室增大，室间隔向左心室弯曲。

视频 8-9b（https://youtu.be/Kyo9WWVGlZI，对应图 8-20）：严重二尖瓣狭窄合并严重 PAH 患者的心尖四腔切面。右心室大于左心室，三尖瓣似乎增厚。

视频 8-10a（https://youtu.be/_TefHy-2d0c，对应图 8-21）：胸骨旁长轴切面，彩色多普勒穿过二尖瓣和主动脉瓣，显示二尖瓣狭窄和主动脉瓣病变。二尖瓣狭窄、舒张期主动脉瓣反流和收缩期主动脉瓣狭窄可见湍流射流。

视频 8-10b（https://youtu.be/XlX8NaEEy58）：二尖瓣狭窄伴器质性三尖瓣病变病例的心尖四腔切面。右心房和右心室扩张，有严重的低压三尖瓣反流。

视频 8-11a（https://youtu.be/AVBXFC16IIc，对应图 8-22）：二尖瓣狭窄病例中二尖瓣水平胸骨旁

短轴切面。钙化可见于后叶体，但不见于交界区。

视频8-11b（https://youtu.be /jVkqoZexftM，对应图8-22）：增益设置调低时，在胸骨旁长轴切面上可以看到二尖瓣瓣叶尖端的钙化。

视频8-11c（https://youtu.be/oSKIo_vkl3k，对应图8-22）：二尖瓣狭窄病例中二尖瓣水平胸骨旁短轴切面。内侧交界区内侧可见钙化。

视频8-12（https://youtu .be/aq4msWYPfQI，对应图8-23）：左心耳的典型经食管切面。附件和左心房的SEC也可以看到。

视频8-13a（https://youtu.be/KIHmaRArptM，对应图8-25）：胸骨旁短轴切面向前倾斜，显示左心耳。可以看到一个离散的球状血栓从附件口突出。

视频8-13b（https://youtu.be/lTMJgt7s7_w，对应图8-25）：严重二尖瓣狭窄合并心房颤动病例的胸骨旁长轴切面。可以看到一个很大的血栓占据了左心房很大的一部分。

视频8-14（https://youtu.be/6bxXlKgYEUQ）：胸骨旁二尖瓣水平短轴切面。两个小叶上均可见明亮的回声结节（3个在后部，1个在前部）。这些结节并不一定意味着存在活动性风湿性炎症。

视频8-15（https://youtu.be /Yi9nE-ms_Wk）：二尖瓣狭窄、原发性系统性高血压、无明显主动脉瓣病变的胸骨旁长轴切面。左心室向心性肥厚会导致用压差减半时间法计算时高估二尖瓣面积。

视频8-16（https://youtu.be/VgiW7gMrHeE，对应图8-26）：心尖四腔切面显示严重的二尖瓣狭窄并伴有二尖瓣前叶的弯曲和典型的曲棍球棒外观。有心包积液，应在PTMC手术前注意。

视频8-17（https://youtu.be/ilNlFiUsY7E，对应图8-24）：风湿性二尖瓣狭窄的实时三维超声心动图显示典型的鱼嘴外观。

视频8-18（https://youtu.be/CnThm6HrTsc，对应图8-27）：二尖瓣狭窄病例中主动脉瓣水平胸骨旁短轴切面。房间隔正向右心房凸起。在PTMC计划跨间隔穿刺之前需要注意这一点。

视频8-19a（https://youtu.be/eMVEV2xZyM4，对应图8-29）：PTMC手术后二尖瓣狭窄病例中二尖瓣水平胸骨旁短轴切面。侧方交界区处明显裂开。交界区裂开是PTMC术后二尖瓣面积增大的主要机制。

视频8-19b（https://youtu.be/jx5TpMKB1JU，对应图8-29）：PTMC手术后二尖瓣狭窄病例中二尖瓣水平胸骨旁短轴切面。内侧交界区和外侧交界区都明显分裂。交界区裂开是PTMC术后二尖瓣面积增大的主要机制。

视频8-20（https://youtu.be /tJChiTxDLvg）：PTMC手术后二尖瓣狭窄病例中二尖瓣水平胸骨旁短轴切面。两个交界区均融合，暗示两次PTMC手术成功的可能性。

第9章 心导管术
Cardiac catheterization

Raghav Bansal　Ganesan Karthikeyan　著

一、概述

20 世纪 90 年代以来，随着二维超声心动图和多普勒超声心动图的发展，对通过心导管检查评估瓣膜病变严重程度的要求大大降低。在当今时代，二尖瓣狭窄的血流动力学评估仅限于选定的患者，如肺动脉高压（PAH）与狭窄严重程度不成比例的患者，或超声心动图瓣膜面积和压差不一致的患者，或多瓣膜疾病严重程度不确定的患者。然而，血流动力学评估推荐用于接受经皮介入治疗的患者，包括经皮经静脉二尖瓣交界区切开术（PTMC）。

除了记录腔内压力外，导管实验室的压力波形分析对于评估病变严重程度和全面了解相关的血流动力学紊乱仍然很重要。PTMC 术后左心房和左心室压力轨迹的即刻变化为评估 PTMC 手术的成功率和检测二尖瓣反流的发生提供了线索，二尖瓣反流是 PTMC 手术的重要并发症。本章将讨论二尖瓣狭窄的血流动力学后果和 PTMC 术后的即刻变化。

二、二尖瓣狭窄的病理生理学

正常二尖瓣孔面积为 4~6cm²。二尖瓣狭窄最常见于风湿性心脏病（RHD），导致二尖瓣口狭窄。自然病史进展缓慢，有较长的无症状期，只有在二尖瓣瓣口面积低于 2.0cm² 时才出现症状。低于 1.0cm² 会导致严重二尖瓣狭窄和严重后果。中枢病理生理机制包括左心房和左心室之间舒张期压差的形成，以及随之而来的左心房压力增加。然后左心房压力被传递到肺循环，从而导致肺静脉和右侧压力的增加（图 9-1）。左心室舒张压保持正常或可能降低，可能是由于左心室充盈不足所致。二尖瓣狭窄患者通常经历 4 个血流动力学阶段：①正常左心房压力；②安静时正常左心房

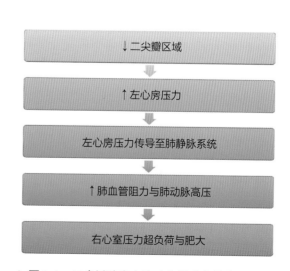

▲ 图 9-1　二尖瓣狭窄血流动力学改变的病理生理学

压，仅运动时升高，运动时心排血量保持不变；③静息时左心房压力升高，运动时无法增加心排血量；④静息时左心房压力显著升高，静息时心排血量受损。

在疾病早期，静息状态下瓣膜面积仅有轻微下降，跨瓣压差可能没有明显增加。然而，随着运动的进行，瓣膜狭窄会导致跨瓣压差显著升高，从而导致肺静脉压力升高和症状增多。运动引起的跨瓣压差升高随着二尖瓣面积的减小呈指数增加。严重二尖瓣狭窄时，静息状态下跨瓣压差仍较高。

三、导管室内的测量

为了减少血流动力学伪影和错误测量，精细技术的重要性怎么强调都不为过。应仔细冲洗所有的压力管线，以清除任何气泡，并检查线路中导管或压力管道是否有扭结现象。压力传感器的高度应调整到与患者心脏平躺在导管台上的水平（大致相当于腋中线）。

静脉通道（用于右心血流动力学）和动脉通道（用于左心室/全身压力记录）均应获得。所有压力都应该用端孔导管测量。气囊漂浮末端孔导管（Swan-Ganz 导管）是右心插管最常用的导管，由于易于使用和估算肺毛细血管楔压（pulmonary capillary wedge pressure，PCWP）的准确性，该导管仍然是首选导管。其他可以使用的导管是更坚硬的 Lehman 和 Cournand 导管。许多二尖瓣狭窄患者伴有严重的三尖瓣反流和右心房扩大，使得使用气囊漂浮导管很难进入右心室和肺动脉。在这种情况下，在导线上使用更硬的导管（包括 Judkins 右冠状动脉导管）可能会节省时间。对于左心导管术，左心室压力是通过逆行途径放置的猪尾导管获得的。为了获得左心房压力波形，需要进行跨室间隔穿刺，通常使用长鞘内的 Brockenbough 针（如 Mullin 鞘）。左心房压力可以通过将压力管路连接到长鞘近端来获得。在 PTMC 过程中，气囊的中央管腔也可用来记录左心房压力轨迹。

理想情况下，为了计算跨瓣压差和面积，应该同时测量左心房和左心室压力。然而，这需要经房间隔入路，只有在 PTMC 期间才能获得，或者 PCWP 可以用作左心房压力的替代测量。通过对放置在右或左肺动脉远端分支的气囊末端孔导管气囊充气，气囊完全闭塞管腔以获得 PCWP。正确地将导管放置在肺的三区是很重要的。PCWP 的估算错误既源于气囊过度充气，导致轨迹受阻，也源于充气不足，导致楔入不完全。后者常见于严重的 PAH 和分支肺动脉扩张，不完全闭塞导致肺动脉波形和 PCWP 波形的总和，以及对 PCWP 和二尖瓣压差的高估。一个好的 PCWP 具有以下的特征波形：①清晰的 a、v 波；②平均 PCWP 一般小于肺动脉舒张压（但也可能等于肺动脉舒张压或不超过该压力的 5mmHg）；③同步记录心电图 T 波后 PCWP 峰的 v 波；④导管的血氧饱和度取样显示氧气饱和度 ≥ 95%。

使用 PCWP 替代左心房压力时，认识到 PCWP 和左心房波形之间的一些重要区别是很重要的。从左心房到肺静脉循环的压力传递存在相位延迟。因此，与左心房跟踪相比，PCWP 跟踪延迟 50～150ms 可能导致高估跨瓣压差（图 9-2）。其次，PCWP 的阻尼更大，波形不那么突出，y 轴方向下降也不太陡峭和不太深。在机械通气患者中，由于正压传导到肺循环，PCWP 可能高估左心房压力。

即使有了这些限制，PCWP 仍然是估计左心房压力的常用替代方法，因为它在左心房中操作导管容易且操作时间短。在常规实践中，在较低的楔压（< 25mmHg）下，左心房压力和 PCWP 之间有很好的相关性，但在较高的压力下可能会出现相当大的误差[1]。为了校正相位变化，可以手动将 PCWP 波形左

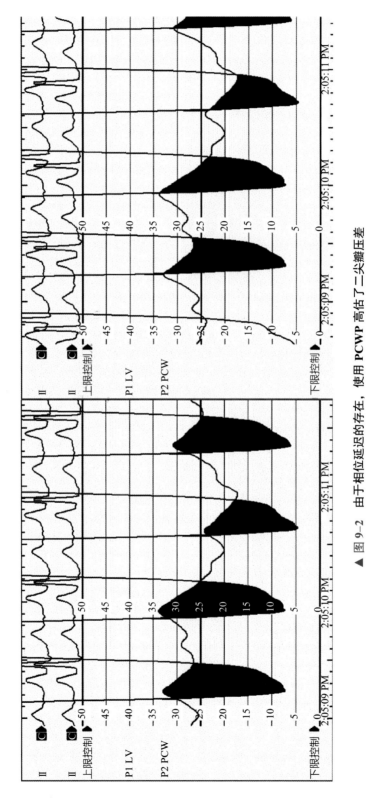

▲ 图 9-2　由于相位延迟的存在，使用 PCWP 高估了二尖瓣压差

图的左侧显示了 PCWP 和左心室轨迹之间的压差（计算为 15mmHg）；在图的右侧，通过将 PCWP 道向左移动以使 v 波的峰值与左心室道的下冲程一致，从而调整了 PCWP 道的相位延迟。计算出的压差随后降至 13mmHg。LV. 左心室；PCW、PCWP. 肺动脉毛细血管楔压

移，直到 v 波峰值重合或恰好在左心室压力下行之前（图 9-2）。在 Lange 等对 10 名患者的研究中，使用相位调整的 PCWP 代替左心房压力导致了类似的跨瓣压差和二尖瓣面积的计算[2]。然而，根据一些作者的意见，相位变化的调整可能高估了压差，仍然存在争议[3]。在存在严重的 PAH、质量较差的楔形波形、无创性压差不一致或有人工瓣膜置入史的情况下，应考虑经中隔导管术以获得真正的左心房–左心室压差。

（一）左心房压力波形分析

左心房压力升高伴明显的 a 波是二尖瓣狭窄最早的发现之一。然而，对于长期存在的二尖瓣狭窄，由于长期暴露在左心房高压下的纤维化和僵硬，心房顺应性降低。因此，即使在没有二尖瓣反流的情况下，v 波也可能变得突出（图 9-3）。无二尖瓣反流时的大的 v 波与运动耐量降低密切相关，是 PAH 的预测因子[4, 5]。二尖瓣水平梗阻导致左心室充盈受损，导致 y 轴方向下降的斜率降低。这对于区分二尖瓣反流显著的 v 波是很重要的，在那里 y 轴方向下降是陡峭的，在舒张中期（舒张期）有左心房压和左心室压的均衡。严重的二尖瓣狭窄患者不能实现舒张，即使在舒张末期仍存在左心房–左心室压差。在正常人中，心房收缩对心室充盈的贡献不到 25%，因为大部分充盈是在舒张早期完成的[6]。直观地说，心房收缩在二尖瓣狭窄中的贡献应该增加，因为心室充盈在舒张早期没有完成。然而，在重度二尖瓣狭窄患者中，尽管左心房压力升高，二尖瓣血流速度减慢，但心房收缩的贡献却相反地降低[7, 8]。心房对左心室充盈的贡献从轻度二尖瓣狭窄的 29% 下降到重度二尖瓣狭窄的 9%。这可能是因为二尖瓣在整个舒张期，包括心房收缩期间，提供了更多的阻力。然而，造成这一现象的确切原因尚不清楚。

随着心房颤动的发作，心房扩张加速，左心房收缩功能受损。这导致没有 a 波和明显的 v 波（图 9-4）。从血流动力学角度看，心房有两种功能：一种是储存和输送功能；另一种是收缩功能。收缩功能的贡献，即使在重症二尖瓣狭窄的患者中很小，在心房颤动中也完全消失。然而，与心房颤动发作

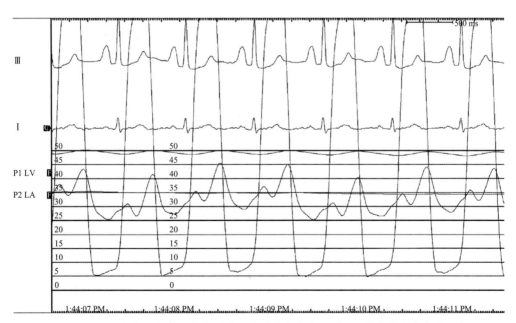

▲ 图 9-3　1 例窦性心律正常的重症二尖瓣狭窄患者同时记录左心房和左心室压力

患者心律为正常窦性心律。左心房压力波形显示明显的 a 波。有明显的跨瓣膜舒张期压差，甚至在舒张期结束时仍存在。左心室舒张压在 y 轴方向缓慢地下降和上升。LV. 左心室；LA. 左心房

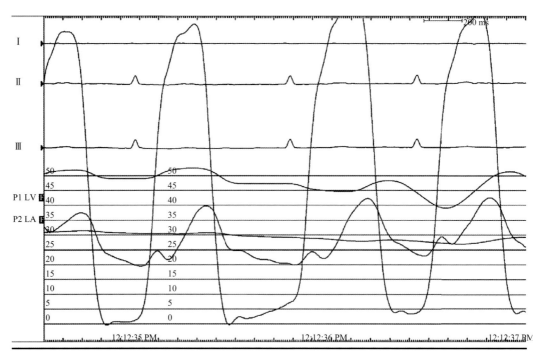

▲ 图 9-4　严重二尖瓣狭窄伴心房颤动患者同时记录左心房和左心室压力

注意左心房压力波形上没有 a 波和显著的 v 波。LV. 左心室；LA. 左心房

相关的血流动力学失代偿更可能是心室率过快而不是心房收缩丧失的结果[7]。心率是跨瓣压差的重要决定因素。即使在窦性心律时，心动过速也可以通过减少舒张期充盈时间和增加左心房 – 左心室压差，将解剖学上轻微的二尖瓣狭窄转变为生理上严重的二尖瓣狭窄。

（二）肺动脉压力

轻中度二尖瓣狭窄患者仅在运动时肺动脉压升高。然而，严重的二尖瓣狭窄患者，静息状态下肺动脉压力可能会升高。PAH 是由肺静脉压力的增加与左心房压力的升高和肺血管阻力（pulmonary vascular resistance，PVR）的增加相一致来确定的。二尖瓣狭窄的肺血管阻力升高主要是由于肺小动脉收缩引起的 "反应性"，但在长期存在的二尖瓣狭窄中，肺血管床的继发性闭塞性改变可能起到较小的作用。在心导管术中，注意到不同程度的肺动脉和左心室收缩压升高。一些重症二尖瓣狭窄患者的血压可能达到超系统水平（图 9-5）。由于右心室顺应性降低，右心房压力波形以显著的 a 波为主，即使在中度 PAH 中也可以看到。三尖瓣反流的存在可能导致右心房轨迹中明显的 cv 波。

（三）左心室压力和心排血量

二尖瓣狭窄患者左心室舒张充盈受损程度与狭窄程度成正比。这可以看作是左心室舒张压波形的延迟上升。然而，左心室舒张末期压（LV end-diastolic pressure，LVEDP）在大多数患者中保持正常，但在某些情况下可能会升高。在最近的一项研究中，32.7% 的患者 LVEDP ≥ 15mmHg[9]。二尖瓣狭窄患者 LVEDP 升高是二尖瓣反流或左心室舒张或收缩功能受损的标志。与二尖瓣前向血流梗阻相比，室间隔早期舒张期运动朝向左心室（左和后），继发于快速、无限制的右心室充盈。这一现象在重度 PAH

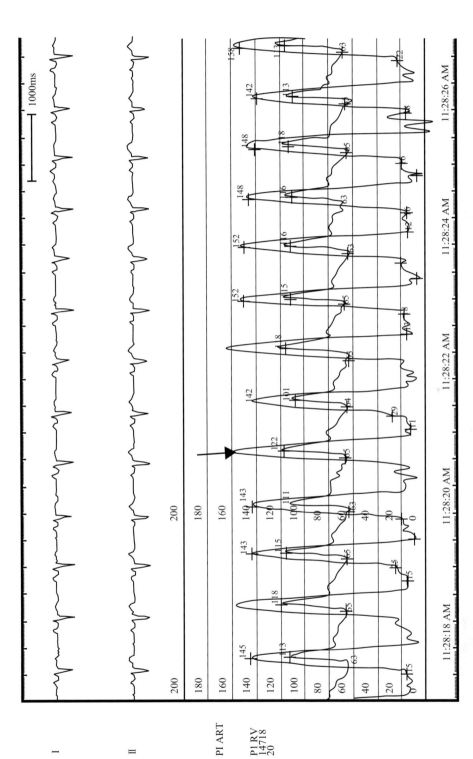

▲ 图 9-5 严重二尖瓣狭窄和严重肺动脉高压患者的右心插管压力数据显示右心室压（箭）超过股动脉脉压

患者中被夸大，有时可能导致左心室舒张功能受损。

左心室收缩功能不全是二尖瓣狭窄中一种意外但已知的现象。二尖瓣狭窄患者左心室收缩功能不全的患病率仍未得到解决，但在一些研究中已经报道了高达 33% 的病例[10]。二尖瓣狭窄患者左心室收缩功能障碍的原因仍不清楚。继发于风湿热的慢性炎症是 Fleming 和 Wood 发现的最早的因素之一[11]。其他人将其归因于二尖瓣增厚和瓣膜下瘢痕形成，导致左心室壁拴系。其他被提出的左心室收缩功能障碍的机制包括，由于严重二尖瓣狭窄患者继发于心排血量减少而引起的神经激素激活，以及伴随的疾病，如主动脉瓣狭窄、高血压和冠状动脉疾病，导致左心室重塑。

心排血量取决于每搏量和心率。重度二尖瓣狭窄患者运动后每搏量的增加受到限制。由于舒张期充盈的减少，随着心率的增加，每搏量会进一步受损。值得注意的是，与二尖瓣面积较大的患者相比，二尖瓣面积较小的患者左心房压力和肺静脉压力增加要大得多，而心排血量也有类似的增加。重症二尖瓣狭窄患者即使在休息时也可能会减少每搏量。表 9-1 总结了二尖瓣狭窄的重要血流动力学改变。

表 9-1 二尖瓣狭窄的血流动力学变化总结

- 左心房压力增加，a 波会变得更加明显，有时 v 波也会变得更加明显
- y 轴方向下降的斜率减小
- 舒张期间左心房和左心室之间的压差会持续
- 根据严重程度，增加运动 / 休息时的肺动脉压
- 对右心房进行持续观察发现，y 轴方向下降的斜率减小和 a 波明显

四、二尖瓣狭窄的量化及瓣膜面积的计算

在心导管实验室可以可靠地评估二尖瓣狭窄的严重程度。通过同时记录快速（100mm/s）、0～50mmHg 的左心房和左心室压力获得跨瓣压差。在现代实验室中，压差和舒张期充盈期的测量由计算机软件自动完成（图 9-6）。在正常窦性心律时，跨瓣压差应测量平均 5 个心跳周期，在心房颤动时，应测量平均 10 个心跳周期。按照惯例，跨瓣压差 > 10mmHg 为重度二尖瓣狭窄，5～10mmHg 为中度，< 5mmHg 为轻度。重要的是要记住，贫血、甲状腺功能亢进症、焦虑和妊娠等情况会增加心排血量，也会导致跨瓣压差增加。因此，跨瓣压差取决于患者的血流动力学状态，并可能给出严重程度的错误评估。

二尖瓣面积按 Gorlin 公式计算。这个公式是 Richard Gorlin 博士及其父亲根据 Toricelli 定律在尸检标本上得出的，Toricelli 定律是为具有固定圆孔的血流动力学系统而开发的[12]。根据 Toricelli 定律：

$$F = A \times V \times Cc$$

式中，F 为流量，A 为孔口面积，V 为流速，Cc 为孔口收缩系数。增加这个系数是为了补偿水流横截面积小于孔口真实面积这一事实。重新排列公式可以得出以下结论：

$$A = F/V \times Cc$$

根据血流动力学原理，

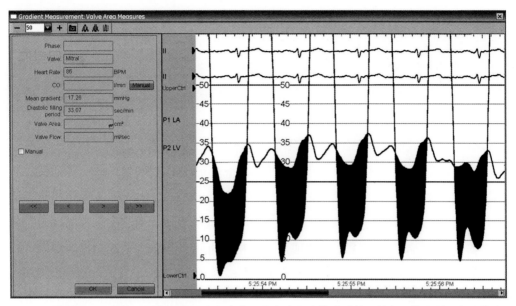

▲ 图 9-6　根据图 9-3 中同一例患者的同步左心房 - 左心室压力轨迹计算平均舒张期压差和舒张期充盈期

平均舒张期压差是左心房和左心室压力轨迹之间的封闭区域（阴影区域）。舒张期充盈期是左心室和左心房压力轨迹的舒张期早期和晚期交叉点之间的持续时间（以 s 为单位）。计算机软件自动计算出平均舒张期阶差为 17.3mmHg，舒张期充盈期为 33.07s/min

$$V=Cv \times \sqrt{2gh}$$

其中 V 是流速，Cv 是压力能转换为动能时能量损失速度校正系数，h 是压差（cmH₂O），g 是重力常数（980cm/s²）。

将这两个方程组合在一起：

$$A=F/Cv \times \sqrt{2gh} \times Cc=F/C \times 44.3 \times \sqrt{h}$$

其中 C 代表 Cv 和 Cc，h 代表平均跨瓣压差（mmHg）。在这个方程式中，F 代表通过孔口的流量。通过瓣膜的顺行血流只发生在舒张期。因此，用心排血量（ml/min）除以舒张期充盈期（s/min）与心率（次 / 分钟）的乘积，得出流量 F 的值。经验常数 C 由 Gorlin 设定为 0.7，但在比较计算的瓣膜面积和实际瓣膜面积后，后来调整为 0.85。Gorlin 的公式如下：

$$MVA=\left(\frac{CO/DFP \times HR}{44.3 \times 0.85 \times \sqrt{平均压差}} \right)$$

其中，MVA= 二尖瓣瓣口面积（cm²）；CO= 心排血量（cm³/min）；HR= 心率（次 / 分）；平均阶差 = 二尖瓣的平均舒张期阶差（mmHg）；DFP= 舒张期充盈时间 [每搏秒数，从舒张期开始（PCWP/左心室压交叉点）到舒张期结束（心电图 R 波峰值）之间测量]；44.3 × 0.85=37.7 是经验常数。

根据 2014 年 ACC/AHA 瓣膜心脏病指南，二尖瓣面积 < 1.5cm² 被认为是严重的二尖瓣反流[13]。

还提出了一个简化版本的 Gorlin 公式，用于在心导管实验室中进行快速计算，称为 Hakki 公式[14]。该公式忽略了经验值、心率和舒张期充盈期：

$$瓣膜面积 = 心排血量 / \sqrt{压差}$$

这个公式很容易记住和应用。然而，与 Gorlin 公式相比，它容易导致显著的差异，特别是存在心动过速（> 100 次 / 分）的情况下。

（一）Gorlin 公式的局限性

(1) Gorlin 公式是从狭窄小孔的理想化流动动力学中推导出来的，是对实际血流动力学的过度简化。此外，它还做了一些假设，以建立一个适用于临床实践的数学公式。因此，即使测量准确，它充其量也只能给出瓣膜面积的估计值。

(2) 在推导 Gorlin 公式的过程中，一个重要的临床相关假设是，狭窄瓣膜的面积在血流动力学条件变化时保持不变，但这可能不是正确的。低流量状态是指 Gorlin 公式仍然不准确的情况。

(3) 心排血量的测量多数实验室采用 Fick 原理，以动静脉含氧量和假设耗氧量之差为基础。每个人的耗氧量都有很大不同，有时也会有很大变化。应用假设耗氧量可能会带来很大的意外误差。由于采集技术不完善和血气仪校准不准确，也是造成血氧饱和度的测量误差的原因。即使在最严格的条件下，由假定的耗氧量计算出的心排血量也可能相差 10%～15%。

(4) 心房颤动：Gorlin 公式适用于正常窦性心律。在心房颤动中，平均舒张期压差随节拍的不同而异，因此至少取 10 次节拍很重要。

(5) 二尖瓣反流：与实际心排血量相比，二尖瓣反流的存在导致跨瓣血流增加。这将导致对瓣膜面积的低估和对二尖瓣反流严重程度的高估。共存的二尖瓣反流对 Gorlin 公式提出了很大的限制。

二尖瓣阻力已被认为是替代瓣膜面积的血流动力学指标。该参数的固有优点在于，它考虑了在血流动力学状态改变期间面积保持不变的假设。在输注异丙肾上腺素引起的心率变化引起的血流动力学状况的改变方面，它的变异性比 Gorlin 面积小[15]。阻力是用以下公式计算的：

$$R = \Delta P / Q$$

其中 ΔP 是阻力上的压力压差，Q 是通过阻力的流量。ΔP 是平均跨瓣压差，Q 是流过瓣膜的顺行流量，计算方法类似于 Gorlin 公式。

$$二尖瓣阻力 \left(dynesx \times \frac{s}{cm^5} \right) = \left[\frac{1.333 \times 平均压差（mmHg）}{CO \times DFP \times HR} \right]$$

其中，CO= 心排血量（cm^3/min）;HR= 心率（次 / 分）；平均压差 = 二尖瓣的平均舒张期（mmHg）；DFP= 舒张期充盈期（秒 / 搏动）［从舒张期开始（PCWP/ 左心室交叉点）到舒张期结束（心电图上的 R 波峰值）］；1.333 是从 mmHg 转换为 $dynes/cm^2$ 的常数。

由于二尖瓣阻力接受度较低，二尖瓣阻力作为一种工具仍未得到充分利用。这可能是因为与瓣膜面积相比，二尖瓣阻力的单位很难概念化。

（二）PTMC 后的血流动力学

成功的 PTMC 可立即导致二尖瓣面积的增加和二尖瓣压力压差的下降。这会立即导致左心房体积的减少，因此僵硬的左心房壁不会再被最大限度地拉伸，平均左心房压力也会显著下降。Kapoor 等在一项研究中分析了 85 名患者 PTMC 术后即刻左心房顺应性的变化[16]。然而，应该注意的是，PTMC 术后左心房壁特征并没有立即改变，而左心房壁顺应性的计算变化仅仅是左心房压力下降导致左心房壁伸展减少的结果。这些快速变化的左心房压力 – 容积参数可能会使超声心动图用压差减半时间法评估瓣膜面积的可靠性降低，因为左心房压力下降的斜率可能需要时间来稳定[17]。然而，在手术结束时用平面测量法评估瓣膜面积和压差仍然相当准确。即刻成功的标准是二尖瓣面积增加到 $1.5cm^2$ 以上。在大多数成功的病例中，PTMC 术后二尖瓣面积增加了一倍，跨瓣压差减小了 50% 以上，理想情况下降小于 5mmHg。

PTMC 成功后，二尖瓣阶差显著降低，左心室舒张末压力与左心房压力趋于平衡（图 9–7）。由于平均左心房压下降，心房舒张度迅速改变，反映为早期突出的 v 波高度突然降低（在没有二尖瓣反流的情况下）。v 波是 PTMC 过程中左心房压力轨迹中最动态的成分，需要仔细监测以判断手术是否成功，并认识到 PTMC 最重要的并发症——二尖瓣反流。显著二尖瓣反流以左心房压力增加和 v 波高度增加为特征。如果以前没有 v 波，则会出现新的波峰；如果已经出现，则波峰会增加到超过基线的值，这两种情况下都会出现 v 波的从头突起现象。然而，v 波的高度并不能准确地反映二尖瓣反流的严重程度。记住二尖瓣反流的 v 波有一个快速的下坡，导致一个陡峭的 y 轴方向下降（图 9–8）。

PTMC 术后由于左心室充盈改善和每搏量增加，心排血量得到改善。PTMC 成功后，LVEDP 通常会立即升高。这通常是短暂的，并可恢复正常，但 LVEDP 在持续左心室收缩功能不全的患者中可能持续升高[18]。然而，显著的二尖瓣反流以前向心排血量下降为特征。术前、术后应分别计算心排血量，以计算瓣膜面积。左向右分流可能发生在经间隔穿刺点的心房水平。据报道，发病率在 10%～25%[19]。在 68 例 PTMC 成功的患者中，25% 的患者在术后即刻通过血氧分析检测到左向右分流。使用更灵敏的指示剂稀释法，62% 的患者检测到分流。肺血流量与体血流量的比值（Qp/Qs）平均值为 1.3，仅有 9% 的患者大于 1.5[20]。在 6 个月的随访中，84% 的患者持续存在这种分流，尽管严重程度有所减轻[20]。左向右分流可能会干扰热稀释法准确计算心排血量，因此必须使用费时的 Fick 法[21]。为了将分流引起的误差降到最低，理想情况下，所有测量都应该在从房间隔拔出导管之前进行。但在实际应用中，SVC 和混合静脉饱和度（肺动脉饱和度）是分开测量的，并计算分流的大小。系统血流量（Qs）用于计算二尖瓣面积，从而将分流引起的误差降至最低。

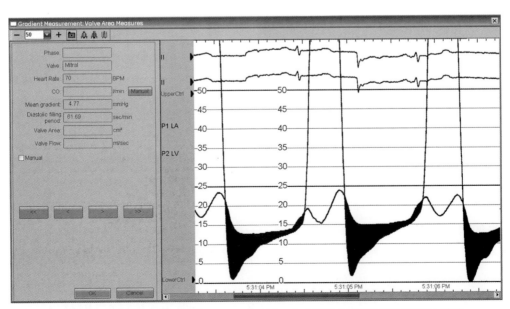

▲ 图 9–7　与图 9–3 同一患者 PTMC 成功后，左心房和左心室同时出现压力轨迹

请注意，v 波没有任何增加，提示重要的二尖瓣反流缺失。平均舒张期压差由 17.3mmHg 降至 4.8mmHg

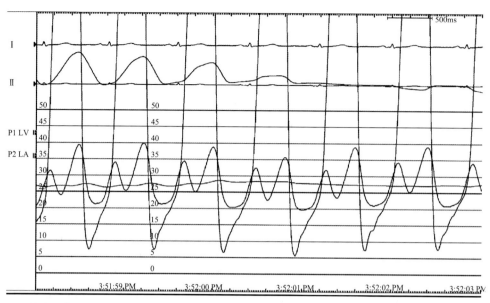

▲ 图 9-8 严重二尖瓣狭窄患者 PTMC 后同时进行的左心房和左心室压力记录显示明显的 v 波和陡峭的 y 轴方向下降提示二尖瓣反流。还要注意左心室末期舒张压升高

在 PTMC 成功后，由于左心房压力下降，PAH 立即降低。已经证明，通过一次成功的手术，肺动脉压平均下降 50% 左右[22] 虽然肺动脉压不会立即恢复正常，但由于 PVR 的逐渐下降，肺动脉压在一段时间内会继续下降。Dev 等对 53 例接受 PTMC 治疗的重度二尖瓣狭窄患者肺动脉压变化时间进程进行了研究，发现大部分变化在第一周结束时即可完成，随后出现的下降可忽略不计[23]。在 559 例接受 PTMC 成功的重症二尖瓣狭窄患者中，与中到重度 PAH 患者相比，轻度 PAH 患者［n=345 例（62%）］术后即刻肺动脉压恢复到完全正常，而中到重度的 PAH 患者［分别为 188 例（33%）和 31 例（5%）］，在平均随访 12 个月后，PAH 发生显著下降。这是 PVR 逐渐降低导致，即使在随访期间 PCWP 和二尖瓣压差保持不变[24]。即使在 PTMC 术前肺动脉压是超系统的，肺动脉压也会回落。在成功 PTMC 的 45 名患有严重二尖瓣狭窄和全身或超全身 PAH 的患者中，PAH 立即显著下降[25]。总而言之，PTMC 成功后，肺动脉压立即迅速下降，并随着时间的推移继续下降，在许多患者中可能达到正常水平。

五、结论

二尖瓣狭窄的主要病理生理机制是舒张期左心室充盈时二尖瓣水平的梗阻，导致左心房压力升高和继发性肺循环改变。严重二尖瓣狭窄的血流动力学特征是左心房和左心室之间存在舒张期压差，并持续到舒张期末期。在窦性心律存在的情况下，左心房压力轨迹上有一个显著的 a 波。长期存在二尖瓣狭窄的患者可能由于心房顺应性降低而出现明显 v 波。二尖瓣狭窄患者的左心室舒张末期压力通常是正常的，但当升高时，表明存在左心室收缩或舒张功能障碍。Gorlin 公式可以用来相当准确地计算瓣膜面积，但在有显著二尖瓣反流的情况下并不可靠。急性二尖瓣反流是 PTMC 的重要并发症，在心导管实验室仔细检查左心房压力轨迹很容易诊断。升高的肺动脉压预计在 PTMC 成功后立即下降，尽管在二尖瓣狭窄和 PAH 较严重的患者恢复正常可能需要更长的时间。

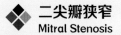

第三篇

疾病的治疗
Management

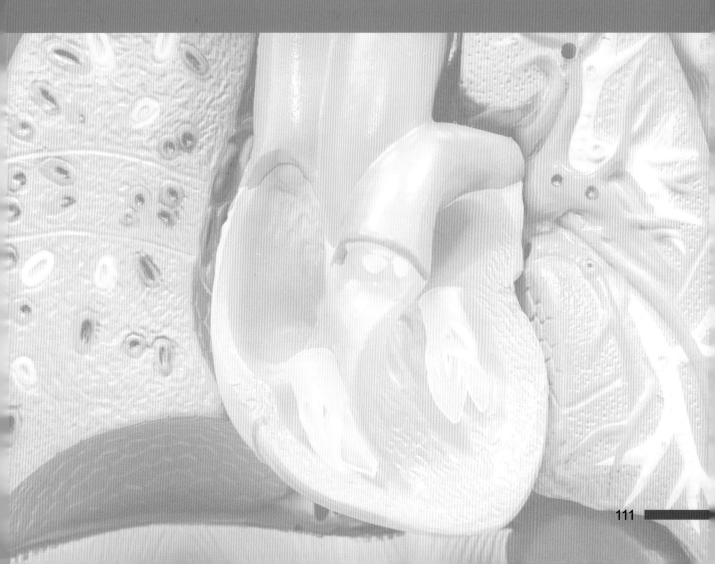

第 10 章　疾病严重程度和治疗策略的评估
Assessment of severity and treatment strategy

Ravi S. Math　著

一、病情严重程度的评估

评估任何瓣膜病变的严重程度是基于症状或并发症的发展以及干预措施改善症状的严重程度来评估的[1]。心脏手术有利于改变二尖瓣狭窄的自然病程。然而，当二尖瓣患者未接受心脏手术时，主要根据症状学研究疾病自然史，而不是根据二尖瓣瓣口面积（mitral valve area，MVA）来评估二尖瓣狭窄的严重程度[2]。无法判断症状的出现是由于疾病进展所致，还是其他继发性后遗症。已经证明一些尖瓣狭窄并发症的出现与病情的严重程度并不一致，如心房颤动和脑卒中。同样，导致肺水肿的左心房压的确切水平因人而异，可通过淋巴引流进一步改善。Paul Wood 在有关二尖瓣狭窄的开创性论文中指出：“肺水肿在平均程度的或中度二尖瓣狭窄的患者中（前提是在临界范围之内）的发病率，与重度二尖瓣狭窄患者中的一样；心房颤动、咯血、全身性栓塞的发生率也与 MVA 的大小无关[3]。”虽然二尖瓣的分级可根据具体数据直观做出判断，但在某种程度上也是一种较为武断的行为。根据心排血量、心率、MVA 及肺水肿的理论阈值，将二尖瓣狭窄分为轻度、中度和重度。值得强调的是，二尖瓣跨瓣压差与舒张期二尖瓣瓣口血流量（心排血量）的平方成正比，与舒张期时间（心率）成反比。因此，轻度二尖瓣狭窄患者也可能出现肺水肿。有必要了解到的是，二尖瓣狭窄治疗策略的选择不应仅仅基于 MVA 的任意临界值进行，而更应考虑患者的血流动力学指标和症状严重程度。应将二尖瓣狭窄视为一种疾病谱。

（一）临床分期与二尖瓣瓣口面积

MVA 的正常值为 $4\sim6cm^2$ [4]。在 $MVA > 2cm^2$ 的患者中，二尖瓣跨瓣压差很少见[2]。过去，MVA 截断值 $> 1.5cm^2$、$1\sim1.5cm^2$、$< 1cm^2$ 分别将二尖瓣狭窄分为轻度、中度和重度（表 10-1）[5]。当 $MVA > 2cm^2$ 被认为是非常轻度的二尖瓣狭窄[6]。一些权威机构将中度和重度二尖瓣狭窄称为显著性二尖瓣狭窄（$MVA < 1.5cm^2$）[7]。值得注意的是，有症状的二尖瓣狭窄患者的瓣口面积可能 $> 1cm^2$ [8]。患者的休息和运动时的平均肺动脉压（pulmonary artery pressure，PAP）和肺毛细血管楔压（PCWP）均很高（尽管 $MVA < 1cm^2$ 的患者低）[8]。$MVA > 1cm^2$ 的患者也可以经皮经静脉二尖瓣分离术（percutaneous transvenous mitral commissurotomy，PTMC）获得相同益处。两组患者在血流动力学、运动时间、功能等级和无事件存活率方面均有类似改善。因此，需要对二尖瓣狭窄进行重新分类（表 10-2）[1]。提出的新型分级系统与心力衰竭分级系统类似，可分为 A、B、C、D 四级，A 级为高危患者，B 级为进行性梗阻患者，C 级为严重无症状患者，D 级为有症状患者。如今，"严重"二尖瓣狭窄定义的依据包括症状的严重程度及介入治疗改善症状的程度。以前，重度二尖瓣狭的定义为 MVA ≤ 1.0cm^2；现在的定义较为不同，为 MVA ≤ 1.5cm^2。当 MVA ≤ 1.0cm^2 时，应分类为极重度二尖瓣狭窄。分类标准的不同，使得很难与历史队列研究进行比较。

表 10-1　2006 年 ACC/AHA 发表的二尖瓣狭窄严重程度分期指南[a]

二尖瓣狭窄严重程度	标　准
轻度二尖瓣狭窄	MVA > 1.5cm^2，平均二尖瓣跨瓣压差< 5mmHg[a]，PASP < 30mmHg
中度二尖瓣狭窄	MVA 为 1～1.5cm^2，平均二尖瓣跨瓣压差为 5～10mmHg[a]，PASP 为 30～50mmHg
重度二尖瓣狭窄	MVA < 10cm^2，平均二尖瓣跨瓣压差> 10mmHg[a]，PASP > 50mmHg

a. 二尖瓣跨瓣压差取决于跨瓣血流量。本表中所示的二尖瓣跨瓣压差是假定心排血量正常时给出的，可能不适用于存在跨瓣血流量异常升高或较低的患者。该标准适用于心率为 60～90 次 / 分时。MVA. 二尖瓣瓣口面积；PASP. 肺动脉收缩压（引自 Bonow RO et al., *Circulation* 2006；114：e84-231.）

表 10-2　二尖瓣狭窄的分级和严重程度

分　级	定　义	心脏瓣膜解剖	心脏瓣膜血流动力学	血流动力学后果	症　状
A	具有患二尖瓣狭窄的风险	轻度舒张期瓣膜隆起	跨二尖瓣瓣口血流流速正常	无	无
B	进展性二尖瓣狭窄	风湿性心瓣膜病合并二尖瓣交界区融合、舒张期瓣叶隆起测量 MVA > 1.5cm^2	跨二尖瓣瓣口血流流速增加 MVA > 1.5cm^2 PHT < 150ms	轻度到中度左心房扩大 静息状态下肺动脉压正常	无
C	无症状的重度二尖瓣狭窄	风湿性心瓣膜病合并二尖瓣交界区融合、舒张期瓣叶隆起测量 MVA ≤ 1.5cm^2（MVA ≤ 1.0cm^2 伴有极重度二尖瓣狭窄）	MVA ≤ 1.5cm^2（MVA ≤ 1.0cm^2 伴有极重度二尖瓣狭窄） PHT ≥ 150ms（舒张期 PHT ≥ 220ms 合并极重度二尖瓣狭窄）	重度左心房扩大 PASP > 30mmHg	无
D	有症状的重症二尖瓣狭窄	风湿性心瓣膜病合并二尖瓣交界区融合、舒张期瓣叶隆起测量 MVA ≤ 1.5cm^2	MVA ≤ 1.5cm^2（MVA ≤ 1.0cm^2 伴有极重度二尖瓣狭窄） PHT ≥ 150ms（舒张期 PHT ≥ 220ms 合并极重度二尖瓣狭窄）	重度左心房扩大 PASP > 30mmHg	运动耐量下降运动性呼吸困难

MVA. 二尖瓣瓣口面积；PHT. 舒张期压差减半时间；PASP. 肺动脉收缩压（引自 Nishimura RA et al., *J Am Coll Cardiol* 2014；63：e57-185.）

可采用经胸心脏超声（TTE）计算 MVA。传统方法是使用二维 TTE 平面测量瓣口面积[9]。平面测量是在二尖瓣瓣叶尖端进行的。需要一个专业的超声心动图师进行操作，因为超声光束深度或角度的变化会大大高估 MVA。此外，对于超声心动图图像质量不佳或钙化严重的患者，平面测量可能不可行。三维超声心动图可以帮助克服上述局限性。在评估二尖瓣狭窄的严重程度时，应强调在进行超声心动图检查的同时，还应检查二尖瓣跨瓣压差、肺动脉压以及左、右心室功能。当超声心动图检查结果不具有诊断性，或临床症状和超声心动图检查结果不一致时，就需要采用心导管检查。

（二）临床评估

评估二尖瓣狭窄严重程度时，首先采集详细的病史并进行体格检查。临床评估可诊断中、重度二尖瓣狭窄，准确率为 92%[6]。心电图和胸部 X 线片在辅助临床诊断和评估并发症方面非常有用。重度二尖瓣狭窄患者也不会表现出症状，而轻度二尖瓣狭窄患者处于贫血、感染、妊娠、心房颤动伴有心室率加快状态时则可能会表现出症状。更常见的情况是出现症状的患者会有明显的二尖瓣狭窄。

严重二尖瓣狭窄的体格检查结果包括 A_2 开瓣音间期（主动脉瓣成分到二尖瓣开瓣音的时距）较短（< 0.08s）、舒张期杂音较长（尤其是收缩前加重），以及在没有其他原因的情况下出现 PAH（P_2 亢进和胸骨旁隆起）[4, 6]。心电图可显示左心房增大、心轴右偏、右心室肥大，伴或不伴心房颤动[4, 6]。胸部 X 线片可显示左心房增大（如双心房、阴影、左心缘变直或隆突角增大）、肺静脉高压（如血流均衡/向头部集中，肺间质或肺泡水肿）和 PAH（如肺动脉扩张或右心室扩大）的证据[4, 6]。当体格检查或放射学检查结果提示为严重二尖瓣狭窄，与超声心动图检查不一致时，有必要重新查看超声心动图结果或寻找诱发因素。

二、治疗策略

二尖瓣狭窄的治疗策略取决于患者的症状状态和二尖瓣瓣口面积（MVA）（图 10-1 和图 10-2）。

（一）无症状患者 MVA > 1.5cm²

无症状或有轻微症状的二尖瓣狭窄患者的 10 年生存率为 80%，其中有 60% 患者病情不会发展[2, 10, 11]。因此，无症状的轻度二尖瓣狭窄患者（MVA > 1.5cm²，平均二尖瓣跨瓣压差 < 5mm），无须进一步检查[1]。其他患者需每年进行一次病史采集、体格检查、胸部 X 线检查及心电图检查。超声心动图可每隔 3~5 年检查一次，或当症状或临床评估情况发生变化时进行一次。心悸患者可使用动态心电图记录（24h 动态心电图或事件记录器）来检测阵发性心房颤动。

（二）无症状患者 MVA 在 1.0~1.5cm²

如前所述，如果患者 MVA < 1.5cm²，则认为是严重二尖瓣狭窄。虽然有些患者确实会出现症状，但也有些患者不会表现出症状。有些患者可能会被迫调整生活方式，久坐时间将更长。另外，肺部血管阻力升高和（或）心排血量降低可阻止症状的发生。对于这种患者，可采用多普勒超声心动图运动试验。可以通过仰卧自行车或踏板运动来实现[1, 5]。尽管踏板运动试验中获得的大多数数据可以使用，但仰卧自行车试验中允许在不同运动阶段获得血流动力学数据。在心导管检查期间还可进行自行车试验或手臂测功运动试验。运动受限，伴有肺动脉收缩压（PASP）升高 > 60mmHg，二尖瓣跨瓣压差 > 15mmHg，PCWP > 25mmHg 且出现症状，上述表现均是经皮瓣膜切开术的适应证[5]。

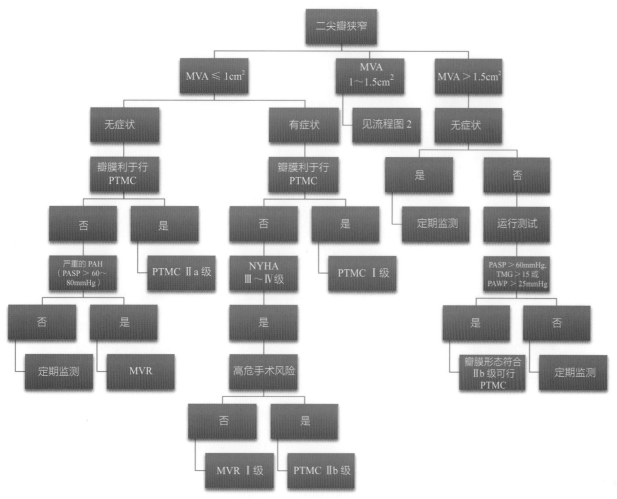

▲ 图 10-1 二尖瓣狭窄的处理

MVA. 二尖瓣置换术；PTMC. 经皮经静脉二尖瓣分离术（引自 Nishimura RA et al., *J Am Coll Cardiol* 2014；63：e57–185；Chandrashekhar Y et al., *Lancet* 2009；374：1271–83；Bonow RO et al., *Circulation* 2006；114：e84–231；Vahanian A et al., *Eur Heart J* 2012；33：2451–96.）

有肺动脉高压（PAH）临床证据的患者生存率较差。有症状的重度 PAH 患者的平均生存期不到 3 年[12]。考虑到这些不良的预后，如果解剖结构合适，且如果无症状患者在休息时的 PASP > 50mmHg 也可考虑进行 PTMC[5, 7]。长期随访发现，成功的 PTMC 可降低并使大多数患者的肺动脉压升高，趋于正常化。肺动脉压压力越高，降低的幅度越大。

对于 MVA 为 1～1.5cm² 的无症状患者，是否应考虑进行 PTMC？从理论上讲，有人认为在病程早期进行介入治疗可以通过降低新发心房颤动或栓塞事件的发病率来改变疾病病程，心房颤动或栓塞也可能是二尖瓣狭窄首发表现。在病程早期，瓣膜评分较低，瓣膜柔韧性较好，左心房扩大程度较低，PTMC 结果会更好[4, 13]。一项回顾性研究评估了无症状的中度二尖瓣狭窄患者延迟进行瓣膜切开术（外科手术）的风险；对 105 例患者平均随访了 4.5 年，其中约 21%（1/5）的病例发生栓塞事件[14]。这项研究是在外科瓣膜切开术时代进行的，在常规应用抗凝治疗心房颤动之前。两项研究评估了 PTMC 在无症状患者中的作用，PTMC 是一种损害较小的手术。在第一项研究中，237 例纽约心脏协会（NYHA）Ⅰ～Ⅱ级、平均年龄为（46±12）岁的患者接受了 PTMC[15]。平均瓣膜面积为（1.1±0.2）cm²（所有

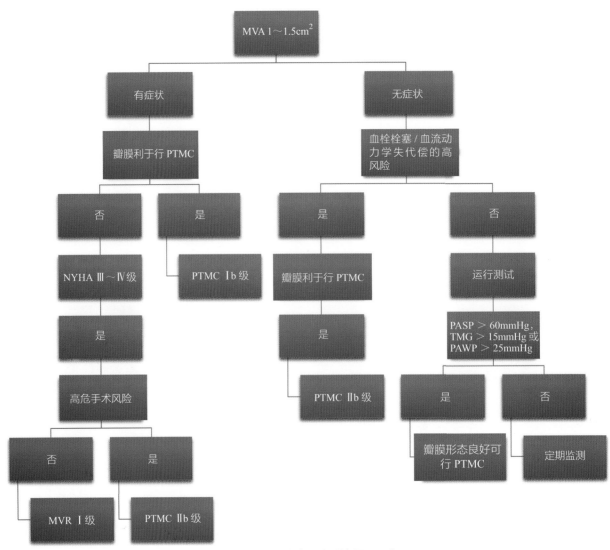

▲ 图 10-2　流程图 2（接图 10-1）

血栓栓塞风险提示新发心房颤动、h/o 栓塞、左心房致密自发性超声显影。血流动力学失代偿风险提示静息状态下 PASP ＞ 50mmHg，需要行大型非心脏手术，计划妊娠。此时，PTMC 应由经验丰富的手术人员进行。MVR 二尖瓣置换术；PTMC. 经皮经静脉二尖瓣分离术

病例的瓣膜面积均≤ 1.5cm²）。PTMC 成功率为 94%，术后平均 MVA 为（1.9 ± 0.3）cm²。无须介入治疗的 NYHA Ⅰ～Ⅱ级患者 20 年生存率为 41% ± 4%，50 岁以上患者则为 50% ± 6%。多变量分析表明，年轻和术后 MVA 较大是预后良好预测指标。第二项研究包括 244 例无症状患者，平均年龄为（51 ± 11）岁，患有重度风湿性二尖瓣狭窄（MVA 为 1～1.5cm²）[16]。其中 108 例患者行 PTMC，其余患者则保守随访。PTMC 的成功率高达 97%。术后平均随访 8.8 年，PTMC 组和保守治疗组的 11 年无事件生存率分别为 89% ± 4% 和 69% ± 5%（P ＜ 0.001）。这种差异在没有心房颤动或没有栓塞时间的患者中并不明显，下文将讨论。然而，保守治疗组的超声评分却在变差。

值得注意的是，这两项研究中的手术人员均操作熟练，手术的成功率较高，术后并发症发生率较低。这种观察性研究存在固有的偏差。尽管这样，研究结果还是适用于有熟练操作技能手术人员的高手术例数中心，以及瓣膜形态良好的年轻患者。然而，目前还没有随机试验可用以评价早期介入治疗

与药物治疗在无症状患者中的疗效。需要考虑到无症状患者的自然病史、罕见的猝死及医源性并发症。医源性并发症较少但也可能会发生，包括死亡或需要行 MVR。目前指南不建议对真正无症状的患者进行任何介入治疗，除了血栓栓塞风险较高的患者（下文将讨论）[1, 7]。应每年进行一次病史、体格检查、胸部 X 线检查和心电图检查。每隔 2 年进行一次超声心动图检查。

（三）新发心房颤动 / 栓塞事件的无症状患者（MVA 为 1.0～1.5cm²）

大约 40% 的二尖瓣狭窄患者会发生心房颤动[1]。心房颤动患者的 10 年生存率为 25%，而窦性心律患者的 10 年生存率则为 46%[11]。在其他无症状患者中，心房颤动可能发展为一个孤立事件，但往往预示着一个症状阶段的开始。栓塞事件可能是二尖瓣狭窄患者的首发症状。10%～20% 的患者会出现全身性栓塞，同样与心房颤动的存在有关[1, 10]。因此，对新发心房颤动患者或栓塞事件患者进行干预的疗效似乎是很直观的。

成功的 PTMC 不能纠正心房颤动[17]，但可以帮助患者维持窦性心律[18]。此外，在心房颤动患者亚组（左心房大小变化事件小于 1 年）中，成功的 PTMC 与心脏复律的可能性增加相关[19]。另外，已经证明成功的 PTMC 对某些易导致栓塞事件的危险因素有良好的影响。自发超声对比度和左心房体积减小，同时左心房凝血激活机制减少。一项针对 402 例心房颤动患者的前瞻性研究发现，PTMC 是全身性栓塞的独立阴性预测因子[20]。另一项针对 244 例无症状患者的前瞻性研究中，16 例中度二尖瓣狭窄（MVA 为 1.0～1.5cm²）接受 PTMC 治疗的患者中，有 5 例发生了栓塞事件（$n=106$），而保守治疗的患者中有 19 例生了栓塞事件（$n=138$），平均随访时间为 8.3 年。PTMC 组中术后 11 年栓塞的发病率明显较低（7%±3% vs. 23%±4%，$P=0.0013$），危险比为 0.309（$P=0.02$）。因此，对于 MVA < 1.5cm² 的无症状二尖瓣狭窄患者，如果出现新发心房颤动或发生栓塞事件，可在瓣膜解剖良好的患者中进行 PTMC（2014ACC 2b 级指征、2012ESC 2a 级指征）。在 PTMC 术前应进行 4 周的抗凝治疗，还要采取经食管超声心动图（TEE）检查以排除左心房 / 左心耳血栓。已经证明，高密度自发性超声对比事件是血栓栓塞事件的最有力的预测因子；还是 PTMC 手术指征。对于解剖结构不良、不适于进行 PTMC 的患者，考虑到与手术相关的并发症和死亡率，MVR 不推荐用于有新发心房颤动 / 既往存在栓塞事件的无症状患者。一个例外是栓塞反复发作的患者。

PTMC 的另一个适应证是需要行大型非心脏手术的患者或希望怀孕的患者。上述两种情况容易导致心率增加，还与失血风险和体液失衡有关，均可能引发肺水肿。

（四）无症状患者的 MVA < 1.0cm²

如果 MVA < 1.0cm²，则可以判定为极重度二尖瓣狭窄[1]。正如前文所述（MVA 为 1～1.5cm²），目前没有研究比较早期介入治疗策略与药物治疗策略的疗效，也很少有研究评估 PTMC 在此种程度的二尖瓣狭窄中的效果。普遍认为，即使极重度二尖瓣狭窄患者的临床症状不明显，二尖瓣瓣膜区的功能确实出现真正的下降。而且，最好在出现重度 PAH 之前进行治疗干预。目前指南建议无症状、MVA < 1.0cm²、并且瓣膜解剖结构良好的患者可以采用 PTMC。

如果瓣膜形态不适合进行 PTMC，考虑到与手术相关的并发症和死亡率，无症状患者不建议采用

MVR。极重度患者应每年进行一次超声心动图随访。一个例外的情况是无症状的、伴有严重的 PAH（PASP > 60~80mmHg）的重度二尖瓣狭窄患者，建议采用 MVR 用于预防右心衰竭。

（五）出现症状的轻微二尖瓣狭窄患者（MVA > 1.5cm²）

通常轻度二尖瓣狭窄患者不表现出症状。而有一些轻度二尖瓣狭窄患者会表现出症状。可能与多种原因有关。如果 MVA 一定，肥胖者或体表面积较大者的二尖瓣跨瓣压差可能更高[1, 21]。肺毛细血管楔压（PCWP）与 MVA 的关系也是可变的。最后，采用无创性方法评估 MVA，可能存在误差。当临床症状与超声心动图结果不符时，建议进行多普勒运动试验或有创血流动力学检测进一步评估病情。运动受限，伴有肺动脉收缩压（PASP）升高 > 60mmHg，二尖瓣跨瓣压差 > 15mmHg，PCWP > 25mmHg 且出现症状，在瓣膜形态合适的情况下，可作为 PTMC 的指征。上述表现均是 PTMC 的适应证[5]。有必要排除引起极重度狭窄症状的其他原因，如舒张功能不全、肺栓塞等[21]。极重度二尖瓣狭窄患者需要采用内科药物治疗。

目前不建议使用 PTMC 治疗轻度二尖瓣狭窄和心房颤动的无症状患者。轻度二尖瓣狭窄合并心房颤动的患者可能会出现心室率加快的症状。随着心室率的加快，二尖瓣跨瓣压差会更大，很难通过平面测量法评估 MVA。对于此类患者，必须控制心室率并重新评估二尖瓣狭窄的严重程度。如果 MVA > 1.5cm²，且患者在心率控制后已不再表现出症状，则应进行内科药物治疗。如果患者仍有症状，应首先尝试恢复窦性心律。

（六）有症状的严重二尖瓣狭窄患者（MVA < 1.5cm²）

一旦出现症状，如果不治疗，二尖瓣狭窄的预后会变得很差。在 271 例有症状的患者中，NYHA Ⅱ级、Ⅲ级和Ⅳ级患者的 10 年生存率分别为 69%、33% 和 0%[11]。目前尚无药物可缓解由二尖瓣狭窄导致的机械性梗阻；可通过瓣膜切开术或 MVR 缓解。瓣膜切开术（外科切开入路或经皮入路）通过分离融合的交界区来缓解二尖瓣狭窄，从而降低二尖瓣跨瓣压差并增加 MVA。

三、治疗策略的选择

瓣膜切开术可通过外科切开入路或经皮入路完成。外科瓣膜切开术分类包括闭式二尖瓣交界分离术（closed mitral valvotomy，CMV）或直视二尖瓣交界分离术（open mitral valvotomy，OMV）。

（一）闭式二尖瓣交界分离术

闭式二尖瓣交界分离术（CMV）是在不停跳动的心脏上，经心房或心室途径使用扩张器穿过二尖瓣。通过大量长期随访研究证明，CMV 在改变二尖瓣狭窄自然史方面具有有利的作用。1964 年，Ellis 等[22] 对 1571 例接受 CMV 患者进行了 12 年随访研究。Ⅲ级和Ⅳ级患者的 10 年生存率在 60%~80%，与药物治疗的效果相比有显著改善。在印度，一项针对 3724 名二尖瓣狭窄患者的研究发现，12 年、18 年和 24 年的生存率分别为 93%、89% 和 84%（手术时 99% 的患者属于 NYHA Ⅲ~Ⅳ级）[23]。CMV

的适应证与经皮经静脉二尖瓣分离术（PTMC）相同。良好的瓣膜解剖结构是先决条件。但 CMV 的术后结果不如 PTMC 或 OMV。CMV 常用于发展中国家。只有在 PTMC 不可用或医生不能掌握 PTMC 的技术专业知识时，才会选择进行 CMV。存在左心房 / 左心耳血栓和 3 级以上二尖瓣反流为手术禁忌证。

（二）直视二尖瓣交界分离术

直视二尖瓣交界分离术（OMV）是在心肺转流术下进行的。与闭式二尖瓣交界分离术（CMV）相比，OMV 的优势在于可以直视检查二尖瓣，直接分离交界的腱索和乳头肌，以及清除钙化沉积物。可以同时进行血栓切除术，清除左心房血栓，结扎 / 切除左心耳。中重度三尖瓣反流可以进行修复，不必要使用人工瓣膜。据报道，成功的 OMV 远期预后是 10 年后生存率为 81%～90%[24-26]。OMV 超过 10 年之后，7%～16% 的患者会发生再狭窄，需要行二尖瓣置换（MVR）。鉴于这些研究的观察性质，报道容易产生偏差。手术预后取决于外科医生的技能水平。尽管 MVR 比 OMV 的操作更简单、效果更持久，但由于二尖瓣置换术后更容易产生血栓栓塞以及与抗凝相关、超过 MVR 耐久性的其他人工瓣膜相关并发症，MVR 比 OMV 术后生存率更低（OMV 和 MVR10 年生存率为分别为 98% 和 93%）[27]。当瓣膜解剖不利于行 PTMC（超声评分 > 8，有严重钙化）或伴有 PTMC 禁忌证（存在左心房 / 左心耳血栓）时，OMV 适用于 NYHA Ⅲ级和Ⅳ级患者。考虑到外科交界区分离术的并发症和死亡率，除了血栓栓塞或血流动力学失代偿的高危患者外，外科切开术不推荐用于 NYHA Ⅰ级或Ⅱ级的患者。伴有左心房左心房 / 左心耳血栓的 NYHA Ⅰ级和Ⅱ级患者可在行 2～6 个月的抗凝治疗后，再重新评估是否适合进行 PTMC[28]。如果重复采取经食管超声心动图（TEE）检查，发现血栓溶解，则可进行 PTMC。如果血栓依然存在，则应采取外科手术治疗。最近，一些医疗中心会在患者接受大于 6 周的抗凝治疗后，即存在左心房 / 左心耳血栓的情况下进行 PTMC。

如果患者存在严重二尖瓣畸形或中度到重度二尖瓣反流而不能修复时，则建议进行 MVR。考虑到与 MVR 相关的并发症和死亡率以及与人工瓣膜相关的潜在长期并发症，如人工瓣膜血栓形成、感染性心内膜炎或抗凝出血并发症 MVR 的临界值高于 PTMC。MVR 仅适用于 NYHA Ⅲ和Ⅳ级患者。手术死亡率在 4%～7%[29, 30]，但有时会高达 11%[29]。随着 NYHA Ⅳ级患者的手术风险会增加。因此，重要的是避免患者发展成 NYHA Ⅳ级。即使患者为处于 NYHA Ⅳ级，也不应禁止进行手术，因为如果不采取手术，预后将会非常糟糕。此时，在经过仔细讨论后，可将 PTMC 作为一种替代方案（请见下文有关 PTMC 的讨论）。瓣膜置入方式将取决于患者的年龄和抗凝风险，但越来越多地取决于患者的选择。如果患者有长期心房颤动，必须进行抗凝治疗，则可置换机械瓣膜。另外，有窦性心律的年轻患者可以选择人造生物瓣膜，以避免凝血的危险。同时，还应了解到如果术后出现瓣膜恶化可能需要再采取手术治疗。外科迷宫手术（Maze procedure）可与 MVR 同时进行，但是与外科迷宫手术在单纯风湿性疾病患者中的成功率相比，在非风湿性疾病患者中的手术成功率较低。MVR 的适应证如下：①重度二尖瓣狭窄（MVA < 1.5cm²）患者，伴有严重症状（NYHA Ⅲ级和Ⅳ级）；②接受其他心脏手术，如主动脉瓣手术、冠状动脉旁路移植术等（Ⅱa 级指征）；③当重度二尖瓣狭窄患者（MVA ≤ 1.5cm²，C 期和 D 期）伴有栓塞事件，且接受足够抗凝治疗后，可考虑进行二尖瓣手术和左心耳切除术（Ⅱb 级适应证）。

（三）经皮静脉二尖瓣交界分离术

由 Inoue 于 1984 年首次实施了经皮静脉二尖瓣交界分离术（PTMC）[31]，之后 Lock 于 1985 年也完成了手术[32]。与外科手术相比，PTMC 的优点包括创伤小，不需要开胸手术、全身麻醉或输血，患者住院时间更短[33, 34]；而且成本更低（当硬件被重用时）[33]。此外，在重复实施 CMV 或 OMV 的术后可能会导致远期并发症和死亡率增加，与此不同，PTMC 可以重复实施，且不会增加相关风险。今天，PTMC 已成为缓解二尖瓣狭窄的首选方法，外科手术则适用于不能进行 PTMC 或 PTMC 失败的患者[1, 7]。与外科瓣膜切开术不同，PTMC 也适用于 NYHA Ⅱ 级患者，因为其损害较小。然而，PTMC 对 NYHA Ⅱ级患者自然史的影响尚不清楚。PTMC 术中，可操纵引导丝通过心脏房间隔路径顺行或逆行走向。可以使用沙漏型球囊（三腔 Inoue 球囊或双腔 Accura 型球囊）、单腔或双腔球囊导管血管成形术，或可重复使用的交界区分离刀 / 心瓣膜刀。使用上述三种装置获得的手术结果比较相似，但沙漏型球囊是首选装置。

1. 患者的选择

应基于超声心动图结果来选择适合进行 PTMC 的患者。多种超声评分方法可用来帮助选择理想的患者。其中，Wilkins 评分法应用最为广泛。如果患者 Wilkins 评分＜ 8 分且二尖瓣反流不超过中度，则可判定为 PTMC 的最佳候选人。然而，当患者的瓣膜解剖不太好时，也并不是完全不能进行 PTMC[1, 7]。评分较高的患者仍然可以取得较好的疗效，但成功率较低。此时，必须对患者的其他临床特征进行评估。如果患者的解剖特征不佳（如老年、脊柱侧凸、肾衰竭、心力衰竭、慢性梗阻性气道疾病等），但仍可以对高手术风险的患者实施 PTMC。由于 PTMC 术中，需要通过切开交界区来缓解二尖瓣狭窄，因此双交界区钙化是 PTMC 的绝对禁忌证。其他绝对禁忌证还包括左心房 / 左心耳血栓和3～4 级二尖瓣反流[1, 5]。对于不属于 NYHA Ⅲ～Ⅳ级的左心房 / 左心耳血栓患者，或血栓不可移动、存在栓塞的紧迫风险，则应在抗凝治疗 2～6 个月后（请见上文）再进行 PTMC[28]。PTMC 的相对禁忌证包括瓣膜下梗阻且不伴有任何交界区融合。

2. 适应证

目前，PTMC 的适应证如下[1]。

(1) 有症状的（NYHA Ⅱ～Ⅳ级）重度二尖瓣狭窄患者（MVA ≤ 1.5cm²）（1 级适应证）；无症状的极重度二尖瓣狭窄患者（MVA ≤ 1.0cm²）（2a 级适应证），不伴有左心房血栓和中重度二尖瓣反流，并且瓣膜形态良好。

(2) 无症状的重度二尖瓣狭窄患者（MVA ≤ 1.5cm²），伴有新发心房颤动，瓣膜解剖良好（2b 级适应证）。

(3) 有症状的二尖瓣狭窄患者并且 MVA ＞ 1.5cm²，运动期间的血流动力学指标显著改变（平均二尖瓣跨瓣压差＞ 15mmHg，肺毛细血管楔压＞ 25mmHg）（2b 级适应证）。

(4) 重度二尖瓣狭窄患者（MVA ≤ 1.5cm²），伴有严重症状（NYHA Ⅲ～Ⅳ级），瓣膜解剖结构不理想，手术风险较高（2b 级适应证）。

3. PTMC 的疗效

只有当 MVA ＞ 1.5cm²（二尖瓣反流不高于 2 级），且无须要紧急手术的重大并发症时，才能判定为 PTMC 手术成功[1]。一些研究还将基线面积增加 50% 作为手术成功的衡量标准[36]。很多研究对大量患者的 PTMC 成功率进行了评估[37-46]（表 10-3）。由于年龄、临床特征和瓣膜形态的差异，这些研究的结果可能并不完全具有可比性。与亚洲或南美洲的研究相比，美国和欧洲的研究中包括老年患者，因此术后并发症发病率较高，且术后瓣膜形态容易表现得更糟糕。虽然不同研究中报道的手术成功率各不相同，但大型队列研究中心报道的成功率超过了 90%。PTMC 手术成功后，可使二尖瓣瓣口面积加倍[4, 35, 36]，增加至 1～2cm²。二尖瓣跨瓣压差降低 50%～60%，平均左心房压和肺动脉压也会立即降低[5]。即使是全身性或系统性 PAH 的患者，在接受 PTMC 并取得成功后，肺动脉压（PAP）也会立即出现显著下降[47]。一些患者的 PAP 降低与三尖瓣反流的改善有关，但并非所有患者都如此。如果手术人员经验丰富，则患者的死亡率则会很低（小于 1%）。心脏压塞的发生率约为 1%（表 10-4）。严重二尖瓣反流仍然是一种致命的并发症。报道的发生率在 2%～10%，高达 5% 的病例中需要紧急性 MVR；在有丰富手术经验的医疗中心进行手术时，严重二尖瓣反流发生率小于 1%。主要见于二尖瓣形态不良者，可能是由于交界区、瓣叶或和腱索撕裂所致。通过球囊逐步扩张以减少严重二尖瓣反流，避免球囊夹在瓣膜下结构中。PTMC 术后房间隔缺损（atrial septal defect，ASD）的发生率很高（经食管超声心动图检出率为 66%），但大多数缺损均很小（平均直径为 4mm）[48]。只有 1%～2% 的患者会出现明显的 ASD，大多数 ASD 手术后 6 个月时自动关闭（8% 发展为残余 ASD）。

表 10-3　大量患者 PTMC 术后的急性期预后

作者，年份	国家，地区	例　数	年　龄（岁）	成功案例（%）	PTMC 术前 MVA（cm²）	PTMC 术后 MVA（cm²）
Palacios[37]，1986—2000 年	美国，波士顿	879	55 ± 15	71.7	0.9 ± 0.3	1.9 ± 0.7
Lung[38]，1986—1995 年	法国	1514	45 ± 15	89	1.04 ± 0.23	1.92 ± 0.31
Tomai[39]，1991—2010 年	意大利，罗马	527	55.3 ± 11.6	91.5	0.99 ± 0.2	1.9 ± 0.4
NHLBI[40]，1987—1989 年	美国	738	54 ± 15	76	1.0 ± 0.3	2.0 ± 0.8
Ben Farhat[41]，1987—1998 年	突尼斯	654	33.6 ± 13	98	1.0 ± 0.2	2.2 ± 0.4
Arora[42]，1987—2000 年	印度，新德里	4850	27.2 ± 11.2	91	0.7 ± 0.2	1.9 ± 0.3
Fawz[43]，1989—2005 年	沙特阿拉伯	562	31 ± 11	96.4	0.92 ± 0.17	1.95 ± 0.29
Manjunath[44]，2005—2007 年	印度，班加罗尔	2622	26 ± 9	98	0.9 ± 0.2	1.9 ± 0.2
Sharma[45]，1999—2005 年	印度，勒克瑙	2330	32 ± 11	93	0.82 ± 0.15	1.69 ± 0.21
Chen[46]，1984—1994 年	中国	4832	36.8 ± 12.3	99.3	1.1 ± 0.3	2.1 ± 0.2

MVA. 二尖瓣置换术；PTMC. 经皮经静脉二尖瓣分离术

PTMC 成功的预测因素是多方面的[36, 38]，其中瓣膜形态最为重要。预测因素包括超声评分、瓣膜钙化范围和位置、术前二尖瓣瓣口面积及术前二尖瓣反流程度。相关因素包括性别（女性预后较差）、年龄、NYHA 分级、既往瓣膜交界分离术治疗史和心房颤动病史。手术相关因素包括球囊大小、球囊类型（沙漏型球或双腔球囊）及手术人员的经验。

表 10-4 PTMC 术后急性并发症

作者，年份	国家，地区	例 数	死 亡	心脏压塞	重度 MR(MVR)	血栓栓塞
Palacios[37]，1986—2000 年	美国，波士顿	879	0.6	1	9.4（3.3）	1.8
Lung[38]，1986—1995 年	法国	1514	0.4	0.3	3.4	0.3
Tomai[39]，1991—2010 年	意大利，罗马	527	0.4	0.4	4.9（4.9）	0.2
NHLBI[40]，1987—1989 年	美国	738	1.6	4	3（1.3）	4
Ben Farhat[41]，1987—1998 年	突尼斯	654	0.4	Na（0.7）	5	1.5
Arora[42]，1987—2000 年	印度，新德里	4850	0.2	0.2	1.4（1.1）	0.1
Fawzy[43]，1989—2005 年	沙特阿拉伯	562	0	0.1	1.6	0.5
Manjunath[44]，2005—2007 年	印度，班加罗尔	2622	0.19	1.52	1.22（0.76）	0.6
Sharma[45]，1999—2005 年	印度，勒克瑙	2330	0.5	0.6	5.4（0.6）	0.2
Chen[46]，1985—1994 年	中国	4832	0.12	0.8	1.4	0.48

MR. 二尖瓣反流；MVR. 二尖瓣置换术

在接受 PTMC 而未获得成功的患者中，甚至不会产生短暂的功能改善。对于术后瓣膜开口程度不足的患者，需要根据患者的临床状况判断立即进行还是推迟进行心脏手术。伴有心力衰竭或心源性休克的严重二尖瓣反流患者需要采取紧急心脏手术。即便严重二尖瓣反流患者的症状可以忍受，但预后也会很差，通常需要在几周至几个月内完成心脏手术。

四、伴有二尖瓣形态学变化患者的术后即刻效果

初步研究发现，当 PTMC 应用于治疗瓣膜形态不良的患者时，术后结果不佳，成功率低至 52%～64%[49, 50]。随访发现，瓣膜形态不良的患者需行 MVR 的概率及死亡率均较高，因此建议行二尖瓣置换术。随着手术经验的积累和球囊逐步扩张技术的应用，PTMC 在瓣膜形态不良患者中应用的效果也得到了改善。Bouleti 等[51] 研究发现 PTMC 应用于钙化瓣膜时的成功率为 80%，而应用于非钙化瓣膜时的成功率为 93%。Kumar 等[52] 指出当 PTMC 应用于严重瓣膜下疾病患者，并且伴有 MVA 很小且 PAP 较高时，成功率为 93%。然而长期随访发现，解剖结构不佳患者的术后无事件生存率较低。经过 12 年的随访发现，在接受重复介入治疗和不重复介入治疗的情况下，与超声评分小于 8 分的患者相比，大于 8 分患者的生存率较低；接受重复介入治疗后，大于和小于 8 分患者的生存率分别为 82% 和 57%，不接受重复介入治疗时的生存率则为 38% 和 22%[37]。有钙化瓣膜和无钙化瓣膜患者的术后 20 年长期生存率分别为 50% 和 81%，而术后功能良好的比例分别为 12% 和 38%[51]。因此，PTMC 应用于解剖结构不佳患者时能产生可接受的疗效，但术后需要仔细随访，可能更容易出现 MVR 的适应证。另一方面，如果解剖结构不良的患者希望进行 MVR，也可以向患者提供手术。

五、长期和超长期的观察研究

PTMC 手术成功可通过长期观察结果发现的各种参数表现出来，包括总死亡率、心血管死亡率、没接受心脏手术的心血管生存率、无再干预的心血管生存率（即没接受过手术或 PTMC），以及良好的功能等级（无再次介入治疗的心血管生存率和 NYHA I～Ⅱ级）（表 10-5 和表 10-6）。

表 10-5　大量患者成功 PTMC 术后的远期疗效（随访 10 年）[a]

作者，年份	国　家	例数[b]	平均随访时间（年）	10 年精算总体生存率	无须再干预的10 年生存率	心功能良好（NYHA Ⅰ～Ⅱ级）	再狭窄（10 年精算）
Iung[53]，1986—1995 年	法国	912	4	87	67	61	12%
Ben Farhat[41]，1987—1998 年	突尼斯	654	5 ± 3	97	72		16（34）
Fawzy[56]，1989—2003 年	沙特阿拉伯	493	5		80		17（32）
Hernandez[57]，1989—1995 年[c]	西班牙	561	3.2, 1.9	95[c]	69	61	39

a. 成功定义：MVA 为 1.5cm，二尖瓣狭窄为 2/4；b. PTMC 成功的患者；c. 7 年的结果

表 10-6　大量患者成功 PTMC 术后的超长期疗效（随访 20 年）[a]

	Bouleti 等[56, 57]	Tomai 等[39]	Fawzy 等[43]
数量	912	482	547
平均年龄	48	55.4	31
随访（最长年限）	20	20	19
随访（平均年限）	12	11	9
超声评分	NA	7.9	8
再干预	38	33	31
总体生存率	75	86	
心血管生存率	85	91	
无须再干预的心血管生存率	38	36	
处于 NYHA Ⅰ～Ⅱ级、无须介入治疗的心血管生存率	33	21	28

成功定义：MVA 为 1.5cm^2，MR 为 2/4

10 年生存率为 87%～97%[41, 53]，不接受再干预的生存率在 67%～80%[41, 53, 54]。大多数患者仍然属于 NYHA Ⅰ～Ⅱ级（约 60%）[53, 55]。手术 20 年后，总体生存率和心血管存活率分别为 75%～86% 和 85%～91%，接受介入治疗时平均年龄为 48—55 岁[39, 56, 57]。然而，事件发生率开始上升。治疗 20 年后，无再干预的心血管存活率和未经手术的心血管存活率分别为 38% 和 46%[56, 57]。对于 50 岁以下的患者，则心血管存活率分别为 45% 和 57%[56, 57]。因此，几乎一半的患者在 20 年后也不需要接受外科手术治疗。

晚期功能恶化最常见的原因是二尖瓣再狭窄。在晚期功能恶化的患者中，其中 97% 会出现再狭

窄[53]。再狭窄定义为 MVA < 1.5cm^2 或瓣膜面积术后初始增加损失 50% 以上。研究根据患者的特点给出了不同的结果。据报道，在老年患者中，7 年后的发生率高达 39%[55]。在年轻患者中，10 年后再狭窄的发生率为 22%~34%[41, 54]。然而，10 年后再狭窄发生率有明显上升趋势。在 15 年和 19 年后，年轻患者的这一概率分别为 48% 和 74%[58]。如果在手术 / 经皮瓣膜切开术后，再出现二尖瓣再狭窄，可重复行 PTMC[59, 60]。大约 1/4 需要再次介入的患者适合重新进行 PTMC[56]。在具有合适瓣膜形态的患者中，再次介入的成功率为 82%~93%[59, 60]。在重复进行 PTMC 获得成功后，1/3 的患者在术后 20 年内无须再做手术[60]。

预后不良的长期预测因素包括高龄、男性、NYHA 分级较高、心房颤动、超声评分较高（> 8 分）和 MVA 较小（MVA < 1.8cm2)[39, 43, 57]。PTMC 前的 PAH 和三尖瓣反流严重程度与 PTMC 的近期和长期预后结果呈负相关。术后 MVA > 1.8cm^2 与长期无事件发生率相关[39, 43, 61]。

因此，与外科手术的疗效相似，PTMC 也具有良好的长期预后。然而，由于患者的临床症状和形态学特征各不相同，很难与外科手术的疗效进行比较。大多数外科手术都会选择瓣膜柔韧、无钙化和瓣膜下疾病的年轻患者。有 6 个随机试验比较了手术和经皮二尖瓣切开术的疗效。

六、经皮经静脉二尖瓣分离术与闭式二尖瓣交界分离术 / 直视二尖瓣交界分离术随机对照试验

已经有 6 项随机试验比较了 PTMC 和外科切开术（表 10-7)[62-67]。有 3 项试验比较了 PTMC 和闭式二尖瓣交界分离术（CMV)[62-64]，有两个试验比较了 PTMC 和直视二尖瓣交界分离术（OMV)[65, 66]（表 10-8），有一个试验比较了 PTMC、CMV 和 OMV[67]。参与者的平均年龄在 20—30 岁，只有 1 项试验中纳入了老年患者（平均年龄为 47—49 岁)[66]，所有试验中只纳入了心脏瓣膜柔软的患者。

表 10-7　PTMC 与 CMV/OMV 随机试验的直接后果

作者，年份	手　术	例　数	年　龄	超声评分	术后 MVA（cm^2)	MR（%)	SE	死　亡
Patel 等[62]，1991 年	PTMC vs.CMV	23 vs. 22	30 vs. 26	6 vs. 6	(2.1±0.7) vs. (1.3±0.3)	4.3 vs. 4.5	0 vs. 0	0 vs. 0
Turi 等[63]，1991 年	PTMC vs.CMV	20 vs. 20	27 vs. 28	7.2 vs. 8.4	(1.6±0.6) vs. (1.6±0.7)	5 vs. 5	0 vs. 0	0 vs. 0
Arora 等[64]，1993 年	PTMC vs.CMV	100 vs. 100	19 vs. 20	NA	(2.39±0.94) vs. (2.2±0.85)	14 vs. 12		
Reyes 等[65]，1994 年	PTMC vs.OMV	30 vs. 30	30 vs. 31	6.7 vs. 7.0	(2.1±06) vs. (2.0±0.6)	6.6 vs. 0	0 vs. 0	0 vs. 0
Ben Farhat 等[67]，1998 年	PTMC vs.OMV vs.CMV	30 vs. 30 vs. 30	29 vs. 27 vs. 28	6.0 vs. 6.0 vs. 6.1	(2.2±0.4) vs. (2.2±0.4) vs. (1.6±0.4)	3.3 vs. 0 vs. 0	0 vs.0 vs.0	0 vs. 0 vs.0
Cotrufo 等[66]，1999 年	PTMC vs.OMV	111 vs. 82	46 vs. 49	7.6 vs.8.1	(1.84±0.31) vs. (2.28±0.33)	2.7 vs. 0	0 vs. 0	0 vs. 0

MR. 二尖瓣反流；MVA. 二尖瓣瓣口面积

表 10-8　PTMC 与 CMV/OMV 随机试验的远期疗效

作者，年份	随访	手术	MVA	再狭窄	再干预	NYHA I 级
Reyes 等[65]，1994 年	3 年	PTMC vs. OMV	(2.4 ± 0.4) vs. (1.8 ± 0.4)	10 vs. 13	NA	72 vs. 57
Ben Farhat 等[67]，1998 年	7 年	PTMC vs. OMV vs. CMV	(1.8 ± 0.4) vs. (1.8 ± 0.4) vs. (1.3 ± 0.3)	6.6% vs. 6.6% vs. 37%	10 vs. 7 vs. 50	87 vs. 90 vs. 33
Cotrufo 等[66]，1999 年	3 年 vs. 4 年	PTMC vs. OMV	(2.05 ± 0.35) vs. (1.81 ± 0.33)	28 vs. 18	12 vs. 4	67 vs. 84

Patel 等[62] 随机选取了 45 例接受 PTMC 或 CMV 治疗的患者。对比研究发现，PTMC 可以使 MVA 增大（$2.1 \pm 0.7 cm^2$ vs. $1.3 \pm 0.3 cm^2$）、运动时间增加。PTMC 组与 CMV 组的安全性相当。

Turi 等[63] 随机选取了 40 例重度二尖瓣狭窄患者，分为 PTMC 组（$n=20$）与 CMV 组（$n=20$）。研究显示，两种治疗方法对 MVA 的改善程度较为相似 [（1.6 ± 0.6）cm^2 vs.（1.6 ± 0.7）cm^2]。随访 8 个月后发现，症状改善可以持续并且具有可比性。再次强调，PTMC 与 CMV 的安全性相当。

Arora 等[64] 随机比较了 100 例接受 PTMC 治疗的患者和 100 例接受 CMV 治疗的患者，平均年龄为 19 岁。对比发现，两种治疗方法对 MVA 的改善程度较为相似，PTMC 组和 CMV 组术后的 MVA 分别为（2.39 ± 0.9）cm^2 和（2.2 ± 0.9）cm^2。平均随访 22 个月发现，两组术后进行超声心动图检查，其中再狭窄的发病率均较低，PTMC 组和 CMV 组术后再狭窄的发病率分别为 5% 和 4%。

Reyes 等[65] 随机选取了 60 例重度二尖瓣狭窄且解剖结构良好的患者进行试验，分为 PTMC 组（$n=30$）和 OMV 组（$n=30$）。对比发现，两种治疗方法对 MVA 的改善程度较为相似，PTMC 组和 OMV 组术后的 MVA 分别表现为（2.1 ± 0.6）cm^2 和（2.0 ± 0.6）cm^2，安全性相当。随访 3 年发现，与 OMV 组相比，PTMC 组术后对 MVA 的改善维持时间更持久 [（2.4 ± 0.4）cm^2 vs.（1.8 ± 0.4）cm^2]。PTMC 组和 OMV 组术后再狭窄的发病率均较低且较为相似；PTMC 组中有 3 例，OMV 组中有 4 例。由于 PTMC 的手术成本较低、不需要进行开胸且术后对 MVA 改善的效果更好，因此作者认为 PTMC 的效果优于 OMV。

Ben Farhat 等[67] 进行了一项前瞻性随机试验，将瓣膜柔软的重度二尖瓣狭窄患者分为 PTMC 组、CMV 组和 OMV 组，每组 30 例。PTMC 组和 OMV 组术后的 MVA 扩大程度 [分别为（2.2 ± 0.4）cm^2 和（2.2 ± 0.4）cm^2 高于 CMV 组 [（1.6 ± 0.4）cm^2]。残余二尖瓣狭窄（MVA ＜ 0.001）。CMV 组再狭窄（MVA ＜ $1.5 cm^2$）的发生率较高；PTMC 组和 OMV 组为 0%，CMV 组为 27%。无死亡和血栓栓塞事件发生。二尖瓣反流的严重正度未发现明显差异。随访 7 年后进行超声心动图检查发现，PTMC 组和 OMV 组术后的 MVA 结果相似 [（1.8 ± 0.4）cm^2]，好于 CMV 组的术后 MVA 结果 [（1.3 ± 0.3）cm^2，$P ＜ 0.001$]。PTMC 组或 OMV 组术后再狭窄发生率为 6.6%，CMV 组为 37%。研究结论是 PTMC 和 OMV 的短期效果和长期效较为相似，均优于 CMV 的术后效果。由于 PTMC 的手术成本较低、不需要进行开胸且为心肺转流术术，因此应将 PTMC 作为首选治疗方法。

最后，Cotrufo 等[66] 将 193 例患者随机分为 PTMC 组（111 例）和 OMV 组（82 例）。意大利研究中的参与者平均年龄为 46 岁和 49 岁，比之间随机对照试验中的参与者年龄大。与之前的所有研究相比，本研究发现 OMV 组中术后的即刻 MVA 值高于 PTMC 组 [（2.28 ± 0.33）cm² vs.（1.84 ± 0.31cm²）]。随访 3~4 年发现，OMV 组的 MVA 将继续保持较高水平 [（2.05 ± 0.35cm²）vs.（1.81 ± 0.33）cm²]，OMV 组中多数患者的 NYHA 心功能分级较低。因此，研究显示 PTMC 和 OMV 均能获得良好的疗效且并发症较少，但长期随访发现，鉴于 OMV 术后可获得更大的 MVA，应将 OMV 作为首选治疗方法，而 PTMC 更适用于接受高危手术的病例。

总之，在比较 PTMC 和 CMV 的 4 项试验中，有两个试验报道 PTMC 和 CMV 的疗效相似 [63, 64]，另外，两个试验表明 PTMC 术后可获得更大的 MVA [62, 67]。相对于 CMV 来说，PTMC 的疗效可持续 7 年。很明显，与 CMV 相比，PTMC 是首选治疗方法。可能有一些机械性原因会导致 CMV 术后产生不良结果。CMV 术后 MVA 的增加并不是统一或普遍的结果。CMV 中使用的瓣膜会在一个平面上打开，仅在二尖瓣瓣口两个截然相反的点上施加压力 [67]。另外，膨胀的球囊可对整个二尖瓣瓣口均匀施加压力。具有周向扩张和径向拉伸的球囊是一种较好的扩张器。事实上，Kaul 等 [68] 比较了 Inoue 球囊和 Tubbs 扩张器的扩张能力，应用于 CMV 中可经心室路径将其引入。与 Tubbs 扩张器相比，Inoue 球囊可以更好地降低二尖瓣跨瓣压差。此外，研究还发现，在手指触诊时，与 Tubbs 扩张器相比，Inoue 球囊能形成更为完全的开口。

三个对比 PTMC 与 OMV 的研究中，其中一个发现 PTMC 比 OMV 的疗效更好 [65]，第二个研究所得结果类似，第三个研究发现 OMV 在术后可获得更大的即刻 MVA [66]。最后一项研究发现老年患者的二尖瓣超声评分略高。PTMC 单独应用可实现交界区开口，OMV 可改善小叶增厚、僵硬和瓣膜下疾病。必须指出的是，第三项研究显示 [66]，PTMC 和 OMV 术后的再狭窄发生率、再干预情况和长期生存率相似。因此，考虑到 PTMC 术中不需要开胸、心肺转流术以及与 OMV 的疗效类似，PTMC 比 OMV 更可取。然而，对于极重度瓣膜下疾病患者来说，OMV 是一种很好的治疗选择。图 10-1 和图 10-2 描述了二尖瓣狭窄患者选择手术入路的流程图。

在过去的 30 年中，PTMC 中的技术和材料基本上没有发生改变。学习曲线较为陡峭。在拥有经验丰富的手术人员的高手术例数中心，手术的成功率较高、并发症发生率较低。在对 PTMC 的改建提供建议时，需要考虑这一点。多年来，经皮经静脉二尖瓣分离术（PTMC）的适应证不断扩大，纳入了解剖结构不佳和临床表现较差的患者。系统地使用 Inoue 球囊导管逐步递增技术、超声引导及累积的手术经验，可确保 PTMC 在解剖结构不佳患者中的疗效，也使得 PTMC 的术后结果多年来一直保持不变。

七、伴随瓣膜疾病

（一）二尖瓣反流

由于风湿性病变可累及 4 个瓣膜中的任何一个或几个，二尖瓣狭窄常与其他瓣膜病同时发生。最常见的可能是混合性二尖瓣狭窄和反流 [5]。两种情况从来没有平衡过，可能导致在选择最佳治疗策略时陷入两难。如果左心室容量超负荷，二尖瓣反流是主要病变；如果左心室容量正常，则主要表现为二尖瓣狭窄。在前者中，跨二尖瓣压差较高时，跨瓣血流量也会较高。并不代表是真正的重度二尖瓣狭窄。从介入角度来说，当重度二尖瓣狭窄与 1～2 级二尖瓣反流共存时，PTMC 是首选的治疗方法，而 3～4 级二尖瓣反流是 PTMC 的禁忌证。在 3 级二尖瓣反流的病例中，二尖瓣反流射流处于中心位置时，可成功使用 PTMC。最后，MVR/OMV 适用于重度二尖瓣反流合并二尖瓣狭窄的情况。

（二）三尖瓣病变

三尖瓣反流是一种重要的并发症。大多为功能性三尖瓣反流，由 PAH 引起的右心室扩大所致。功能性三尖瓣反流在二尖瓣狭窄成功缓解后，往往会得到改善和消失[69]。有时，三尖瓣反流不会得到改善，甚至会引发右心衰竭，并使远期并发症和死亡率增加。对于合并严重功能性三尖瓣反流的重度二尖瓣狭窄患者来说，最佳治疗方法的选择存在一些争议。虽然二尖瓣手术可以同时解决三尖瓣反流和二尖瓣狭窄（二尖瓣置换术/三尖瓣瓣环成形术修复），而 PTMC 不能直接纠正三尖瓣反流。另外，二尖瓣手术会增加发病率和死亡率。没有任何随机研究评估过此问题。一项回顾性研究[92]对重度二尖瓣狭窄和重度功能性三尖瓣反流患者进行了评估，分为 PTMC 组（n=48）和二尖瓣置换术联合三尖瓣瓣环成形术组（n=44）[70]。在 57 个月的随访中，术后死亡率没有差异。然而，PTMC 组有 7 例心力衰竭需要接受手术治疗；手术组无一例出现。合并轻度三尖瓣反流或没有三尖瓣反流的患者在手术组中占 98%，而在 PTMC 组中占 46%。手术组中的右心室大小也有很大程度的缩小。多因素分析显示，三尖瓣瓣环成形和窦性心律是改善三尖瓣反流的预测因素。总的来说，尤其在伴有心房颤动或房室扩大的情况下，手术是首选治疗方法。更实际的方法是可在患者瓣膜柔软的情况下进行 PTMC，并行经胸心脏超声（TTE）随访，追踪三尖瓣反流恢复情况。如果三尖瓣反流持续存在，则应实施手术（三尖瓣修复术）。此外，如果患者需要进行二尖瓣手术，当存在三尖瓣瓣环扩张（大于 40mm，或面积大于 21mm/m² BSA）或先前有右心衰竭病史时，即使三尖瓣反流程度比较轻微，也最好行三尖瓣瓣环成形术[1]。对于伴有二尖瓣狭窄的重度器质性三尖瓣反流患者，手术是首选治疗方法。

当合并风湿性三尖瓣狭窄时，可在 PTMC 术中采用球囊扩张来解决[71]。三尖瓣反流（除三尖瓣狭窄外）合并重度 PAH 并不是三尖瓣扩张术的禁忌证。然而，由于器质性三尖瓣病变合并严重三尖瓣反流时，则需要手术矫正。

（三）主动脉瓣疾病

二尖瓣狭窄合并主动脉瓣狭窄比较少见。当存在二尖瓣狭窄时，可使左心室免受主动脉瓣狭窄导致的心壁压力增加。重度二尖瓣狭窄患者的低心排血量会引发跨瓣血流量降低、二尖瓣跨瓣压差降低，可能会低估主动脉瓣狭窄的严重程度。合并有明显二尖瓣狭窄和主动脉瓣狭窄的病史和症状可能显示为只有二尖瓣狭窄[72]。二尖瓣狭窄合并主动脉瓣狭窄更常见于女性。症状出现较早，常见症状包括心悸、呼吸困难和周围动脉栓塞。心绞痛和晕厥则较为罕见。三尖瓣狭窄和主动脉瓣狭窄的临床症状很容易识别，但是其中一个病变可能会掩盖另一种病变；通常是主动脉瓣狭窄的症状会掩盖二尖瓣狭窄的症状[72, 73]。二尖瓣狭窄表现为响亮的 S_1、OS 和舒张中期杂音可能减少或消失，主要是刺耳的主动脉狭窄杂音。同样，主动脉狭窄表现出脉搏波峰值推迟、抬举性心尖搏动、收缩期震颤和收缩期杂音，表现可能不明显。有时，主动脉瓣狭窄杂音只有在心力衰竭得到控制后才会变得明显。在选择瓣膜切开术患者时，需要判断重度二尖瓣狭窄患者是否伴有严重的主动脉瓣狭窄。二尖瓣狭窄的突然缓解可能会给未经准备且先前受到保护的左心室造成血流动力学负担，从而导致心力衰竭。Urrichio 等报道了 3 例患者，在成功接受 CMV 治疗后，发展为进行性心力衰竭，并在 2 年内因未确诊或未纠正的主动脉瓣狭窄而致命[74]。通过 TTE（采用连续性方程）或心导管来算主动脉瓣面积，以评估重度主动脉瓣狭窄合并二尖瓣狭窄的患者主动脉瓣狭窄严重程度至关重要。对于此类患者来说，必须同时治疗这两种瓣膜疾病。双瓣膜置换术（double valve replacement，DVR）可以直接同时治疗主动脉瓣狭窄和二尖瓣狭窄。虽然主动脉瓣狭窄合并二尖瓣狭窄的情况很常见，但需要强调的是双瓣膜置换术后的死亡率相当高，可能会加倍。此外，与单瓣膜置换术相比，DVR 相关的长期发病率和死亡率明显更高。因此，如果可以的话，二尖瓣修复术（OMV/PTMC）联合主动脉瓣置换术（AVR）似乎可以作为 DVR 的替代方案。经皮穿刺技术也可用来治疗二尖瓣狭窄合并主动脉瓣狭窄。如果主动脉瓣和二尖瓣的解剖结构合适，可以同时进行主动脉瓣和二尖瓣球囊成形术[75]。顺行途径技术、逆行途径技术以及顺行逆行联合技术都有很好的成功率。需要强调的是，风湿性心脏病（RHD）会导致主动脉瓣钙化、反流，因此不适合采取球囊瓣膜成形术。在这种情况下，如果手术风险过大，经皮主动脉瓣置换术可以与 PTMC 同时进行。据报道，当主动脉瓣合并二尖瓣严重钙化时，可同时进行经皮主动脉瓣置换术和二尖瓣置换术。当主动脉瓣狭窄不严重时，可以仅单独使用 PTMC。可一直随访主动脉狭窄患者，直到病情变严重。

二尖瓣狭窄常与主动脉瓣反流共存。在接受介入治疗的二尖瓣狭窄患者中，有 30%～50% 会出现一定程度的主动脉瓣反流，但只有 10% 的患者会出现严重的主动脉瓣反流[76]。重度二尖瓣狭窄和重度主动脉瓣反流对左心室负荷的影响是相反的。主动脉瓣反流会导致每搏容量增加，而由于二尖瓣狭窄限制了左心室充盈，会使增加的每搏容量增加被减弱[77]。不伴有收缩压和舒张压的数值差增加及左心室第三心音（S3）。左心室可能会轻微增大。上述症状可能会导致主动脉瓣反流的严重程度被低估。此外，主动脉瓣反流导致压差减半时间（PHT）显著缩短，并使得 MVA 被高估[78]。误判的程度会随着主动脉瓣反流等级的增加而增加。因此，平面测量法评估 MVA，而不能使用 PHT 来评估。心尖部舒张期杂音可能被误认为是 Austin–Flint 杂音。对于轻度、中度主动脉瓣反流合并重度二尖瓣狭窄患者，建议行 PTMC[79]。合并主动脉瓣反流并不妨碍手术成功或影响病患的治疗成效。长期随访发现，只有少数中度主动脉瓣反流患者需要行房室手术[80]。对于重度主动脉瓣反流合并重度二尖瓣狭窄的患者，考虑到 DVR 相关的发病率和死亡率，最好先实施 PTMC，而不应先考虑 DVR。如果出现症状改善，可延迟进行主动脉瓣置换术（AVR）。此外，如果左心室功能不全（LVEF < 50%）或左心室扩张（左心室收缩末期内径 > 50mm），则需要同时治疗两个瓣膜病变，进行 DVR 或联合应用 AVR 和 OMV/PTMC。

第 11 章　医疗管理
Medical management

Rajnish Juneja　Neeraj Parakh　著

一、概述

二尖瓣狭窄本质上是一种机械性梗阻，任何药物治疗都不能缓解。然而，病情较轻和无症状的患者，可以采取一些支持性治疗来控制病情。此外，对于 NYHA Ⅱ级和Ⅲ级、等待机械缓解的重度二尖瓣狭窄患者，可以通过一级治疗缓解呼吸困难和心悸等症状。同样，晚期妊娠患者由于各种原因不能接受经皮经静脉二尖瓣交界分离术时，则可以进行药物姑息治疗。然而，许多专家认为妊娠期"一过性"肺水肿的发生率相当高，因此更倾向于对妊娠期二尖瓣狭窄症患者进行介入治疗，而非药物治疗。在预防二尖瓣狭窄症的进展和预防外科切开术或经皮入路切开术后再狭窄的方面，药物的作用尚未得到充分系统的研究。有人试图通过使用药物来抑制瓣膜纤维化、炎症和钙化，以改变二尖瓣狭窄的自然病史，但总体证据不足[1, 2]。同样，瓣膜钙化并不是"病程"的简单标志，因为许多患者即使在患病 20～30 年后就出现显著的瓣膜钙化，而另一些患者的瓣膜叶或交界区上见不到瓣膜钙化。目前还没研究清楚"青少年二尖瓣狭窄"的发病原因，以及为什么总是会伴发晚期瓣膜下疾病。

目前，二尖瓣狭窄药物治疗的目的是减少风湿热的复发，预防感染性心内膜炎，减少肺充血症状（气促、咳嗽），控制心室率，以及减少血栓栓塞并发症（表 11-1）。一般来说，当存在充血性心力衰竭、风湿性心脏病（RHD）、感染性心内膜炎、血栓栓塞症等疾病时，还需要遵循具体疾病的治疗指导原则，将在相关章节中进行讨论（见第 6 章和第 18 章）。由于二尖瓣狭窄症的血流动力学特点，需要

表 11-1　二尖瓣狭窄的药物治疗

目　标	药物治疗
改变生活方式	限制食盐摄入量 限制性运动
风湿热的二级预防	苄星青霉素（肌肉注射，I/M）；替代药物：青霉素 V、磺胺嘧啶、红霉素（仅适用于青霉素不可用或已证实对青霉素严重过敏时）
感染性心内膜炎的预防	仅适用于接受人工二尖瓣置换术的患者或伴有二尖瓣反流的患者
减轻充血	噻嗪类药物、呋塞米、托拉塞米、螺内酯（仅适用于有具体症状要求时）
心率的控制	β 受体拮抗药，优选琥珀酸美托洛尔；替代药物：地尔硫草、维拉帕米、地高辛、伊伐布雷定
疾病修饰	没有明确的治疗? 他汀类药物

对二尖瓣狭窄症进行特殊治疗，尤其是需要控制心率以优化心脏舒张时间。运动试验有助于决定是否需要对于无症状、二尖瓣瓣口面积约为 1.5cm^2 的患者进行介入治疗。

二、运动试验

二尖瓣狭窄患者表现出一定程度的动态瓣膜储备。动态储备的定义为在临床症状或血流动力学改变变得明显之前，狭窄的瓣膜口所能耐受的最大运动负荷。有些二尖瓣狭窄患者的病情严重程度与症状不相关，运动试验可以为这部分患者及无症状患者提供额外的信息。做介入治疗与药物治疗的起始决定时，需要对上述患者进行运动试验。静息状态下的二尖瓣跨瓣压差和肺动脉压不一定反映疾病的实际严重程度。二尖瓣狭窄的严重程度无论是用二尖瓣瓣口面积（MVA）来表示，还是用跨瓣膜压力压差来表示，这一问题存在争议。虽然将瓣口面积作为解剖测量指标并不能提供有关功能状态的进一步信息，但目前并不存在明确的跨瓣压差临界值可用于对二尖瓣狭窄的严重程度进行分级；尤其是因为跨瓣压差的大小高度依赖与心率变化，即使在重度二尖瓣狭窄中，心率＜ 50 次 / 分时，则可以将舒张末期的瓣压差降低到 5mmHg。然而，人们普遍认为，"梗阻（obstruction）"最好表示为"抵抗（resistance）"[3]。

运动试验可以为确定二尖瓣狭窄的严重程度、评估其血流动力学指标和解释运动诱发性症状提供必要的线索。受客观条件限制的运动，使肺动脉收缩压（PASP）升高＞ 60mmHg，二尖瓣跨瓣压差＞ 15mmHg，或肺毛细血管楔压（PCWP）＞ 25mmHg，并伴有症状，可作为无症状二尖瓣狭窄患者的介入治疗指征[4]。二尖瓣瓣口面积（MVA）在 1.0～1.5cm^2 的无症状患者和有症状的轻度二尖瓣狭窄患者（MVA ＞ 1.5cm^2）需要进行运动试验，以确定治疗策略。重要的是必须排除引起类似症状的其他病因，如贫血、舒张功能不全、肺栓塞及偶发的左心室收缩功能不全[5]。此外，应力测试适用于评估妊娠期二尖瓣狭窄女性患者的状况[6]。如前所述，应谨慎解释运动试验的结果。运动会导致心排血量增加，反过来又会导致每分钟跨二尖瓣血流量增加。血流量的增加本身就会导致 MVA 增加。目前还不清楚钙化狭窄的二尖瓣瓣口究竟能打开多少，尤其是瓣膜性狭窄或伴有严重的二尖瓣下隧道型狭窄。然而，即使心率增加的程度很小，可能会造成二尖瓣跨瓣压差出现深刻变化，并且可以提供与面对面管理相关的宝贵信息。

三、饮食与活动

如果肺血管充血严重，可要求患者减少盐的摄入量。一般来说，目前的利尿药有足够的效力来处理正常饮食中产生的过量钠负荷，因此，不需要严格限制食盐。在大多数二尖瓣狭窄症患者中，最好进行症状控制性运动试验，之后再给出运动建议。应鼓励患者进行低强度的有氧运动，以维持心血管健康[4]。大多数轻度二尖瓣狭窄患者即使进行剧烈运动也不会表现出任何症状。极重度二尖瓣狭窄患者可能会出现突然的、明显的运动性左心房压升高，从而引发肺水肿。反复运动会引起左心房压升高和肺静脉高压，长期后遗症导致的主要表现是肺间质改变，极端情况下还会出现肺泡水肿和出血。继发性肺动脉压升高（通常是可逆的，与严重的柱前高血压不同）通常会导致右心室肥大和功能性三尖瓣反流，在成功扩张狭窄的二尖瓣后会逐渐消失 [7, 8]。

四、风湿热的二级预防

由于风湿性心脏病是引起二尖瓣狭窄最常见的病因，因此风湿热的二级预防应作为二尖瓣狭窄治疗的重要组成部分。目前尚不清楚常规二次预防对延缓二尖瓣狭窄症进展的作用有多大。常规二次预防可降低二尖瓣反流临床上的严重程度、发生率和死亡率，防止其他瓣膜受累。二尖瓣狭窄的进展是一个复杂的过程，主要与瓣膜和瓣膜下游湍流有关。进行性瓣膜下疾病和钙化可能与风湿热复发有关，但在前瞻性研究中缺乏明确的文献资料证明。肌肉注射苄星青霉素可较少 71%～91% 的链球菌性咽炎发病，还可减少 87%～96% 的风湿热复发 [9]。表 11-2 介绍了风湿热二级预防的各种抗生素治疗方案。持续性瓣膜病患者应在急性风湿热最后一次发作的 10 年内或在 40 岁之前接受预防，以更早的时间为准。一些高危患者的预防时间可能会更长，甚至有可能持续终生，具体取决于瓣膜病的严重程度和接触 A 组链球菌的可能性。

表 11-2　风湿热二级预防的抗生素治疗方案

抗生素	剂 量		给药途径
	儿童（< 27kg）	成人（或 > 27kg 儿童）	
苄星青霉素	6MU[a]，每 2 周 1 次	1.2MU[b]，每 3 周 1 次	单次深层肌肉注射
青霉素 V	–	250mg，每日 1 次	口服
青霉素过敏者			
磺胺类药物："磺胺嘧啶"	500mg，隔日 1 次	1000mg，隔日 1 次	口服
磺胺类药物或青霉素过敏者			
红霉素	–	250mg，每日 1 次	口服
阿奇霉素[c]	6mg/kg，隔日 1 次（最大剂量 250mg）	250mg，隔日 1 次	口服

a. 在印度，建议儿童每 2 周服用一次 [10]。b. 在高危人群中，对于风湿病发病率特别高的人群以及尽管坚持每 4 周一次的疗程但仍有急性风湿热复发的人群，建议每 3 周给药一次。c. 有限的数据；应谨慎使用替代抗生素，因为链球菌可能对青霉素产生耐药性，尽管这在过去 70 年中从未发生过

五、减轻充血

利尿药可降低左心房压，缓解肺充血症状。还有助于改善呼吸困难、咳嗽和咯血的症状。根据充血症状的程度，可选择使用噻嗪类利尿药（氢氯噻嗪）和襻利尿药（呋塞米和托塞米）。过度使用利尿药会降低未受累左心室的前负荷，从而减少心排血量。重要的是要了解到利尿药仅起到改善症状的作用。已经证明，在所有重症二尖瓣狭窄患者中，滥用利尿药以预防体液负荷超载并发症，并不能提高

患者的长期生存率。事实上，考虑到过度使用利尿药有可能会导致钾的流失，也会对患者造成伤害。加用螺内酯不仅具有增强利尿的作用，而且还有助于稳定钾离子的动态平衡恒定。目前尚不清楚，螺内酯是否会对二尖瓣狭窄起到疾病修饰作用。

六、心率的控制

尽管目前还没有大规模的前瞻性研究可能验证进行适当的心率控制在具有窦性心律或心房颤动的二尖瓣狭窄患者中的作用，但人们普遍认为，控制心房颤动患者的心室反应对改善患者症状极为重要，尤其是疲劳和呼吸困难。即使在窦性心律患者中，使用 β 受体拮抗药以更好地控制心室率也是治疗二尖瓣狭窄症状的重要辅助手段；最好是控制静息状态下的心率接近 60 次 / 分，运动状态下的心率 ≥ 100 次 / 分。理论上，减慢心率的治疗作用是显而易见的——延长舒张充盈期会降低舒张末期和平均舒张期的二尖瓣跨瓣压差，从而降低左心房压，缓解肺静脉高压。由于大多数二尖瓣狭窄患者的左心室收缩功能正常，β 受体拮抗药的负性肌力作用对心肌收缩力的抑制效应不大。轻度二尖瓣狭窄患者很少会出现症状；而中度二尖瓣狭窄患者在运动时可能会表现出症状，这部分患者可作为应用控制心室率治疗的候选者。总之，目前更倾向于使用长效琥珀酸美托洛尔，每天服用 1～2 次，以达到目标心率；使用 β 受体拮抗药时，患者不需要加用利尿药。即使在等待介入治疗的重度二尖瓣狭窄患者中，控制好心率也可以作为一种临时性措施以充分缓解症状，至少可以将疾病分级提高一级。二尖瓣狭窄患者肺淤血的严重程度与舒张充盈期的长短呈强关联性。具有负性变时性作用的药物可阻止心率增加，从而延长心室舒张期充盈时间[11-13]。心导管检查发现，在二尖瓣狭窄患者在休息和运动期间，β 受体拮抗药可降低左心房压和 PCWP，但对心排血量和最大耗氧量的影响尚无法预测[14, 15]。由于心室充盈的改善，β 受体拮抗药的负性肌力和负性变时效应可能会使心排血量减少。在二尖瓣狭窄患者中，主要通过交感神经激动的作用来维持一定水平的心排血量。因此，多种因素的复杂相互作用是导致二尖瓣狭窄患者心率控制出现不同效应的原因。控制心率药物的临床研究结果表明，尽管药物可降低二尖瓣狭窄患者和窦性心律患者在运动状态下的心率，但对心功能分级的影响仍然不可预测（表 11-3）[16-23]。研究还发现，病例选择标准差异很大，同时解释了心率控制会对判定二尖瓣狭窄患者的心功能分级产生矛盾结果。对基线心功能分级良好的患者进行的研究表明，使用 β 受体拮抗药并没有产生进一步的益处[18-20]，而对基线心功能分级较差的患者进行的研究显示，使用 β 受体拮抗药可以长生有益的作用[21-23]。当决定要对二尖瓣狭窄患者和窦性心律患者使用 β 受体拮抗药时，建议使用 Ⅱb 类 β 受体拮抗药，患者的症状可能随着运动而明显恶化。还有研究对选择性窦房结阻断药（如伊伐布雷定）与 β 受体拮抗药进行了对比。两项研究显示，选择性窦房结阻断药在改善心功能分级方面优于 β 受体拮抗药；而另外两项研究发现，两者的效果相差不大（表 11-4）[24-27]。与 β 受体拮抗药一样，伊伐布雷定（ivabradine）可具有良好的控制心率以及改善轻度至中度二尖瓣狭窄患者心功能等级的作用。如果患者禁用或不耐受 β 受体拮抗药，则可以选择使用伊伐布雷定。地高辛和钙离子通道阻滞剂在二尖瓣狭窄和正常窦性心律患者中的疗效尚不明确；如果 β 受体拮抗药治疗无效或患者存在禁忌证，则可能需要使用地高辛和钙离子通道阻滞药。地高辛对控制静息时的心率非常有效，但在运动时的心率控制方面

表 11-3　二尖瓣狭窄患者和窦性心律患者中应用控制心率药物的相关研究

研　究	N	研究设计	药物治疗	运动时间[a] 基　线	运动时间[a] 药物治疗	运动时间[a] P 值	最大心率(次/分) 基　线	最大心率(次/分) 药物治疗	最大心率(次/分) P 值
1985 年, Klein 等[16]	13	安慰剂对照, 交叉对照研究	阿替洛尔, 100mg, 隔日 1 次	9±2	11±2	0.0015	127±17	93±16	0.0015
1987 年, Bassan 等[17]	10	双盲, 交叉对照研究	普萘洛尔, 每天 80~120mg	283±26s	274±25s	NS	151±6	115±5	<0.01
1989 年, Misra 等[18]	43	开放性试验, 交叉对照试验	阿替洛尔, 100mg, 隔日 1 次	12.1±4.6	13.5±4.1	NS	180±29.6	127.7±20.3	<0.01
			维拉帕米, 80mg, 每日 3 次	12.1±4.6	13.9±5.2	NS	180±29.6	162.2±20.5	<0.05
			地高辛, 0.25mg, 每日 1 次	6.7±1.8	8.1±2.4	NS	153.7±21.5	141.6±14.3	NS
1989 年, Ahuja 等[22]	10	开放性试验, 交叉对照试验	美托洛尔, 100mg, 隔日 1 次	6.7±1.8	11.4±2.7	<0.01	153.7±21.5	126.8±11.3	<0.01
			维拉帕米, 80mg, 每日 3 次	6.7±1.8	9.0±2.7	<0.05	153.7±21.5	147.7±7.7	<0.05
1995 年, Patel 等[19]	19	双盲, 交叉对照研究	阿替洛尔, 100mg, 隔日 1 次; 醋丁洛尔, 400mg, 每日 1 次	9.2±1.8	8.8±1.7	NS	171±12	135±22	<0.01
1995 年, Mardikar 等[23]	50	安慰剂对照, 交叉对照研究	阿替洛尔, 100mg, 隔日 1 次	5.0±1.41	8.8±1.49	<0.001	138±11	108±12	<0.01
1995 年, Stoll 等[20]	15	双盲, 交叉对照研究	阿替洛尔, 50mg, 隔日 1 次	12.0±4.3	10.8±4.0	NS	144±15	113±23	<0.01
			阿替洛尔, 100mg, 隔日 1 次	12.0±4.3	11.3±4.4	NS	144±15	103±21	<0.01
2002 年, Alan 等[21]	40	地尔硫草与阿替洛尔	地尔硫草, 60mg, 每日 3 次	534±120s	570±126s	NS	172.9±5.5	167.07±14.8	NS
	40	随机化研究	美托洛尔, 50mg, 每日 1 次	452±120 s	520±90s	<0.05	173±216.4	161±19	<0.05

a. 时间以分钟为单位（除非注明）

表 11-4 β 受体拮抗药与伊伐布雷定在二尖瓣狭窄患者和窦性心律患者中治疗效果的对比研究

研究	N	研究设计	药物治疗	运动时间/运动强度[a]			最大心率（次/分）		
				基线	药物治疗	P 值	基线	药物治疗	P 值
2012 年，Parakh 等[24]	50	开放性试验，随机对照试验，交叉对照试验	阿替洛尔，50mg，隔日 1 次	（410±115）s	（464±113）s	0.001	170 ± 20	156 ± 22	0.001
			伊伐布雷定，5 mg，每日 1 次	（410±115）s	（501±100）s	0.001	170 ± 20	149 ± 17	0.001
			阿替洛尔与伊伐布雷定			0.0009			0.04
2015 年，Saggu 等[27]	34	开放性试验，交叉对照试验	美托洛尔，100 mg，每日 1 次	（7.9±1.6）min	（10.3±1.7）min	0.001	172 ± 23	130 ± 24	0.001
			伊伐布雷定，10 mg，每日 1 次	（7.9±1.6）min	（10.6±1.6）min	0.002	172 ± 23	133 ± 24	0.001
			阿替洛尔与伊伐布雷定			NS			NS
2016 年，Rajesh 等[26]	82	开放性试验，随机对照试验	阿替洛尔，50mg，隔日 1 次	（290±92）s	（339±100）s	0.0001	153 ± 14	163 ± 10	0.001
			伊伐布雷定，5 mg，每日 1 次	（298±99）s	（349±103）s	0.0001	155 ± 11	163 ± 10	0.001
			伊伐布雷定与阿替洛尔			NS			NS
2016 年，Agrawal 等[25]	97	开放性试验，随机对照试验	美托洛尔，50mg，50mg 或 100 mg，隔日 1 次或每日 1 次	（6.94±0.79）METS	（7.55±0.84）METS	0.001	184 ± 11	152 ±7	0.001
			伊伐布雷定，5~7.5mg，每日 1 次	（6.69±0.84）METS	（8.09±0.72）METS	0.001	186 ± 8	147 ±7	0.001
			美托洛尔与伊伐布雷定			0.001			0.001

a. 运动时间以 min 或 s 为单位，或运动能力以代谢当量为单位

却不如 β 受体拮抗药有效。与窦性心律患者相比，地高辛在心房颤动患者中的效果更好，其机制是可提高窦房结对迷走神经冲动的敏感性。地高辛可增强 β 受体拮抗药的作用，联合应用可用于耐药性心房颤动患者中，其中心率的控制是至关重要的。另一种方法是可以利用心脏电复律使得心房颤动和心率过快患者恢复正常窦性心律。一些研究人员尝试使用射频消融术进行慢径路改良治疗，但在术后和术后随访过程中发现其总体成功率有限。

七、心内膜炎 / 流感 / 肺炎链球菌的预防治疗

在高危患者的高危手术中，例如，进行人工心脏瓣膜或瓣膜假体置换术或修复术，或患者既往患有心内膜炎时，建议使用抗生素预防感染性心内膜炎。二尖瓣狭窄（不伴有二尖瓣反流或主动脉瓣反流）是一种可引发感染性心内膜炎的低风险心脏瓣膜病，除了接受人工心脏瓣膜置换术的二尖瓣狭窄患者或既往患有心内膜炎的患者外，其他情况下，不建议预防性使用抗生素[4]。在有创性手术中应维持良好的口腔卫生，并遵循无菌操作。重症病例可接种流感疫苗和肺炎球菌疫苗。

八、疾病修饰

对 315 例风湿性二尖瓣狭窄患者的回顾性分析显示，35 例接受他汀类药物治疗（每年瓣口缩小 $0.027cm^2$）的二尖瓣狭窄进展明显慢于 280 例未服用他汀类药物（每年瓣口缩小 $0.067cm^2$）的患者。上述发现会对风湿性心脏病患者的早期药物治疗产生重要影响[2]。二尖瓣狭窄或湿性心脏病（RHD）中的疾病修饰需要进一步研究。还会在二尖瓣狭窄和心力衰竭患者中试用血管紧张素转换酶抑制药，可以产生有一些有益的作用，但是具体疗效尚未得到证实[28]。地高辛可能对伴有窦性心律的右心衰竭患者产生有益影响[29]。

九、结论

二尖瓣狭窄本质上是一种机械性梗阻，在疾病晚期时需要行介入手术。对于处于疾病早期和等待介入手术的患者，使用 β 受体拮抗药进行药物治疗可能会有所帮助。利尿药不应作为常规用药，但只用于出现明显症状的患者。风湿热的二级预防应作为二尖瓣狭窄治疗的重要组成部分。可在高危患者中进行感染性心内膜炎的预防性治疗。疾病修饰疗法的效果需要进一步研究证实，尤其是他汀类药物的应用。

第12章 经皮经静脉二尖瓣交界分离术：技术与硬件

Percutaneous transvenous mitral commissurotomy: Techniques and hardware

Neeraj Parakh　Ravi S. Math　著

一、概述

经皮经静脉二尖瓣交界分离术（percutaneous transvenous mitral commissurotomy，PTMC）是目前治疗风湿性二尖瓣狭窄的标准方法。也被称为球囊二尖瓣扩张术（balloon mitral valvotomy）、经皮二尖瓣切开术（percutaneous mitral valvotomy）或经皮球囊二尖瓣成形术（percutaneous balloon mitral valvotomy，PBMV）。随着时间的推移，用于治疗二尖瓣狭窄的经皮介入技术也在不断发展，但目前在世界范围内应用较为广泛的是 Inoue 技术。PTMC 的适应证已在第 10 章中进行了介绍。左心房血栓、2/4 级以上的二尖瓣反流、严重的双发交界区钙化均是 PTMC 的绝对禁忌证。其他需要手术的心脏瓣膜病或冠状动脉疾病也是 PTMC 的禁忌证。相对禁忌证包括左心耳血栓、2/4 级二尖瓣反流、瓣膜钙化、交界区钙化、严重的瓣下结构病变（SVD）及解剖结构畸形。在相同级别的二尖瓣反流中，存在中心反流比存在偏心反流更有利于 PTMC 的实施。本章将讨论常规 PTMC 的技术细节和硬件设备。第 13 章将讨论 PTMC 在困难状况中的应用。

二、方法

Inoue 技术因其安全性和有效性而广受欢迎。下文将详细介绍 Inoue 技术，并简要降解其他技术的基本原理[1]。

1. 逆行非经房室隔入路

Stefanadis 等描述了逆行非经房室隔入路球囊二尖瓣成形术[2]。该手术需要使用一种特殊设计的、可操纵的引导导管，控制该导管通过主动脉和左心室逆行进入左心房。随后，将一根直径为 0.038 英寸（1 英寸≈2.54cm）交换长度的 J 形硬引导丝置于左心房中，通过在左心房中形成环路或引入肺静脉来达到稳定。二尖瓣成形术采用单球囊或双球囊（Mansfield 球囊）通过该引导丝进行手术。缺点是使用大动脉导管鞘会增加入路部位的并发症、左心室 / 左心房穿孔的风险，以及心脏腱索下导丝缠结导致损伤的风险。因此，如今此项技术已经很少使用[3]。

2. 利用金属设备行二尖瓣分离术

利用金属设备行二尖瓣分离术是根据 Tubb 扩张器的原理发展起来的，Tubb 扩张器常用于闭式二尖瓣交界分离术（CMV）中。该设备在灭菌后可多次使用，为治疗二尖瓣狭窄提供了一种低成本的经皮介入治疗手术方法（图 12-1）。各种研究均报道了金属装置的具有可比性的即时效果和远期疗效[4]。然而，手术的要求非常高，而且学习曲线很陡峭。还有一个值得关注的问题是手术中左心室穿孔和心脏压塞的发生率较高[5]。目前，只有少数手术人员和医疗中心选择使用金属装置进行手术。

3. 双球囊技术

双球囊技术需要用两根导丝穿过左心室，然后在导丝上同时将两个球囊充气，以扩大二尖瓣瓣口面积。双球囊技术的优势是两个球囊比单个球囊对二尖瓣交界区处施加的压力更集中。与 Inoue 技术相比，采用双球囊技术的手术更麻烦、更耗时，而且有可能通过两根引导丝或球囊顶端造成心室穿孔，造成并发生发病率增加。Bonhoeffer 等设计了一种多轨道系统变型术，以简化双球囊二瓣膜成形术。在多轨道系统变型手术中，其中一个球囊是一个快速交换球囊，而另一个球囊则沿用传统设计，使两者能在一根引导丝上对准二尖瓣瓣口。由于变型手术的复杂性，这项技术并不太受欢迎[6]。

三、Inoue 技术

1982 年，日本外科医生 Kanji Inoue 发明了一种新型哑铃状球囊，并成功地进行了 PTMC。由于其安全、有效且易于操作，Inoue 技术已经成为目前在经皮二尖瓣球囊切开术中应用最为广泛的方法[1]。

（一）硬件设备

1. 球囊

最初于 1982 年设计出了 Inoue 球囊，并在 1989 年升级为柔顺性较差的球囊。随后，许多 Inoue 型球囊进入市场。在工作原理上，升级球囊与最初的 Inoue 球囊是相同的，但在设计和制造上略有不同。升级后的球囊比 Inoue 球囊成本更低。可供选择的球囊种类如下。

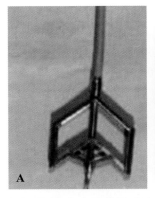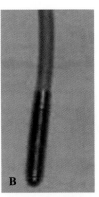

▲ 图 12-1　打开（A）和关闭（B）状态的金属交界区分离刀

(1) Inoue 球囊：由日本东京的东丽投资有限公司（Toray International）制造。

(2) Accura 型球囊：由印度班加罗尔 Vascular Concepts 有限公司制造。

(3) SYM PBMV 球囊：由中国的先健科技公司（Lifetech Scientific）制造。

(4) Synergy 球囊：由印度德里 Advance Life Sciences Pvt 有限公司制造。

Inoue 球囊呈哑铃型，由于其独特的物理特性和充气方式，可以自行定位在二尖瓣内。具有两层乳胶层，中间有一层尼龙网，形成 Inoue 球囊独特的形状和充气特性。球囊轴是由聚氯乙烯制成的 12F 同轴双腔导管构成。导管的内腔可用于插入金属管、引导丝（直径高达 0.032 英寸）或探针，也可用于压力测量。外腔与一个双向旋塞阀和通气孔（3 个近端端口）近端相连。用来将球囊连接到充气 / 放气注射器。排气的存在可以让球囊在应用之前处于撒气状态，并在放气失败的情况下起到安全保护机制的作用。此外，球囊上有两个小孔，在放气失败的情况下，对比剂可以缓慢渗出。未充气、未拉扯的球囊长度为 25mm，由于球囊中有特别设计的合成网，因此充气可分为三个连续阶段。充气过程中，远端球囊首先膨胀；其次是近端球囊，中间有一段直径较小的收缩部，便于固定于二尖瓣上；最后，球囊完全充气后，小直径的中间收缩部消失，球囊呈桶状，直径最大可扩张至 45mm。有几种不同尺寸的球囊可供选择，可达直径分别为 20mm、22mm、24mm、26mm、28mm 和 30mm，每种球囊都可以在直径为 4mm 的区域内充气。当球囊充气后的直径可达到治疗水平时，根据球囊大小和膨胀程度的不同，球囊内压力为 1~4 个大气压。在逐步给球囊充气的过程中，必须要充分了解所用球囊可承受的压力区。当球囊充气后的直径小于命名尺寸 2mm 时，球囊压力处于低压区；当球囊充气直径与命名尺寸相差 2mm 之内，球囊压力处于高压区。处于低压区时，球囊内压力在 2~3 个大气压的范围内；而处于高压区时，球囊内压力在 4 个大气压范围内。Accura 型球囊可提供更高且更稳定的球囊内压力；而在低压区，与 Inoue 球囊相比，Accura 型球囊的充气程度更大[7]。在低压区充气比在高压区使用小球囊充气造成的二尖瓣反流要少。例如，命名尺寸为 26mm 的球囊，充气至 24mm 时球囊处于低压状态；而命名尺寸为 24mm 的球囊，充气至 24mm 时球囊则处于高压状态。对于钙化和纤维化的瓣膜以及具有瓣膜下畸形的瓣膜，可能需要进行高压扩张。对于这类患者，应该选择比命名尺寸小一个型号的球囊，然后充气使球囊内达到高压区。虽然 Accura 型球囊与 Inoue 球囊的制造原理相似，但然 Accura 型球囊有一个 11F 的轴（Inoue 球囊则有一个 12F 的轴），长度为 80cm。Accura 型球囊不配有额外的通气孔，只有两个近端开口。Accura 型球囊的外表面没有开口。Accura 型球囊的扩张范围为 3mm。Accura 型球囊配有的顶端盘绕式引导丝和 J 形导丝，其硬度低于 Inoue 球囊，且提供的支撑力更小（图 12-2）。

2. 球囊配件

• 80cm 球囊拉伸金属管（最大内腔直径为 0.032 英寸，银色）。

• 70cm、14F 聚乙烯扩张器（锥形尖头，黑色）。

• 180cm、0.025 英寸不锈钢引导丝，盘绕式软头设计。

• 80cm、0.038 英寸 J 形尖导丝导丝弹簧。

• 30ml 塑料注射器及连接管。

• 测量球囊尺寸的卡尺。

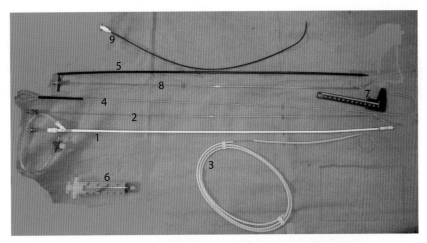

▲ 图 12-2 **Accura 型 PTMC 球囊及附件和间隔穿刺器械**

（1）Accura 型球囊；（2）球囊伸展装置；（3）盘绕式金属丝；（4）J 形导丝；（5）房间隔扩张器；（6）30ml 注射器；（7）卡尺；（8）Brockenbrough 穿刺针；（9）Mullin 扩张器（不配有外鞘）

3. 房间隔穿刺配件

• Brockenbrough 穿刺针

• 7F 或 8F 扩张器导管（Mullin 鞘）。

• 外鞘导管（可选）。

• 0.032 英寸亲水导丝或普通导丝（最好是 J 形头）。

• 猪尾形导管。

在介绍 PTMC 的手术步骤时，详细讨论了配件的使用细节。

（二）术前评估

在进行 PTMC 手术前，手术人员应亲自复查超声心动图。超声心动图有助于观察二尖瓣的解剖结构、交界区融合、瓣膜厚度、瓣膜钙化、亚显微结构，评估二尖瓣反流程度及其他瓣膜的受累情况，判断是否存在左心房 / 左心耳血栓。此外，还需要评估房间隔的轮廓（包括其方位、厚度，以及是否有隆起和动脉瘤）以及左、右心房的相对大小。手术人员应在心里勾画一个超声心动图的成像，以预测 PTMC 手术中可能出现的潜在危险，并应事先采取适当的预防措施。在 PTMC 手术过程中，必须配备超声心动图仪。不仅有助于评估 PTMC 的成功率和并发症，还可用于指导 PTMC 手术。即使在术前几天已经做过超声心动图检查，因为左心房 / 左心耳血栓可能在介入手术过程中形成，因而必须在术前手术床上行经胸或经食管超声心动图来排除左心房 / 左心耳血栓。

（三）患者准备

患者术前应禁食一夜或 8h，儿童禁食时间应缩短。术前 3～4 天停止口服抗凝疗法，手术当日应将 INR 下降至 1.5 以下。对于血栓栓塞风险高的患者，建议在手术期间静脉应用肝素或低分子肝素，注射剂量根据体重计算。越来越多有经验的手术人员倾向于在不停止抗凝疗法（如心房颤动消融）的情况下进行 PTMC。可以继续使用其他药物，如 β 受体拮抗药、钙通道阻滞药、地高辛和利尿药。心室率快的患者需要静脉注射钙通道阻滞药或 β 受体拮抗药来控制心率。理想情况下，不需要预防性应用抗生素。然而，考虑到大多数医疗中心都会重复使用 PTMC 球囊，可能需要预防性应用抗生素。手术会在局部麻醉下进行，通常避免应用镇静药。虽然可能会给患者造成一些不适的感觉，但有助于神经评估和术中早期发现脑卒中。对于手术不合作的患者和儿童，可能需要应用镇静药甚至全身麻醉。对于因肺水肿和心力衰竭而无法仰卧的危重患者，有必要进行选择性气管插管。

（四）手术

1. 球囊准备

稀释对比剂用于充胀 Inoue 球囊，1 份对比剂混合 4 份生理盐水。一些医疗中心使用稀释率高达 1 ∶ 9（特别是使用 Accura 型球囊和离子对比剂时），用于避免放气失败。应冲洗中心管腔和侧通气孔，以保证球囊放气通畅。通常根据 Hung 公式预计球囊直径[8]：

$$球囊参考尺寸（mm）= \frac{身高（cm；接近零的圆形）}{10} + 10$$

例如，Hung 公式预计球囊直径（mm）= 身高（cm）÷10+10，如果患者的身高为 152cm，则可使用的最大球囊尺寸为 150/10+10=25mm。因此，应选择一个 26mm 的 Inoue 球囊，最大充气直径为 25mm（起始球囊直径通常较小。将在后文"逐步扩张球囊"中进行讨论）。在将球囊充气并测量到充气后球囊直径达到所需尺寸后，丢弃注射器中多余的稀释对比剂（图 12-3）。然后用连接在通气口上的充满对比剂的注射器给球囊放气。接下来，使用 80cm 球囊拉伸管将球囊进行拉伸，将其变细。将金属管插入球囊中心管腔后，第一步是将金属管的座部连接到球囊内管的座部上（记住，将金色和银色组件连接起来）。再应进一步推动该组件，以连接到外部塑料球囊的座部上，并旋转至锁定位置（图 12-4）。由于盘绕式不锈钢引导丝很长很硬，可能会伤害到手术人员或不小心移出无菌区，应小心处理操作。盘绕式引导丝的端部应小心地保存在配有导丝的插入工具中。另外，配有血管通路鞘管的扩张器可用作盘绕式引导丝的插入工具。

2. 血管通路

右股静脉和右股动脉是 PTMC 的首选血管通路。静脉选用 7F 血管鞘，动脉选用 5/6F 血管鞘。较常的皮下通路会对房间隔扩张器 /PTMC球囊的通过产生阻力。为了避免这种情况，在初次静脉穿刺时，穿刺针进针方向应比平时更垂直，大约呈 60° 而不是 45°。对于体形瘦小的患者，股静脉位置浅表，因此最好从浅部开始探查，而不是深部。一些手术人员（尤其是在学习阶段）开放额外的左静脉通路，

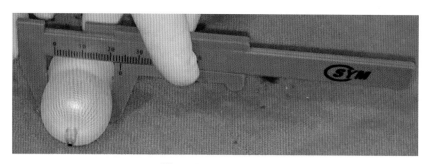

▲ 图 12-3 测量球囊尺寸

以使 Swan-Ganz 导管保持在肺毛细血管楔（PCW）位置。以在手术过程中提供持续的血流动力学监测，额外的静脉通路入口，以及在进入左心室时的解剖标志。

3. 心导管术

在 PTMC 手术中，心导管术已被超声心动图所取代，但仍有许多医疗中心将心导管术作为学术练习的一部分。同时 PCWP 和左心室舒张末期压（LVEDP）可用于计算二尖瓣跨瓣压差。用 Fick 原理测定股动脉和肺动脉的饱和度，计算心排血量。40 岁以上及有心肌梗死或心绞痛病史的患者，可在术前行冠状动脉造影。因为术后可能会紧急行 MVR，外科医生必须熟知冠状动脉解剖知识。在一束小血管，缓慢形成的、不透明的左心房 / 左心耳血栓并不少见（图 12-5）。

4. 房间隔穿刺

经房间隔穿刺（transseptal puncture，TSP）是 PTMC 成功的关键步骤。正确执行 TSP 不仅可以避免并发症，而且可以确保装置成功地进入左心室。

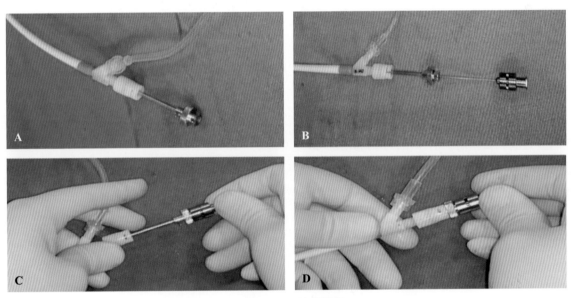

▲ 图 12-4　拉伸导管

A. 内无拉伸导管的球囊；B. 内有导管的球囊；C. 与球囊管毂相连的球囊内导管；D. 附在塑料球囊毂部上的金色和银色组件

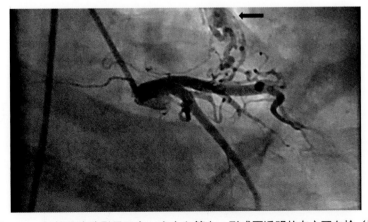

▲ 图 12-5　冠状动脉造影显示在一束小血管上，形成不透明的左心耳血栓（黑箭）

(1) 房间隔解剖：外科医生必须详细了解房间隔的解剖结构及其周围结构。TSP 的理想部位是卵圆孔。卵圆孔前面是下腔静脉，冠状窦位于前下缘。三尖瓣瓣环的房间隔部分位于前方。上腔静脉位于主动脉无冠状窦的上方，形成前上部分（图 12-6）。围绕卵圆孔上后部的嵴是卵圆孔缘，心房后内侧壁的内凹，包括两层肌肉层和一层脂肪层。穿刺通过卵圆孔会导致针迹现象和心包积液，可能会累及两个心房。在执行 TSP 时，手术人员应在脑海中形成所有解剖结构的图像。在 TSP 过程中，需要避开的最重要的结构是主动脉根部。位于非冠状窦的猪尾状导管为安全穿刺提供了标志。

(2) 仪器：1959 年，Ross、Braunwald 和 Morrow 首次实施了 TSP，作为获得准确左心血流动力学指标和血管造影信息的诊断技术[9]。1962 年，Brockenbrough 进一步改进了此种技术，设计了 Brockenbrough 穿刺针[10]。随后，Mullins 引入了导管和扩张器的组合，以精确地安装在 Brockenbrough 穿刺针上（图 12-2 和表 12-1）[11]。穿刺针的近端有一个毂套，呈箭头状，指向针尖。"Brockenbrough 穿刺针"和 "Mullins 保护鞘"两词通常是指房间隔穿刺针和房间隔穿刺鞘。必须小心确保针头、扩张器和护套全部兼容。圣犹达医疗公司（St.Jude Medical）涉及的 BRK 穿刺针也可用于 TSP。普通 BRK 穿刺针适用于常规 TSP。BRK-1 穿刺针的进针角度为 51°，用于右心房异常扩大时的 TSP。与 Brockenbrough 穿刺针不同，BRK 穿刺针在近端配有一个截止阀。许多手术人员和医疗中心单独使用 Mullin 扩张器（不配有外鞘）来进行 TSP，因为使用 Mullin 扩张器时可感觉到房间隔搏动，并且在没有保护鞘的情况下可以更好地控制穿刺针。但是，还是建议使用保护鞘，原因有两个：①在插入扩张器导管时，避免出现穿刺针意外造成穿孔的罕见情况；②在导管 / 穿刺针组件进入左心房时，保护鞘顶端在隔膜处起到安全防护的作用，避免造成穿破左心房。

(3) 导管 / 穿刺针的安装和处理：当完全插入 Mullin 鞘中时，Brockenbrough 穿刺针就会从保护鞘尖穿出。应拔出一部分穿刺针，直到针尖可以略微隐藏在导管尖头内（2～3mm）。将针毂连接到一个 2ml 或 5ml 注射器上，注射器内有对比剂。另外，针毂还可以连接压力传感器，以便监测房间隔穿刺期间从右心房到左心房的压力波形曲线变化。手术人员应将右手示指固定在导管毂和穿刺针的方向指

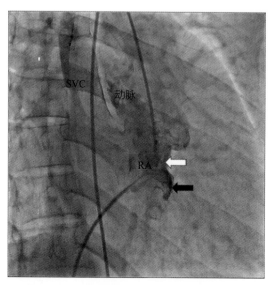

▲ 图 12-6　在右前斜位 30° 视图上，向主动脉和 SVC-RA 注射对比剂，可显示各种结构之间的关系
白箭所示无冠状动脉窦尖部；黑箭所示三尖瓣隔叶。SVC. 上腔静脉；RA. 右心房

示器之间，以防止穿刺针向前移动、避免其从导管顶端穿出。右中指和拇指保持在指针上，固定于方向指示灯的两侧。在体内操作导管 / 穿刺针时，保持这种手势更容易旋转针头（图 12-7）。

　　(4) 穿刺针的定位（图 12-8）：在主动脉根部的无冠状动脉窦内放置一根猪尾形导管。注入少量对比剂即可确定其位置。在上腔静脉内放置 0.032 英寸导丝，Mullins 保护鞘穿过导丝。穿刺器组合可以进一步推进达到左头臂静脉，可沿着上腔静脉的内侧边缘抽出。取下 0.032 英寸金属导丝，将 Brockenbrough 穿刺针插入 Mullins 扩张器。当穿刺针在 Mullins 扩张器 / 保护鞘内前进时，必须小心避免穿刺针穿出保护鞘从而刺穿下腔静脉。穿刺时，在女性髂后下棘水平可能会遇到一些阻力，此时可

表 12-1　房间隔穿刺器硬件的类型和规格

Mullin 保护鞘				
类型	外径	最大直径（腔）	扩张器长度（cm）	保护鞘长度（cm）
成人	8F	0.032 英寸	67	59
儿科学	6F/8F	0.025 英寸	52	42
房间隔穿刺针				
类型	中轴直径	顶端直径	长度（cm）	其他
Brokenbrough 穿刺针（美敦力公司）				
成人	18G	21G	71	
儿科学	19G	22G	56	
BRK 穿刺针（圣犹达医疗公司）、BRK、BRK1、BRK2、BRK-XS	18G、19G（长度仅 56cm）		56、71、89、98	BRK 穿刺针有 19° 弯曲，BRK-1 有 51° 弯曲（适用于较大的右心房），近端配有一个截止阀

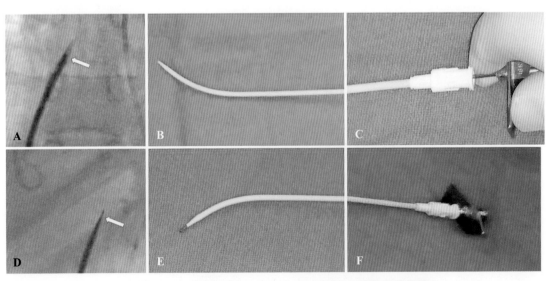

▲ 图 12-7　穿刺针在 Brokenbrough-Mullins 组件中的位置

A. 在透视图像中，箭头指向穿刺针顶端；B. 内有穿刺针的 Mullins 穿刺器顶端；C. Mullins 穿刺器和毂形部，示指插在扩张器毂形部和穿刺针顶端之间。下图显示穿刺针穿出的位置。D. 在透视图像中，箭头指向穿刺针顶端；E. Mullins 穿刺器顶端，针头伸出；F. 穿刺针毂形部完全插入 Mullins 扩张器

同时移动针鞘，以通过该区域。有时，穿刺针上的导丝可以在出穿刺针前进时，防止针尖碰到 Mullin 扩张器主体。在穿刺针接近针尖之前，必须把将针头上的导丝拔出。如上文所述，针尖应处于 Mullins 保护鞘 / 扩张器顶端 2～3mm 的位置。患者必须平躺，禁止脊柱旋转，因为脊柱旋转会扭曲房间隔的解剖位置和透视标志。然后将整个穿刺器（穿刺针和保护鞘 / 扩张器）平稳地朝向足部方向抽出，同时可在荧光透视下观察导管的移动。用右手握住穿刺针，示指插在扩张器的针毂和针头之间。左手用于抽出穿刺组件。穿刺针近端的箭头首先应处于 3 点钟方向（从患者足部侧观察时），当针尖到达上腔静脉与右心房交界处时，再旋转至 4 点钟方向。随着进一步下降，将看到两种活动轨迹：①导管可从上腔静脉落入右心房；②导管还可从肥厚的房间隔肌层落入卵圆孔。然后缓慢向前推进穿刺器，如果穿刺器行进顺利、位置正确，可能会卡在卵圆孔边缘上，穿刺针应该固定在此处（图 12-8C 和视频 12-1）。

(5) 房间隔穿刺技术：已经研究出了许多基于血管造影和荧光透视标记的技术。根据经验，手术人员倾向于不依赖于假想线标来执行 TSP，并且更多地依靠穿刺针的移动感觉及荧光透视标记技术。

① Inoue 血管造影方法：Inoue 血管造影方法中的关键步骤是确定一条中线，可以将房间隔分为前后两部分。标志线是根据额平面上，正常呼吸时右心房血管造影（左心房处于左旋相位）获得的标志物来定义的。在右心房血管造影图像的终止帧上，认为收缩期三尖瓣的上端是房间隔的前界，称为"T"点。可以"T"点被转换成一个终止帧的左心房图像（处于左旋相位）。在左心房图像上，从"T"点到"L"

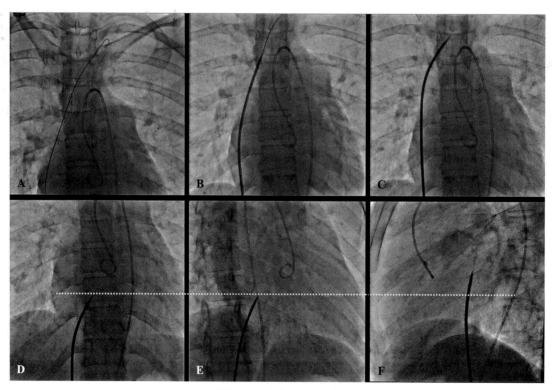

▲ 图 12-8　房间隔穿刺步骤

A. 在主动脉根部放置一根猪尾形导管，在上腔静脉内放置 0.032 英寸导丝；B. Mullins 扩张器在金属导丝上；C. 扩张器中有 Brockenbrough 穿刺针，顶端在扩张器中；D. 前后位视图中穿刺针的位置；E. 在右前斜位 30° 视图中穿刺针的位置；F. 侧视图，房间隔穿刺后，向左心房注释对比剂后的图像。虚线表示房间隔穿刺的水平（视频 12-1 和视频 12-2）

点绘制一条假想的水平线，该线会与最先接触的心房外侧边界相交（记住双心房阴影）。假定房间隔后边界为"L"点，因为右心房外侧边界与左心房外侧边界相对，并且没有超出左心房边界的房间隔。在"T"点和"L"点连线的中点（M点）上画一条垂直线，即为"中线"。穿刺点应位于"中线"上，在"中线"与左心房尾端边缘相交点上方约 2/3 的椎体高度处。Inoue 的血管造影方法适用于缺乏 TSP 技术经验的手术人员，在荧光透视下不能很好地显示心房轮廓时，以及很难进行 TSP 时，例如存在巨大左心房或重度脊柱后突时。

② Hung 改良荧光透视法：此项技术是最常用的技术。在大多数二尖瓣狭窄的病例中，透视下可以看到左心房轮廓，因此透视可以用于得出一个穿刺标志。在此方法中，需在主动脉瓣的无冠状动脉窦尖部放置一根猪尾形导管。由于猪尾形导管与三尖瓣的具体非常近，因此可将猪尾形导管顶端作为三尖瓣上端的标志。在猪尾形导管和左心房右侧边缘之间连线的中点上画一条垂直线，其与左心房尾端边缘形成交点。穿刺部位在垂直线与左心房尾端边缘交点上方、约一个椎体高度的中线上。在前后位视图中，穿刺针顶端大约在猪尾形导管末端尾端的 2/3 到一个椎体高度处。根据手术人员的偏好（图 12-8D、E 和 F，视频 12-2），可使用不同的视图来执行 TSP，包括前后位、左前斜位 45°、侧位 90°、右前斜位 30°。但是，在将穿刺针向前推进之前，必须至少在两个体位视图中进行验证。在右前斜位视图中，检查针尖是否远离主动脉和冠状窦。透视下，在右前斜位视图中，房间隔是正面的，针尖正好位于脊柱的外侧边缘。在左前斜位 / 侧视图中，针尖应远离主动脉，位于下后 1/3 处。应该记住，最好从正位视图中判断房间隔的下边缘。其他需要避免的荧光透视标记物和解剖结构包括右心房壁、中线内侧、左心房下边缘和外侧边缘。从足部的角度观察，患者仰卧时，房间隔平面从 1 点钟到 7 点钟方向。透视下，卵圆孔位于主动脉根部后面，在右心房游离壁的前方，冠状窦口上方和后部，在 TA 和 RA 附件后面。在将针尖定位在卵圆孔时，需要保持正常的解剖关系。卵圆孔直径约 2cm，卵圆孔缘为上部的后缘。进行 TSP 时，针尖应与卵圆孔缘尾端边缘啮合。在二尖瓣狭窄中，由于左心房压力升高，房间隔会向右心房凸出，导致卵圆孔移位。在二尖瓣狭窄患者中，卵圆孔往往部位于房间隔的下 1/3 和中 1/3 的交界处，而在更低的位置处；在严重疾病患者中，卵圆孔缘位于房间隔的下 1/3 处。这意味着，随着左心房压力的升高，房间隔的位置变得更加水平，并趋向于向右心房突出。房间隔隆起会取代卵圆孔和房间隔旁沟。解剖结构的扭曲会干扰穿刺针在右心房中的活动性，还会导致很难探查卵圆孔。作者认为，TSP 通常在侧位 90° 进行。为了找到理想的穿刺部位，需要操作和探查动作均比较温和。一旦穿刺针进入卵圆孔，针尖轻微向颅侧移动，将接触到卵圆孔缘，有助于针尖的稳定。通过对拉紧的左心房搏动的观察，证实针尖位于房间隔（真卵圆孔）较薄的部分。侧视图用于确认穿刺针 / 导管组件位于适当的前后方向。通过房间隔冲洗 / 染色后，最好能从侧视图上观察房间隔的轮廓和方向（图 12-9）。房间隔冲洗法包括在尾部撤回时用对比剂对后向定向扩张器 / 穿刺针进行持续冲洗（视频 12-3 和视频 12-4）。这种方法可以勾勒出了房间隔的右心房面及其方向，可以避免高位（颅侧）房间隔穿刺。在解剖较为复杂或扭曲时，例如存在房间隔动脉瘤时，更利于进行 TSP。但有时会促进三尖瓣狭窄的进行，而不会吸入血液。可能是针头剥离了高位隔膜，或者针头缠绕在隔膜的厚部。房间隔染色有助于区分两者。当解剖高位隔膜时，染色后，观察隔膜呈垂直方向。在这种情况下，应拔出导管 / 针头，并在较低位的房间隔上进行穿刺。

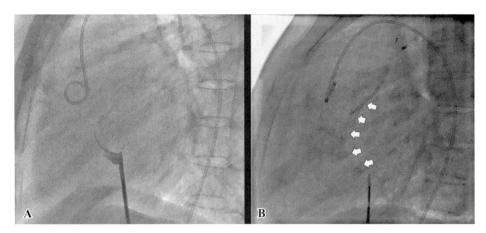

▲ 图 12-9　A. 侧视图，房间隔染色；B. 侧视图，使用对比剂冲洗房间隔（箭指向房间隔）
（视频 12-3 和视频 12-4）

　　一旦确定并满足了要求，穿刺针 / 扩张器应已经推到了房间隔上。由于左心房紧张，室间隔搏动良好的感觉提示穿刺针位于理想的穿刺部位。穿刺器组合应保持稳定，并紧紧压在隔膜上，以防滑动。下一步，移开截止阀上示指，只将穿刺针向前推进刺穿房间隔。当穿刺针进入左心房后，可以感觉带一种突破感。针头可能会无意中滑落到房间隔旁沟中，并且在透视下应该可以看到。此时，穿刺器从上腔静脉上下降，重新启动整个手术步骤，以重新到达卵圆孔。进针过程中，持续存在的阻力表明针头卡在了厚厚的房间隔肌层上。需要注意的是，一旦发现穿刺过程中存在异常情况，必须尽早拔出穿刺针。单凭穿刺穿造成心脏压塞的概率极低。在大多数情况下，心包穿刺会在插入 Mullins 扩张器后出现，更常见的是在用 14F 扩张器扩张房间隔后出现。

　　③ 另一个有用的技术是探查卵圆孔，TSP 就可以在没有实际穿刺的情况下进行（视频 12-5 至视频 12-8）。1964 年，Albridge 首次描述了探测卵圆孔技术[12]；并于 1965 年，Bloomfield 和 SinclairSmith 进一步做出了阐明[13]。该技术的解剖学基础如下。在 20%～25% 的成人患者中，有可探查的卵圆孔未闭，那么可能不需要穿刺。在 2/3 的患者中，卵圆孔薄如纸，可以通过轻压和扩张器的旋转将导管送进入左心房。穿刺针通过房间隔时，具有可突破的感觉。根据经验所示，卵圆孔探查技术可在约 80% 的病例中获得成功。其他作者报道的成功率超过 90%[14]。如前所述，在前后位视图中，穿刺针 / 扩张器总是在到达上腔静脉时转下。当穿刺组件进入右心房时，可观察到两次跳跃。下一步，转入右前斜位 30° 视图。从这个角度看，房间隔面朝上，穿刺针 / 导管组件顶端应该在主动脉的猪尾形导管和双房阴影的内侧边缘之间。必须要了解到，有时第二跳可能实际上是由于导管穿刺进入了房间隔旁沟。然后，穿刺组件应该通过顺时针或逆时针旋转重新定位，使其位于房间隔的中心。随后，传变为左前斜位 45° 视图或侧视图。Brockenbrough 穿刺针不从 Mullins 保护鞘中取出，而是与扩张器顶端保持约 0.5cm 的距离（图 12-7）。可使针套组件的尖端变硬。轻轻用力，将穿刺组件向左肩方向推进。如果穿刺组建正确接触到卵圆孔，则穿刺针鞘组件弹出左心房，而不使用使用真正的穿刺针进行穿刺。Bloomfield 和 Sinclair-Smith 认为[13]："这大大提高了左心导管插入术的安全性、可靠性以及穿刺速度。"无针技术的优点包括由于进行房间隔穿刺时，不使用穿刺针头，几乎消除了形成心脏压塞的风险；用 14F 扩张器可以简单、平滑地扩张室间隔；在 PTMC 球囊进入左心房的步骤中，技术上的要求较低。

④ 仅静脉行房间隔穿刺（图 12-10、视频 12-9 至视频 12-13）：PTMC 的实际操作均是通过静脉通路进行的。动脉通路主要用于引导 TSP（猪尾形导管）和血流动力学监测（监测动脉血压和计算瓣口面积）。随着超声心动图在导管实验室中的广泛应用，PTMC 是否成功以及是否存在并发症应通过经胸心脏超声（TTE）来评估，而不是进行血流动力学评估。常采用心房颤动消融术的电生理学家不喜欢通过动脉通路（在 NCC 中放置一根猪尾形导管）来实施 TSP。相反，更长采用完全静脉途径，使用 His 束导管或冠状窦导管进行引导。在这种背景下，一些经验丰富的手术人员也开始采用完全静脉途径进行 PTMC。TSP 仍然是关键步骤。可以使用两种技术。首先，可以使用上文描述的无针 TSP 技术。如果需要使用真正的穿刺针进行穿刺，可采用以下标志物。如前所述，在垂直方向上，当针头从 SVC 向下移动时，应观察到两次相同的跳跃。通常在左心房尾端边缘上方约一个椎体高度上。下一步，在右前斜位视图中，穿刺针应该位于房室沟前方和脊柱后方之间。在透视图中，房室沟是一个半圆形的透光区域，在动态透视 / 电影图像上更容易看到，而在静态图像不容易看见；此时，房室沟将代替冠状窦导管的位置。然后，再进行 TSP。其余的 PTMC 步骤与其他技术中的类似。如前所述，此技术应由经验丰富的手术人员使用，不推荐常规使用。

确认进入左心房：可通过以下方法确认穿刺器进入左心房：①通过穿刺针洗出鲜红的左心房血；②检查压力；③注射对比剂。一旦确认进入左心房，并且没有或只有很小的阻力，将导管 / 穿刺针向前推进进入左心房。然后，在拔除穿刺针的同时，单独推进导管。在 TSP 之后，如果手术人员是初学者或穿刺部位有疑问，则建议进行超声检查，以确保没有积液形成，并记录适当的穿刺部位。同时，将猪尾形导管推进左心房，同时获得左心房 – 左心室压差。

当房间隔穿刺（TSP）过程中存在困难时，可利用多种影像学检查方法辅助穿刺，如经胸心脏超声（TTE）、经食管心脏超声（TEE）、经心腔内超声心动图（ICE）等。值得注意的是，当使用超声心动图辅助进行 TSP 时，穿刺针 / 扩张器撑起房间隔是判断穿刺针位置的唯一可靠标志。单纯的导管阴影穿过房间隔可能是一种由于超声效应所致的欺骗性表现。另一个有用的方法是在右前斜位和左前斜位视图，肺动脉造影的左旋相位可显示左心房和房间隔。电生理学家通过使用 EP 导管标志物（如 His 导管）

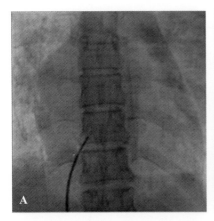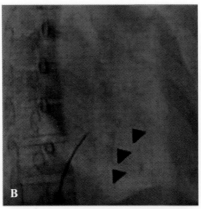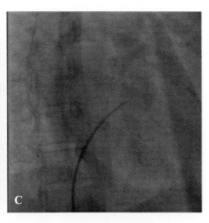

▲ 图 12-10　仅经静脉房间隔穿刺术

A. 在垂直方向看，TSP 穿刺位于左心房尾端边缘上方约一个椎体高度上；B. 右前斜位 30° 视图：针头位于房室沟前方（箭头所示，透视图上显示为透光区）和脊柱后方之间；C. 房间隔穿刺（由印度班加罗尔的 CM Nagesh SJICS&R 博士提供，视频 12-9 至视频 12-13）

作为无冠状动脉窦尖部的替代标记物并采用冠状窦导管来执行 TSP。冠状窦导管可用于定义卵圆孔的前下侧边界。使用冠状窦导管时，在右前斜位视图中，穿刺位置在冠状窦导管的后上方，穿刺针平行于冠状窦导管。在左前斜位视图上，穿刺部位优于冠状窦导管。联合应用 CT 检查与透视检查也有助于进行 TSP。另外，还有一种来自于 Baylis 医疗公司的 NRG 针（射频打孔针），专用于卵窝孔和左心房入口的射频消融。

5. 房间隔扩张

采取房间隔穿刺（TSP）时，随着 Mullin 鞘 / 扩张器进入左心房后，抽出 Brockenbrough 穿刺针。可能存在从 Mullin 扩张器自由抽吸血液的情况，任何气泡必须单独通过抽吸将其清除。必须要知道的是，千万不要将盐水冲入左心房，避免造成空气栓塞。使用专门设计的 0.025 英寸不锈钢导丝（盘绕式尖头）推进左心房（图 12-11）。导丝上设有插入工具，便于将盘绕式导丝插入扩张器中。或者，可以借助 6F/7F 血管鞘扩张器的帮助下插入顶端盘绕式金属导丝。一旦将盘绕式金属丝放入左心房中，将移除 Mullins 护鞘 / 扩张器组合。

有两种操作可以促进房间隔扩张器 /PTMC 球囊随后的通过。首先，可以用一把薄的手术刀在皮肤上划出一个小切口，斜面朝上指向天花板（以避免意外切开静脉）。更适用于较瘦的患者，由于皮下脂肪较少，皮肤会紧紧地贴着扩张器。其次，使用动脉钳，可以沿着导丝扩张一小段较短的皮下组织。对于身材瘦小的患者来说，此步骤可能并不需要进行。注意，在扩张轨道时不要损伤股静脉。

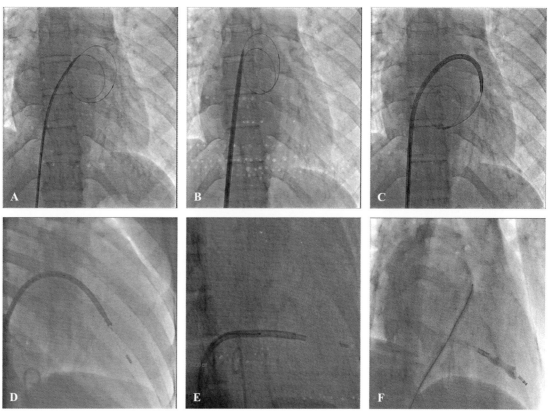

▲ 图 12-11　房间隔穿刺术的步骤

A. 盘绕式导丝，位于左心房内；B. 房间隔扩张术；C. 球囊，位于左心房内；D 至 F. 穿刺器分别采用直接法、水平滑动法和反向成环法通过二尖瓣（视频 12-14 至视频 12-18）

将房间隔扩张器穿过金属丝，以充分扩张房间隔穿刺部位（视频 12-14）。如果在腹股沟处感到阻力，那可以使用相同的扩张器扩张腹股沟穿刺部位。由于房间隔穿刺不当而引起的心脏压塞通常会此阶段出现，所以需要着重注意体循环压力和其他血流动力学表现。在房间隔穿刺后给予全身抗凝，以防止在导丝和导管上形成血栓。由于房间隔穿刺和球囊插入之间的时间间隔并不长，一些手术人员更喜欢在球囊插入后进行抗凝治疗，如果由于间隔穿刺不当造成心脏压塞，可以不进行抗凝治疗。另一方面，有些手术人员在 PTMC 开始时（TSP 术前）使用肝素，因为 TSP 所需的操作时间不可预测，并且导管上有血栓形成的可能性；导管重复使用的事实会进一步增加血栓形成的发生率。使用标准剂量 2500～3500U 的普通肝素。如果进入左心室或左心房有困难或是手术时间延长，则给予额外剂量的肝素。当对儿童患者进行 PTMC 时，应使用 50～100U/kg 的肝素。大多数经验丰富的医疗中心目前使用的肝素剂量远低于先前推荐的剂量，因为 TSP 后的手术时间要短得多。此外，心脏压塞比脑卒中更为常见，因为导丝 / 球囊表面上容易形成血栓。

6. 左心室入口

在扩张房间隔和腹股沟后，将先前准备好、测量好的和细长的 PTMC 球囊沿着盘绕式金属丝推进（图 12-11）。有时，如果进入角度较浅，可能会导致穿刺失败，应在腹股沟处以更为垂直的角度进针，才能较容易的推进球囊。在 TSP 中，穿刺器到达卵圆孔 / 心房间隔的较薄部分时，通常很容易通过心房间隔进入左心房。而如果穿刺器到达心房间隔较厚的部分，球囊就很难进入左心房。以转动螺丝刀的方式旋转球囊组件，有助于将球囊旋进左心房。在球囊的细长部分进入左心房后，首先取出内部金属管；让球囊放气变细。随着内部金属管的抽出，PTMC 球囊进一步进入左心房，在左心房中形成一个宽大的环。有利于之后进入左心室，并防止左心耳处的球囊翻转；此步骤中可能会无意中清除掉先前未发现的左心耳血栓。接下来，将球囊导管打开并拔出。特别注意，应避免球囊卡入心房间隔或肺静脉。然后将预成型的 J 形尖导丝引入球囊中。在硬件交换过程中，球囊顶端轻微膨胀可防止球囊无意中滑回右心房。导丝上有一个预成型的 J 形顶端，长约 4.5cm。根据左心房的大小和穿刺部位的不同，穿刺器的弯曲程度可能会增大或减小；较大的左心房的直径更大，反之亦然，低位穿刺时，穿刺器的弯曲程度较小。使导管顶端向前弯曲，引导球囊朝向前面将要放置的二尖瓣瓣口处。应在右前斜位 30° 视图下，将球囊推进左心室，因为该剖面是途中可显示左心室长轴。如果推进过程中遇到困难，可通过侧视图或使用双平面超声心动图以帮助确认前角处的球囊顶端。右手用于操纵 / 旋转 J 形金属丝，左手用于拉动或推动球囊。逆时针旋转 J 形导丝，使球囊顶端开始指向左心室前方，同时逐渐抽出球囊。传统上，进入左心室的方法有以下 4 种[15]。

(1) 垂直方法（仅回撤导丝）：随着球囊的进一步回车（随着球囊导管环在左心室的打开，球囊顶端变得垂直），可能会在舒张期间落入左心室，并在收缩期回到左心室。如果发现室性早搏（VPC）出现，则可以确认已经进入左心室。现在，手术人员应该在舒张期开始时小心地撤出导丝，以使球囊滑入左心室。如果球囊仍然是垂直的，并且没有与左心室的长轴对齐，则应稍微回撤以下球囊，以便让球囊与左心室的长轴对齐。为防止 PTMC 球囊从左心室弹出，一旦球囊落入左心室，就应立即对球囊的下半部分进行充气。

(2) 直接法（取出导丝，推进导管）：如果垂直法不能将穿刺球囊成功穿过二尖瓣（此种情况并不罕见），则进一步取出球囊，使球囊与左心室长轴对齐。可能需要旋转调整一下导丝，使球囊顶端指向二尖瓣瓣口。一旦球囊顶端接近二尖瓣瓣口，球囊导管就会前后移动（"啄木鸟"样征），提示到达可以进入左心室的位置（视频 12-15）。在仔细观察导管运动时，抽出导丝，同时将球囊推进左心室。应该从舒张期开始推进球囊，标志是球囊顶端开始向左心室运动。在此步骤中，手术人员的手眼协调能力很重要。如果患者存在心房颤动或心室率过快，可能会使操作更具挑战性。但是根据经验证明，直接法的成功率最高，也是将球囊推入左心室的常用方法。如果球囊顶端未能很好地对准二尖瓣瓣口，或者在收缩期球囊被推进，那么球囊就不会进入左心室，而会弯曲回到左心室。在这种情况下，则需要从将球囊导管在左心房内形成一个大环型开始，重复所有步骤。

(3) 水平滑动法（仅推进导管）：如果前两种方法宣告失败，则选择水平滑动法。对穿刺针尾端房间隔穿刺和左心室水平定位也有帮助。进一步拉动导管，稍微抽出导丝，使球囊的方向变得更加水平。球囊顶端稍微膨胀，以便在舒张期随血流进入左心室。当球囊顶端接近二尖瓣瓣口时，球囊会表现出剧烈的前后运动。然后在舒张期开始时将球囊轻轻推入左心室，手术人员应仔细观察球囊的前后运动。应避免剧烈的球囊运动，因为球囊可能会滑入左心耳。如果球囊处于左心房的部分长度很短，那么球囊滑出右心房的概率则会很高。

(4) 反向（后）成环法。此方法适用于患者的左心房异常扩大时，或者如果穿刺点太靠近二尖瓣的前侧或尾端。PTMC 球囊在二尖瓣附近插入左心房深部。抽出导丝 2～3cm。然后顺时针旋转导丝导丝；而不进行常用的逆时针旋转。顺时针旋转操纵导丝使球囊导管在左心房后壁形成一个大环。使球囊指向左下方，即朝向二尖瓣瓣口。在保持导丝固定的情况下，将球囊向前推进穿过中二尖瓣瓣口。为了定位球囊，可能需要轻微逆时针扭转导丝。一旦球囊进入左心室，就要给球囊的下半部分充气，然后轻轻地拉动导管以解开环。在旋转导丝的帮助下，让球囊轻轻地对准左心室长轴。随后，给球囊的近端和中部进行充气。半反向环法对该技术做出了一些改进，适用于相对较小的左心房和尾端房间隔穿刺（图 12-12）。并不是形成一个完整的环，而是形成一个半环，使球囊顶端朝向二尖瓣瓣口。如果使导丝未能形成线环形，则可选择 0.025 英寸引导丝以构成环形。把线圈在 PTMC 球囊的右侧，就可以形成一个环形。

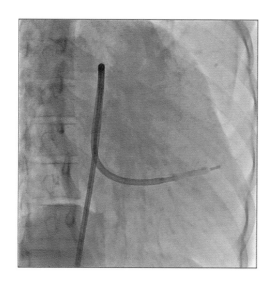

◀ 图 12-12　通过二尖瓣的半反向环法
图 12-11 F 为半成环法

球囊折叠操作（视频 12-19）：球囊穿过二尖瓣后，球囊不应穿过腱索，应能自由到达左心室尖端。为了证实球囊到达目标位置，应进行折叠操作。将部分充气的远端球囊前后滑动，同时向相反方向拉动和推动球囊导管和导丝。为了确保导管没有误入二尖瓣腱索。折叠操作是球囊正确进入左心室的必要标准，手术人员只有再完成了折叠操作动作后才能扩张瓣膜。如果球囊穿过二尖瓣腱索，扩张后会导致腱索膜撕裂和二尖瓣反流。如果球囊卡在腱索内，球囊应向上撤回至二尖瓣环，并在导丝的帮助下，向不同方向再向前推进，以达到左心室尖部。扩张卡在腱索中的球囊会导致球囊远端变形。及早察觉以避免球囊进一步扩张，从而使二尖瓣结构免受损伤（图 12-13）。

瓣膜下球囊嵌顿：严重的瓣膜下疾病可能会导致球囊导管很难进通过左心室入口，并可能出现以下 3 种症状之一：①球囊压迫征：严重的瓣膜下疾病会使膨胀的远端球囊严重凹陷；②球囊卡住：严重的瓣膜下狭窄会卡住 / 夹住球囊，将球囊放气并正确对准后也未能让球囊穿过二尖瓣 / 瓣膜下结构（图 12-14 和视频 12-20）。当球囊收到瓣膜下结构压迫时，球囊原位膨胀可显示远端的一般被压迫，而近端一般则可膨胀，提示二尖瓣反流的发生风险极高；③齿轮样阻力：如果患者存在瓣膜下疾病，在回撤部分充气且固定在二尖瓣的球囊时，可能会遇到齿轮阻力。

7. 球囊扩张

球囊进入左心室并完成折叠操作后，下一步也是最重要的步骤就是扩张球囊（图 12-15 和视频 12-21）。球囊远端完全充气，导管被向后拉，直到将导管紧贴着穿过二尖瓣。将球囊进一步充气，使近端部分膨胀并锁定球囊近端和远端之间的瓣膜。在球囊扩张的最后阶段，球囊腰部会膨胀，将二尖瓣扩张到相应的预设球囊尺寸。在扩张的最后阶段，球囊腰部突然出现小幅度的突发性扩张，通常表明瓣膜交界区分离，瓣膜扩张成功。另外，有时只能扩张拉伸瓣膜而未达到最佳的分离效果。球囊迅速放气并迅速抽回左心房，以尽量减少血液从左心房流到左心室的时间。当球囊充气膨胀时体循环压力下降，放气后恢复正常甚至更高，说明 PTMC 成功。将猪尾形导管推进到左心室，测量二尖瓣跨瓣压差以评估手术成功与否。评估左心房压波形曲线、左心房平均压以及采用 TTE，以判断是否存在二尖瓣反流或反流程度是否会增加。左心房压力曲线出现 v 波和左心房平均压增加表明存在二尖瓣反流，可在 TTE 上确认。如果二尖瓣反流严重程度没有增加或没有二尖瓣反流新发出现，但二尖瓣跨瓣压差还是不理想，则还应对二尖瓣进行逐步扩张。逐步扩张二尖瓣可降低 PTMC 术后发生急性二尖瓣反流

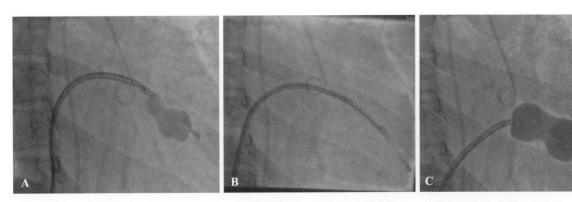

▲ 图 12-13　**A.** 尝试给球囊充气，显示由于球囊穿过腱索而导致远端球囊受压；**B.** 进行适当的球囊折叠操作（可见到球囊尖端一直延伸到顶点）（视频 12-19）；**C.** 折叠操作后，球囊充气正常，无任何受压情况

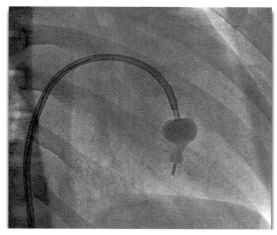

▲ 图 12-14 球囊卡住，球囊会卡在瓣膜下畸形结构中（视频 12-20）

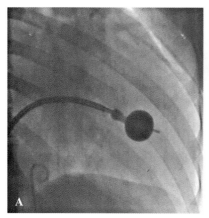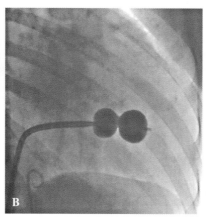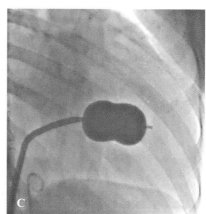

▲ 图 12-15 球囊充气的三个阶段
A. 远端充气；B. 近端充气 C. 中部完全充气（视频 12-21）

的风险。根据瓣膜解剖结构，起始球囊直径应比计算的最大参考直径小 2～3mm。当存在瓣膜钙化、瓣膜下结构畸形、交界区融合、瓣膜小叶厚度不规则、轻度二尖瓣反流时，初始球囊尺寸应比计算参考的尺寸小 2～3mm，然后在每次膨胀后增加 1mm（添加大约 1ml 对比剂），直到达到最佳效果或球囊的最大参考尺寸，或者二尖瓣反流程度增加 / 新发出现。如果瓣膜较柔韧且解剖结构良好，初始球囊尺寸应比参考尺寸小 1～2mm。对于女性和低体重患者来说，初始球囊尺寸只需要比参考尺寸小 0.5～1mm，就足以达到最佳效果。不建议球囊充气超过参考直径。根据经验，只有少数情况下需要球囊扩张膨胀到最大参考直径。在重复扩张过程中，球囊在左心室通过部分扩张的二尖瓣滑出的情况并不少见。在这种情况下，应在远端球囊充气后减少对球囊的牵引力，使球囊固定在二尖瓣处。球囊的近端和腰部逐渐膨胀，使球囊在二尖瓣瓣环处保持稳定。还必须注意说的是，球囊"突然"进入左心室，球囊远端完全膨胀，提示二尖瓣交界区广泛分离（视频 12-22）。与 PTMC 前相比，手术的成功常与心率降低和体循环动脉血压升高有关。此外，左心房压曲线变化伴有呼吸变异是 PTMC 成功的另一个指标。

一些手术人员会在 PTMC 球囊放气后将其推入左心室（而不是将其拉入左心房），以测量左心室舒张末压和左心室 - 左心房压（回拉压力）。左心室舒张末压急剧升高提示存在二尖瓣反流，而导管回撤提示二尖瓣血流跨瓣压差发生变化。如果左心室舒张末压没有增加，并且二尖瓣血流跨瓣压差存在变化，需要再膨胀扩张球囊。当房间隔穿刺中不采用猪尾形导管，且通过静脉通路时，再扩张技术非常有用。

有时，在操纵过程中球囊可能会卡在心房间隔上。对球囊远端部分充气以防止球囊滑入右心房，重新插入盘绕式金属丝和金属内管，有助于将球囊拉回到左心房。通常情况下，使用导丝（顺时针旋转）本身就帮助球囊从房间隔处转移到左心房。

在球囊扩张期间或刚结束时，患者会突然出现心动过缓、明显低血压甚至心脏停搏，而且不能立即恢复。应准备好静脉注射阿托品、美芬替明和临时起搏电极导管，并且可立即用于复苏。

PTMC 的作用机制：PTMC 的成功是二尖瓣交界区分离的结果。超声心动图和病理学研究可以证实这一作用机制。单纯地扩张二尖瓣而交界区未出现分离可能会导致二尖瓣瓣口面积（MVA）即刻增加，但瓣膜的反冲则会抵消这种效益。对于固定且钙化的二尖瓣，球囊扩张会使二尖瓣上的钙沉积物断裂，从而增加瓣膜的柔韧性和活动性。这就解释了 PTMC 成功后二尖瓣反流程度降低或消失的原因。二尖瓣瓣叶撕裂可能发生在小叶最薄弱的地方，尤其是未能将交界区融合分离时。

8. 手术终止

PTMC 成功的定义：在没有任何主要并发症的情况下，MVA 增加 50% 以上，最终 MVA > 1.5cm²（> 1cm²/m² BSA）。也是手术完成的标志。另一种 PTMC 成功的标志是至少一个交界区分离或二尖瓣跨瓣压差下降 50%。有时，在第一次扩张球囊的过程中，可出现一个交界区分离。通常见于非对称性交界区融合或瓣膜狭窄合并钙化时。由于膨胀的球囊会转移到瓣膜上已分离的一侧，因此当已经有一处瓣膜融合交界区分离后，会使得第二处交界区难以分离。通常会导致术后 MVA 增加幅度较小或者手术效果很差。瓣膜扩张不完全的次优结果可降低二尖瓣反流的发生率。许多研究发现，如果二尖瓣反流 > 2/4 级，则判定为次优结果，但还应观察整体情况，包括二尖瓣反流（瓣膜交界区与瓣膜游离缘）的起源部位、二尖瓣瓣口总面积和二尖瓣跨瓣压差。随着时间的推移，交界区的二尖瓣反流倾向于减弱。二尖瓣反流的出现或严重程度增加超过 1/4 级则可终止手术，因为进一步扩张可能导致二尖瓣反流程度加重。

9. 拆卸球囊组件

PTMC 手术完成后，将不锈钢导丝—金属管组件重新插入球囊。通过插入金属管，使球囊重新变细。在重新拉伸球囊的过程时，组件连接顺序如下。首先，将金属导管毂形部连接到球囊内管毂形部（同样，将金色和银色组件连接起来）。然后，再将塑料球囊毂形部连接金属导丝的毂形部中，将其牢牢固定住，从而完成最终的连接步骤。这也是为了确保在球囊拉伸过程中不会损伤心房顶部。盘绕式导丝可以拉伸到足够长的程度，只剩下部分柔软的盘绕式尖端超出球囊顶端。随后，将球囊和导丝组件拉入右心房。最后，将球囊拉出，只剩导丝留在右心房中。如果一切都在控制之中，可将一个 8F 血管鞘穿过金属导丝插入股静脉，然后将盘绕式金属导丝取出。术后完成血流动力学检查后，在移除血管鞘。术后进行超声心动图检查，以确认未形成心包积液或二尖瓣反流等并发症。

（五）术后护理

患者需要在恢复病房进行一夜的检测，术后第二天就即可出院。需要对保护鞘进行常规护理。在

PTMC 术后，由于左心房顺应性的变化，使用 PHT 评估 MVA 并不可靠，而且平面测量法可能会高估 MVA。最好在 PTMC 术后 2～3 天评估 MVA。

（六）随访

PTMC 术后立刻检查发现，MVA、心排血量和体循环压力增加，而二尖瓣跨瓣压差、左心房压、肺动脉压和肺毛细血管楔压（PCWP）降低。高血压性三尖瓣反流也会消退，尤其是在年轻患者中。三尖瓣反流在器质性三尖瓣疾病和老年患者中不太常见。PTMC 术后，预负荷依赖性左心室功能障碍也可以得到改善。约 90% 的病例接受 PTMC 后，左心房大小和体积减会减小。与具有窦性心律的患者相比，心房颤动患者的左心房变化则不太明显[16]。

（七）并发症

大约 1% 的手术因未通过心房间隔而被放弃。并发症的发生率为 1%～5%，最常见的是急性二尖瓣反流和误刺入心包腔内（表 10-4）。并发症 / 死亡率的预测因素包括如下几种。

- 超声心动图评分大于 8 分。
- 年龄增长。
- 既往接受过手术瓣膜切开术。
- 心功能Ⅳ级（NYHA）分级。
- 手术后肺动脉压升高。
- 术前二尖瓣反流≥ 2 级。
- 术后二尖瓣反流≥ 3 级。

如果手术人员经验丰富，则患者的死亡率则会很低（＜ 1%）。心脏压塞的发生率约为 1%。严重的二尖瓣反流是一种严重的并发症；据报道，二尖瓣反流的发生率在 2%～10%，需要紧急二尖瓣置换术的病例高达 5%；在经验丰富的医疗中心，二尖瓣反流的发生率＜ 1%[17]，主要见于瓣膜形态不良者。瓣膜形态不良的表现可能存在瓣膜叶或腱索撕裂，有时也可能存在交界区融合。房间隔缺损是 PTMC 术后常见的并发症（66% 由 TEE 发现），但大多数缺损比较小（平均直径为 4mm）[18]。只有 1%～2% 的患者会出现严重的房间隔缺损。大多数房间隔缺损会在术后 6 个月自行闭合。残留房间隔缺损可能一般会持续 3 个月，在 3%～16% 的 PTMC 病例中持续时间更长。少数情况下，Qp/Qs 可以＞ 2，需要对残留的缺口进行干预治疗。

（八）硬件设备的再利用

制造商建议 PTMC 球囊仅能使用一次。然而，在资源有限的国家，经常会重复使用 PTMC 组件，以降低手术成本。建议一次性使用的球囊组件就只能安全可靠地使用一次。但如果经过适当地再加工，球囊组件就有机会安全可靠地应用多次。目前在组件重复使用频率方面的指导方针 / 法令数量有限。印度的一个专家组建议 PTMC 球囊最多重复使用 3 次[19]。强烈建议手术人员需要重复应用 PTMC 硬件时，必须遵循当地的规则、法律和指导方针。需要重复使用时，应彻底清洁球囊及其配件，不应留有任何有机残留物。应该用环氧乙烷重新消毒球囊，并且禁止使用戊二醛。Inoue 球囊外表面的小孔可使血液进入两层乳胶之间。因此，清洁 Inoue 球囊更烦琐和耗时。向清洗容器中滴几滴肝素，在球囊清洗过程中多次循环进行充气和放气，有助于清除两层乳胶层之间的血液。Accura 型球囊更容易清洁。

四、视频

视频 12-1（https://youtu .be/4RNpo–e97Dw，对应图 12-8C）：针头和 Mullin 扩张器组件从上腔静脉下降到房间隔。注意两个操作：①导管从上腔静脉落入右心房；②导管从较厚的房间隔肌层下降至卵圆孔。

视频 12-2（https://youtu.be/jOV780jypBI，对应图 12-8F）：在侧视图中进行房间隔穿刺术。当穿刺针进入左心房后，可以感觉一种突破感。

视频 12-3 和视频 12-4（https://youtu.be/LhsJhupDiQw 和 https://youtu.be/GMZaDnTdZpE，对应图 12-9B）：通过 Mullin 扩张器持续注射对比剂，同时从上腔静脉将其拉下，冲洗房间隔，显示房间隔的前后位图（图 12-3）和侧视图（图 12-4）。

视频 12-5（https://youtu. be/0uQXAx–YR–I）：无针穿刺技术（探查卵圆孔）。Brockenbrough 穿刺针 / Mullin 鞘组件从上腔静脉向下进入右心房。可观察到两次跳跃，第一个跳跃见于穿刺器从上腔静脉下降到右心房，第二个跳跃见于组件进入卵圆孔。

视频 12-6（https://youtu.be/CG1iix30JRQ）：无针穿刺技术（探查卵圆孔）。在右前斜位 30° 视图中，导管顶端应该位于主动脉的猪尾形导管和双房阴影的内侧边缘之间。

视频 12-7（https://youtu .be/25NCoV–oSuM）：无针穿刺技术（探查卵圆孔）。在左前斜位视图上，Brockenbrough 穿刺针与扩张器顶端保持约 0.5cm 的距离。

视频 12-8（https://youtu.be/T–XIhY0tEAw）：无针穿刺技术（探查卵圆孔）。轻轻用力，将穿刺组件向左肩方向推进。不使用穿刺针进行实际穿刺的情况下，组件突然进入左心房。

视频 12-9（https://youtu.be/TnypaDx60_M，对应图 12-10）：仅经皮静脉二尖瓣交界分离术（PTMC）（由 Nagesh C.M. 博士提出）。Brockenbrough 穿刺针 /Mullin 保护鞘组件从上腔静脉进入右心房。可观察到两次跳跃，第一次跳跃见于穿刺器从上腔静脉下降到右心房；第二个跳跃见于组件进入卵圆孔。注意术中并没有建立动脉通路（没有在主动脉根部放置猪尾形导管）。

视频 12-10（https://youtu.be/_9meAaykjLg，对应图 12-10）：仅经皮静脉二尖瓣交界分离术（PTMC）（由 Nagesh C.M. 博士提出）。在前后位视图中，穿刺针顶端通常在左心房尾端边缘上方约一个椎体高度上。

视频 12-11（https://youtu.be/w12PrWOWiqE，对应图 12-10）：仅经皮静脉二尖瓣交界分离术（PTMC）（由 Nagesh C.M. 博士提出）。在右前斜位 30° 视图中，穿刺针应该位于房室沟前方和脊柱后方之间。房室沟是一个半圆形的透光区域。

视频 12-12（https://youtu.be/xa_FE3tZqS0，对应图 12-10）：仅经皮静脉二尖瓣交界分离术（PTMC）（由 Nagesh C.M. 博士提出）。在右前斜位 30° 视图下，进行房间隔穿刺术。

视频 12-13（https://youtu.be/f0n0DJj_vSc，对应图 12-10）：仅经皮静脉二尖瓣交界分离术（PTMC）（由 Nagesh C.M. 博士提出）。通过注射对比剂注射，以证实穿刺器已通过左心房入口。

视频 12-14（https://youtu.be/X7SASXvCnik，对应于图 12-11B）：通过盘绕式金属丝进行房间隔扩张。

视频 12-15（https://youtu.be/cSmy5Qu8Dfk）："啄木鸟"样球囊运动提示穿刺器顶端位于二尖瓣瓣口，已到达可以进入左心室的位置。

视频 12-16（https://youtu.be/kArgOtMpA7s，对应图 12-11E）：通过二尖瓣的方法——直接法。

视频 12-17（https://youtu.be/oyzXiAIIJJ0，对应图 12-11F）：通过二尖瓣的方法——水平滑动法。

视频 12-18（https://youtu.be/pc—B2kFIiUM，对应图 12-11G）：通过二尖瓣的方法——反向成环法。

视频 12-19（https://youtu.be/4zF41SEaN3Q，对应图 12-13B）：球囊折叠操作。

视频 12-20（https://youtu.be/UIkNkSdbPAQ，对应于图 12-14）：球囊卡住标志。将球囊放气并正确对准后，PTMC 球囊原位充气后可显示球囊远端压缩，近端膨胀，提示球囊受到瓣膜下结构压迫。

视频 12-21（https://youtu.be/ycKUEKsywjw，对应图 12-15）：球囊扩张。

视频 12-22（https://youtu.be/hlupnZj_wwk）：球囊弹出标志。在球囊远端完全充气的情况下，PTMC 球囊从左心室被拉回，滑入左心房，提示二尖瓣交界广泛分离。

第 13 章　经皮经静脉二尖瓣分离术面临的挑战

Challenges in percutaneous transvenous mitral commissurotomy

Ravi S. Math　Cholenahally Nanjappa Manjunath　著

一、概述

经皮经静脉二尖瓣分离术（PTMC）是治疗有症状的中重度二尖瓣狭窄（MS）的首选方法。常用哑铃形球囊，即 Inoue 球囊或 Accura 球囊。已经证明，两种球囊在安全性和有效性方面非常相似[1, 2]。PTMC 技术的学习曲线较为陡峭，即使手术人员掌握了 PTMC 技术的专业知识，也可能在不同的步骤中遇到困难。本章将讨论在 PTMC 手术期间可用于克服术中难题的技术。在作者所在的研究机构中，每年都会进行超过 1000 例的 PTMC 手术。PTMC 术中出现的难题可见于不同解剖层次的操作以及患有某些特定疾病的患者中。

二、解剖层面的困难

在腹股沟、房间隔（IAS）或二尖瓣（MV）处可能会遇到技术难题（表 13-1）。

（一）腹股沟

PTMC 本质上是一种通过股静脉进行的手术，一些有经验的手术人员甚至停止采用动脉通路，使 PTMC 成为一种仅通过静脉进行的介入治疗。通常，建立股静脉通路和插入房间隔扩张器或 PTMC 球囊的过程会比较顺利。有时术中可能会遇到难题，如很难进入股静脉。如果患者长期禁食，或者使用强效利尿药，则会导致下腔静脉和股静脉塌陷，从而很难进行股静脉穿刺。此外，其中有一些瘦弱的恶病质患者，导致腹股沟脂肪缺乏，而腹股沟脂肪通常起到支撑和缓冲股静脉的作用。另外，既往的 PTMC 手术造成的腹股沟处瘢痕和股静脉血栓形成也可能是很难建立股动脉通路的原因。在面对上述难题时，没有可使用的标准手术程序。可将股骨头作为影像标志。首先进行动脉穿刺，再以动脉穿刺部位指导建立静脉通路（一般情况下会在动脉穿刺前进行静脉穿刺）。重要的是要记住，在消瘦患者和恶病质患者中，股静脉位置通常较为表浅。所以，使用穿刺针深入时并不能获得成功。在多次尝试失

表 13-1 技术困难

- 在腹股沟处
  - 静脉通道
  - 房间隔扩张器 /PTMC 球囊通过
- 在房中隔穿刺层面
  - 房间隔隆起
  - 巨大右心房
  - 冠状静脉窦扩张
  - 房间隔增厚
  - 房间隔动脉瘤
  - 心脏畸形
  - 下腔静脉异常
- 在穿过二尖瓣的层面
  - 重度二尖瓣狭窄，二尖瓣瓣口面积 $< 0.5 cm^2$
  - 巨大左心房
  - 左心房缩小
  - 房间隔穿刺部位不适当
  - 严重瓣膜下疾病
  - 二尖瓣定向异常

败后，即使操作人员资历尚浅，也建议换一侧穿刺。当腹股沟处有瘢痕或有股静脉血栓形成的情况下，可以选择对侧未受影响的腹股沟进行穿刺。

如果使用房间隔扩张器反复穿刺均失败，则应考虑穿刺到了腹股沟韧带，而并不是其下方的股静脉。此时，应在较低水平重复进行股静脉穿刺术。如果房间隔扩张器的穿刺过程很顺利，但是在操作 PTMC 球囊时有困难，可以采取以下步骤。保持导丝紧绷，由助手握住，在穿刺部位的头侧皮肤上施加压力将导丝拉伸。轻轻地左右旋转 PTMC 球囊，让其平行于皮肤向前推进。应避免过度扭曲，否则可能会导致内部金属弯曲，还可能会撕裂股静脉。如果穿刺不成功，PTMC 球囊将以 90° 的更钝的角度向前推进，直到接触到后静脉壁[3]。随后，球囊更向水平方向倾斜，然后进一步越过导丝。在上述两种操作中，均应避免过度用力。如果操作不成功，应换用 14F 房间隔扩张器重建股静脉和皮下通路。如果上述所有措施都失败了，可以选择插入一个 14F 血管鞘，以便让 11-12F 的 PTMC 球囊可以很容易地通过。

（二）房间隔

Hung 透视法是房间隔穿刺（TSP）中常用的技术[4]。房间隔反跳、房间隔染色和房间隔冲洗技术为 TSP 的实施提供进一步帮助。上一章已经详细描述了房间隔穿刺（TSP）技术。当房间隔穿刺（TSP）过程中存在困难时，可利用多种影像学检查方法辅助穿刺，如经胸超声心动图（TTE）（图 13-1）、经食管超声心动图（TEE）、经心腔内超声心动图（ICE）等。在心导管检查室进行心导管手术时，可在右前斜（RAO）和左前斜（LAO）视图的肺动脉血管造影左旋相位中，查看左心房（LA）和房间隔（IAS）。最近新型 TSP 技术可用于变异的房间隔解剖中，即要求患者在术中深呼吸后屏气[5]。深吸气时，房间隔（IAS）会向右侧移动，以帮助成功进行 TSP 术。当存在 IAS 动脉瘤、IAS 增厚和 IAS 过度移动（常规 TSP 应用失败时）的情况下，可采用新型 TSP 技术。

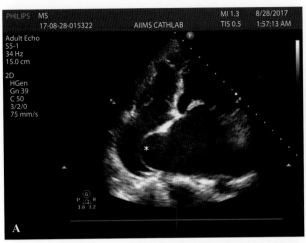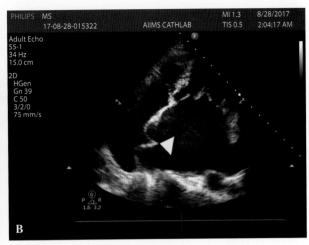

▲ 图 13-1 在房间隔动脉瘤病例中应用经胸超声心动图（TTE）引导下房间隔穿刺（TSP）治疗

A. 房间隔动脉瘤（*）；B. TSP 穿刺针邻接房间隔动脉瘤（箭头）

TSP 在左腹股沟处应用比在右腹股沟处困难，手术步骤基本相同。由于左髂静脉走行比较迂曲，导致很难推进 Brockenbrough 穿刺针。在穿刺针穿过 Mullins 保护鞘 / 扩张器的过程中，下腔静脉可能会受到牵引，从而导致下腹部疼痛。为了克服即将出现的障碍，一种方法是保证穿刺针在髂腰区穿过 Mullins 保护鞘 / 扩张器时可以自由旋转[6]；另一个方法是将 Mullins 保护鞘 / 扩张器作为一个整体向前推进，并持续观察扩张器尖端在上腔静脉（SVC）中的活动。在左腹股沟处进行房间隔穿刺（TSP）时，穿刺针应与房间隔（IAS）保持较小的夹角。Brockenbrough 穿刺针应该保持更大的弯曲能力，以便与 IAS 吻合，否则穿刺针可能会滑过 IAS[7]。另一种有助于将穿刺针与 IAS 吻合的操作是将患者的肩部和胸部向右弯曲，使房间隔（IAS）更垂直于穿刺针位置[6]。此操作还可将穿刺针的走行路线变直，有助于穿刺针 / 保护鞘 / 扩张器在髂静脉和下腔静脉（IVC）中向前推进[8]。

（三）左心室入路

传统的左心室介入入路有 4 种方法：①直接法（撤回导丝，推进导管）；②垂直法（仅撤回导管）；③水平（滑动）法（仅推进导管）；④成环法。已经在上一章进行了详细描述。有时，使用传统方法可能会导致穿刺失败，应选择其他更先进的技术（表 13-2）。

表 13-2 穿刺困难时穿刺组件通过二尖瓣（MV）的方法

- Inoue 方法
  - 换穿刺针
  - 推拉技术
  - 成环方式
- Meier 技术
- Mehan 和 Meier 技术（辅助使用 Swan-Ganz 球囊）
- Manjunath 改良整体交换（OTW）技术
- 外周球囊预扩张技术

导丝整体交换技术

整体交换（over the wire，OTW）技术是指将硬导丝直接插入左心室（LV），然后将 PTMC 球囊穿过硬导丝。Meier 首先提出了整体交换（OTW）技术[9]。最初，该技术包括以下步骤：①在左心房中，0.025 英寸猪尾形引导管丝上，放置一个诊断用 Judkins 导管；②通过 Judkins 导管，在左心室中放置一个 0.020 英寸备用导丝，配有可操纵的 J 形尖导丝；③然后将 Judkins 导管通过 0.020 英寸导丝，推进左心室；④将 0.025 英寸猪尾形引导管丝推进左心室；⑤将 Inoue 球囊通过导丝引入左心室。Mehan 和 Meier[10] 研究出了第二种方法：①用球囊漂浮导管（Swan-Ganz 导管）穿过二尖瓣；②将球囊导管插入主动脉；③将 0.021 英寸、可用于瓣膜成形术的"备用"导丝穿过导管，置于降主动脉中；④在导丝上引入 Inoue 球囊（图 13-2，视频 13-1）。此种方法的一个缺点是球囊漂浮导管仅能应用于较大的左心房内，直到将较长的保护鞘放置在二尖瓣前，才能找到二尖瓣瓣口。

Manjunath 及其同事改进了 OTW 技术并简化了操作步骤（图 13-3、视频 13-2 至视频 13-7）[11]。步骤如下：①将 0.025 英寸猪尾形引导管丝置入左心房中。②将配有扩张器的 Mullins 保护鞘重新置于猪尾形引导管丝上方，引入左心房中，并将导丝的卷曲部分撤回至保护鞘内。③将 Mullins 保护鞘 / 扩张器定位在二尖瓣瓣口附近（图 13-3A），并将猪尾形导丝直接置入左心室中（图 13-3B）。最初，由于要使用猪尾形导丝，该步骤操作起来较为困难。然而，手术人员应有毅力并坚持练习，就可以熟练、容易地完成操作。④然后将 Mullins 保护鞘 / 扩张器进一步推到左心室中（图 13-3C），将猪尾形引导管丝保持最佳盘绕状态（至少盘绕 2～3 个线圈；图 13-3D）；⑤将 PTMC 球囊穿过导丝，推进左心室。只有在至少 2/3 的球囊穿过房间隔（图 13-3E 和图 13-3F）并保持猪尾形引导管丝持续向前推动后，才能将 PTMC 球囊放气变细。PTMC 球囊穿过二尖瓣后，将其定位在瓣膜上，并以常规方式进行扩张（图 13-3G 和图 13-3H）。当从左心室移除猪尾形引导管丝时，必须保持导丝仍位于左心室时，将其拉入 PTMC 球囊中，以免割伤二尖瓣亚显微结构。只有完成此步骤（图 13-3I），才能将整个组件撤回左心房。不需要使用额外的附件，如备用导丝、Judkins 导管或漂浮导管，从而避免产生额外费用。直接将猪尾形引导管丝引入左心室，避免了传统 OTW 技术中涉及的多次交换，从而缩短了透视操作的时间，提高了成功率。人们普遍认为 OTW 技术可能会导致频繁的室性异位搏动和短时间的非持续性室性

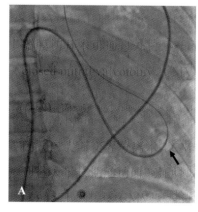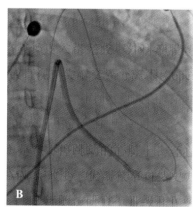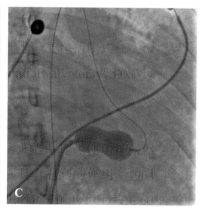

▲ 图 13-2　Swan-Ganz 辅助

A. 使用 Swan-Ganz 导管（箭）和 0.032 英寸导丝；B. 穿过二尖瓣；C. PTMC 球囊穿过导丝，成功完成 PTMC。PTMC. 经皮经静脉二尖瓣分离术（视频 13-1）

心动过速，从而使患者血流动力学不稳定。与球囊主动脉瓣成形术中的发现类似，将超硬的金属丝置入左心室时也可发现相似的异位搏动。然而，一旦导丝位置稳定，心律也应稳定下来。在 OTW 技术中也发现了类似的结果。一旦猪尾形引导管丝形成最佳盘绕状态，异位搏动现象就会消失。另一个需要注意的问题是 0.025 英寸猪尾形引导管丝可能无法为 PTMC 球囊提供足够的支撑，容易让球囊脱出进入左心房。操作技巧是在至少 2/3 的球囊穿过房间隔（IAS）之前，不应将 PTMC 球囊放气变细。此外，还应注意导丝可能会插入瓣膜腱索之间，在球囊充气过程中腱索可能受损，从而引发严重的二尖瓣反流[12]。在过去的 15 年中，我们还没意识到这是一个令人担忧的问题。当在左心室中，猪尾形引导管达到最佳盘绕状态，盘绕出 2～3 个线圈时，由于线圈直径较大，可以排除组件进入瓣下结构的可能性[13]。识别"球囊僵持"或"球囊压缩"标志将防止球囊在瓣下结构中意外膨胀。最近有报道称已将

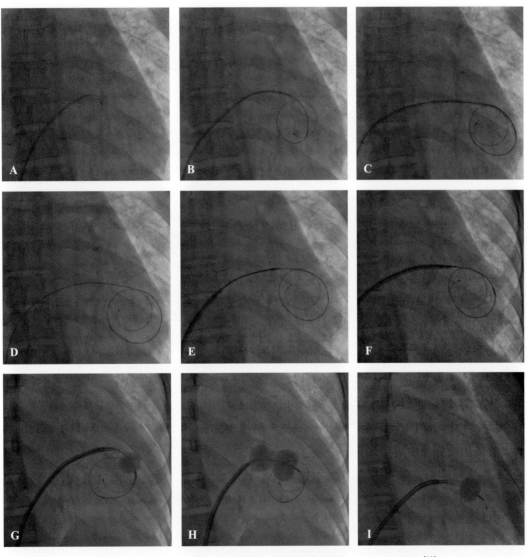

▲ 图 13-3　**Manjunath 及其同事改进的整体交换（OTW）技术**[11]

A. 位于二尖瓣瓣口附近的 Mullins 保护鞘；B. 直接穿过左心室（LV）的猪尾形导丝；C. 伸入左心室腔的 Mullins 保护鞘；D. 猪尾形导丝形成最佳盘绕装套（至少 2～3 圈）；E-F. 将 PTMC 球囊导管通过猪尾形导丝引入左心室腔；G. PTMC 球囊的远端部分充气；H. PTMC 球囊撤回至二尖瓣，约达到半充气状态；I. 在取出整个组件之前，将猪尾形导丝撤回到 PTMC 球囊内。PTMC. 经皮经静脉二尖瓣分离术（视频 13-2 至视频 13-7）

OTW 技术应用于经颈静脉 PTMC 中[14]。低位穿刺时，在 4 例经颈静脉 PTMC 患者中，其中 1 例的穿刺器很难进入左心室。采用 OTW 技术，穿刺器成功进入左心室，以便 PTMC 成功实施。

最后，Deora 及其同事[15] 在 4F Amplatz right-1 诊断性冠状动脉导管上使用 0.035 英寸、260cm 亲水性滑动导丝，引进左心室。然后利用 0.035 英寸 Amplatz 超硬导丝交换亲水性金属丝，导丝在体外盘绕，使其松软部分构成额外的环状。Inoue 型 PTMC 导管直接在此超硬的金属线上变细，不配有金属探针，逐渐穿过并停在狭窄的二尖瓣瓣口处。

如果 OTW 技术不能为 PTMC 球囊提供足够的支持以进入左心室时，可以建立一个静脉 - 动脉环（Babic 技术）。这种情况可见于严重的二尖瓣下结构疾病中，使得很难推进 PTMC 球囊[16]。在这种情况下，通过放置在左心室的 Mullins 保护鞘，将一根 0.032 英寸 /0.035 英寸的交换型亲水性导丝伸入降主动脉中，利用"鹅颈"式抓捕器置入股动脉。建立静脉 - 动脉环作为轨道，此处可追踪到 PTMC 球囊（图 13-4，视频 13-8 和视频 13-9）。由于左心室内的 0.032 英寸导丝并不配有保护鞘，在建立动脉 - 静脉环时，牵引力可以切断二尖瓣装置，导致二尖瓣反流。为了避免出现二尖瓣反流，有必要在静脉端和动脉端同时推拉来维持左心室导丝的弯曲度（避免直接从二尖瓣到达主动脉瓣），不得使用蛮力。另一种更安全的方法是先将球囊漂浮导管插入左心室和主动脉，将 0.032 英寸金属丝穿过球囊漂浮导管，然后再从股动脉中诱捕。所有操作都应该温和安全。

在所有 OTW 技术中，当导丝位于左心室中时，不能直接测量左心房压（除非将 PTMC 球囊换成多轨导管）。手术成功与否必须通过经胸超声心动图（TTE）进行监控。二尖瓣反流程度可能被高估，因为金属导丝会干扰瓣膜小叶合拢。

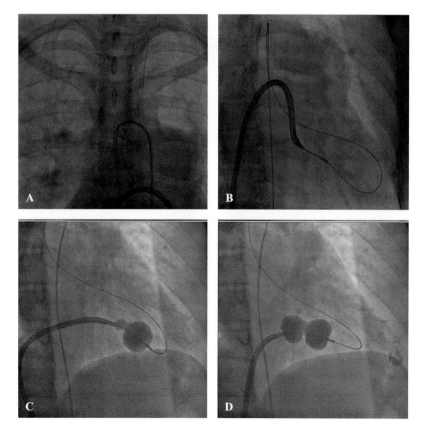

◀ 图 13-4 静脉 - 动脉环

A. 将 0.035 英寸滑动导丝（Terumo 导丝）穿过左心室进入主动脉，在主动脉中使用"鹅颈"式抓捕器将其套住；B. 将 PTMC 球囊穿过 0.035 英寸滑动导丝；C. 维持组静脉 - 动脉环在左心室中；D. 完成 PTMC。PTMC. 经皮经静脉二尖瓣分离术［图片由 Prof. S. Shankar，SJICS&R，Bangalore-India 提供（视频 13-8 和视频 13-9）］

OTW 技术可应用于许多情形中，如存在巨大左心室、低位房间隔穿刺、较厚的房间隔（IAS）、左心房 / 左心耳血栓、重度二尖瓣狭窄（视频 13-10 至视频 13-13）、右位心 / 心脏错位、经颈静脉 PTMC 等情况中。当穿刺组件很难进入左心室时，OTW 技术就成为一种重要的医疗技术。

逆行非经房室隔二尖瓣切开术中，采用冠状动脉导管（LIMA 导管、EBU 导管）穿过二尖瓣（经股动脉、主动脉和左心室进入左心房[17]类似于使用射频消融导管逆向走行）。然后在左心室放置一根交换型超硬金属导丝，并通过瓣膜成形术所用球囊（如 Tyshak 球囊）。必须确认冠状动脉导管和导丝没有穿过二尖瓣亚显微结构。

三、特异性疾病分类

（一）左心房 / 左心耳血栓

3%～13% 的二尖瓣狭窄患者会发生左心房栓塞，由于存在系统性栓塞和潜在严重并发症的风险，通常认为左心房栓塞是 PTMC 的禁忌证。几乎没有研究表示患者存在 LA/LAA 血栓时，PTMC 可以成功实施。大多数研究发现，血栓常限于左心耳中。其中一项研究显示，在球囊导管操作（RAO 30°）期间，预先放置在左心室中猪尾形导管，左心房处导管应始终保持位于其左侧，以避开左心耳（LAA）区域[18]。

根据 TTE/TEE 评估的 LA 血栓的位置、延伸程度和活动性，可以对 LA 血栓进行分类，如下所示（图 13-5 和表 13-3）。如果患者有 Ⅰa 型、Ⅰb 型和 Ⅱa 型 LA 血栓[19]，则考虑行 PTMC。患者接受抗凝治疗（2.0～3.0INR）8～12 周，需进行低位房间隔穿刺，采用前文所述的改良后 OTW 技术（图 13-4）。通过采用改良后 OTW 技术，实际上已将左心房排除在房间隔扩张器和球囊导管交换轨道之外，因此接

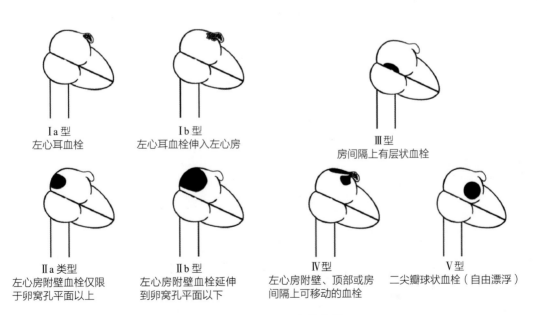

Ⅰa 型
左心耳血栓

Ⅰb 型
左心耳血栓伸入左心房

Ⅲ型
房间隔上有层状血栓

Ⅱa 类型
左心房附壁血栓仅限于卵圆孔平面以上

Ⅱb 型
左心房附壁血栓延伸到卵圆孔平面以下

Ⅳ型
左心房附壁、顶部或房间隔上可移动的血栓

Ⅴ型
二尖瓣球状血栓（自由漂浮）

▲ 图 13-5 **LA/LAA 血栓分类**

LA. 左心房；LAA. 左心耳；IAS. 房间隔［经许可转载，引自 Manjunath CN et al, *Catheter Cardiovasc Interv* 2009；74（4）：653-661.］

触到血栓的可能性可以忽略不计。对 108 例左心房血栓患者进行的前瞻性研究[19] 发现，在手术过程中并没有发生血栓栓塞。然而，其中一例短暂性脑缺血发作，出现在 PTMC 成功实施 6h 后。手术后二尖瓣瓣口面积、跨二尖瓣压力梯度、左心房平均压和肺动脉收缩压均有显著改善。所有手术步骤均由已经完成超过 500 例 PTMC、有经验的操作人员执行。

表 13-3　LA/LAA 血块分类

Ia 型	左心耳血栓
Ib 型	左心耳血栓伸入左心房
IIa 型	左心房附壁血栓仅限于卵窝孔平面以上
IIb 型	左心房附壁血栓延伸到卵窝孔平面以下
III 型	房间隔上有分层血栓
IV 型	左心房附壁、顶部或房间隔上可移动的血栓
V 型	球阀血栓（自由漂浮）

（二）巨大心房

在 PTMC 中，经常会见到巨大的左心房。这会对房间隔穿刺（TSP）和穿刺器进入左心室（LV）提出独特的挑战。房间隔（IAS）向右心房凸出，卵窝孔会向下移位。有时，房间隔与右心房壁的距离很近，两者之间只存在一个狭窄空间。使得操作房间隔穿刺针变得困难。此外，右心房边界可能位于左心房边界的内侧，而右心房边界是房间隔后界。经胸超声心动图（TTE）、经食管超声心动图（TEE）、经心腔内超声心动图（ICE）有助于进行房间隔穿刺（TSP）。右心房造影或肺动脉造影可以用来描绘房间隔（图 13-6A，视频 13-14 至视频 13-16）。此外，当拔出导管 - 穿刺针组件时，进行对比剂冲洗有助于标定房间隔（图 13-6B，视频 13-14 至视频 13-16）。房间隔穿刺应在更靠近尾端的位置上进行。房间隔隆起会使导管尖端很难对准中线并垂直于房间隔。为此，应稍微拉值弯曲的穿刺针。在顺

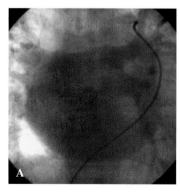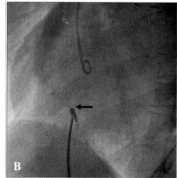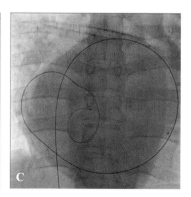

▲ 图 13-6　巨大左心房

A. 肺动脉血管造影左旋相位；B. 房间隔染色（＊）和造影（箭）；C. 0.025 英寸盘绕导丝勾勒出巨大左心房［图片由 Prof. S. Shankar（a）and Prof. T. R. Raghu（b，and c），SJICS&R，Bangalore-India 提供（视频 13-14 至视频 13-16）］

时针旋转的过程中，导管会从房间隔（IAS）隆起处翻转到后隐窝或前隐窝中[10]。在RAO视图中表现得最为明显，因为在此视图中可看到房间隔正面。在此部位，不慎穿刺会导致心脏压塞。指针指示器应旋转到"6~7点钟"位置（而不是"5点钟"位置），保持房间隔上有轻微压力。另一种可用的技术是无针房间隔穿刺技术，如前文所述的探查卵圆孔（FO）技术，即当左心房异常巨大时，卵圆孔位置变得较低。在巨大LA患者身上，很难让穿刺器进入左心室。建议进行低位穿刺，将有助于最后将穿刺组件进入左心室。我们发现OTW技术也可以帮助穿刺器进入左心室[11]。另一个有用的方法是半反向环法。

巨大右心房患者的房间隔（IAS）隆起会朝向左心房。导致房间隔穿刺针尖端不能与房间隔接触。为此，穿刺针应该弯曲形成更尖锐的曲线。在房间隔穿刺（TSP）过程中，指针指示器应指向"4点钟"位置。

（三）左心房缩小

儿童的左心房较小。左心房缩小会导致一系列特异的问题，因为PTMC球囊主要是为成人设计的。细长球囊的长度为4.5cm，导丝上有一个预成型的J形顶端，球囊腰部周长约为4.5cm，用此组件很难进入较小的左心房。Trehan及其同事[20]在论文中详细描述了左心房缩小的相关问题。由于球囊的拉伸长度超过了8岁儿童患者的左心房垂直长度（2.8cm），无法将球囊拉进左心房。为了克服这一问题，对扩张器进行了部分改进，将球囊长度稍微缩小一些，使其大约等于左心房的垂直长度。另外，由于左心房体积较小，0.025英寸猪尾形导丝能够推进左心室，但是球囊会反复卡在房间隔穿刺部位，使得球囊很难进入左心室。为了将卡在房间隔（IAS）上的球囊释放出来，在左心房内盘绕导丝上应用一个具有双环的Inoue球囊。以超过Inoue球囊导管上导管的普遍长度，将导丝形成完整的环后，此时Inoue球囊尖端应指向二尖瓣瓣口。将盘绕的导丝穿过左心室，然后将Inoue球囊导管轻松推进左心室。此操作可行，因为患者身高很矮，保证有足够长的球囊轴位于体外。

（四）中度二尖瓣反流

二尖瓣反流（MR）分级大于等于3级是PTMC的禁忌证，但PTMC治疗2级二尖瓣反流患者可获得成功。前提条件是二尖瓣反流应见于中央处，而不位于连合处，不伴有连合钙化，左心房体积应很大。更常见的情况是具备上述条件时，二尖瓣小叶未接合以使得二尖瓣的瓣膜之间形成固定孔洞，血液会通过此孔洞反流。PTMC获得成功后，二尖瓣反流情况会得到改善（图13-7）。建议使用逐步扩张技术，球囊起始扩张尺寸应为推荐尺寸（RS）减4mm（RS-4）。每次膨胀之后，应重新进行超声评估，以确定二尖瓣反流（MR）和连合分离程度。如果MR没有继续恶化，可进一步膨胀该球囊，再次行PTMC。

（五）钙化性二尖瓣狭窄

钙化性二尖瓣狭窄患者年龄普遍较大，常伴有心房颤动，Wilkin评分较高，二尖瓣反流程度更严重，二尖瓣瓣口面积较小。在短期随访和长期随访中，二尖瓣钙化是PTMC不良预后的预测因素。术后并发症发生率较高，包括二尖瓣瓣叶撕裂引起的二尖瓣反流和钙化栓塞。既往研究报道，在钙化瓣

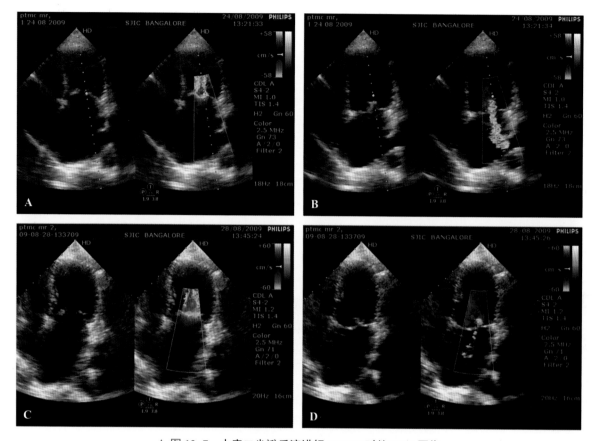

▲ **图 13-7　中度二尖瓣反流进行 PTMC 时的 TTE 图像**

A 和 B. 在接受 PTMC 前的 TTE 图像，显示重度二尖瓣狭窄和中度中央型二尖瓣反流；C 和 D. 进行 PTMC 后 TTE 图像，显示 PTMC 成功和轻度二尖瓣反流

膜上实施 PTMC 的成功率低至 52%[21]。根据透视检查而得出的瓣膜钙化程度为标准，发现随着钙化程度的加重，PTMC 的成功率会急剧下降；如果瓣膜钙化为 4 级，PTMC 的成功率则仅为 33%。不同的研究对瓣膜钙化严重程度的评估方法有所不同。以前的研究常用透视检查进行评估，而后来的研究常用超声心动图。透视检查不能定位钙化部位；而超声心动图检查更敏感，不仅可以评估钙化程度，还可以判断钙化部位。由于 PTMC 的作用机制是分离二尖瓣连合部，因此连合部形态学的评估是一个更好的预后 / 预测因子。连合钙化是预测 PTMC 预后的一个简单而有力的指标。不伴有连合钙化的患者可以安全地进行 PTMC，而不需考虑其他部位的钙化程度（如二尖瓣小叶、二尖瓣环）（图 13-8 和视频 13-17）。然而，双发连合处钙化是 PTMC 的绝对禁忌证。伴有连合部单一钙化的患者可尝试采取 PTMC。建议球囊起始扩张尺寸应为 RS-4。随后，建议采用球囊逐步扩张方法。当 Inoue 球囊充气膨胀时，不能使钙化的连合部分离；而在球囊逐步扩张的过程中，非钙化的连合部会发生分离[22]（图 13-9 和视频 13-18）。球囊逐步扩张技术应用于钙化性二尖瓣狭窄的即刻成功率为 80%～85%[23, 24]。然而，伴有钙化二尖瓣患者接受治疗后的 20 年长期生存率为 50%，其中功能良好者仅占 12%；而无钙化二尖瓣患者的 20 年长期生存率则为 81%，功能良好者占 38%[24]。钙化性二尖瓣狭窄患者的术后低生存率主要局限于 50 岁以上的患者。对于 50 岁以下的患者来说，不论伴或不伴有二尖瓣钙化，术后 20 年生存率比较相似（分别为 89% 和 85%）[24]。因此，PTMC 应用于钙化性二尖瓣狭窄患者会产生可接受

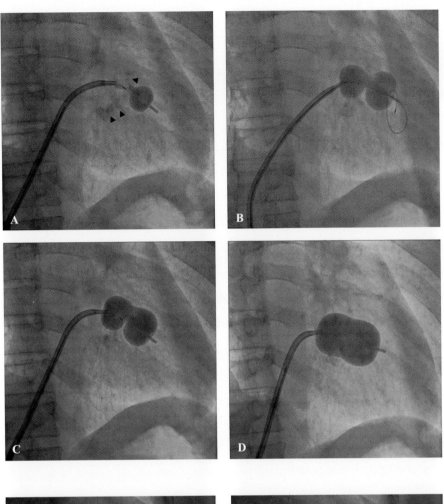

◀ 图 13-8　A. 重度二尖瓣环钙化（箭头）；B. PTMC 球囊狭窄的腰部；C. 外侧连合分离；D. 内侧连合（视频 13-17）

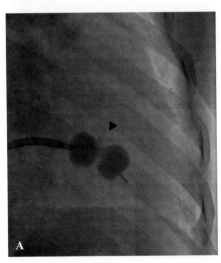
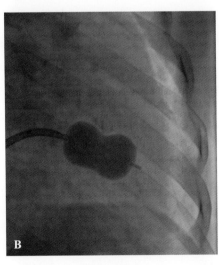

◀ 图 13-9　二尖瓣钙化

A. 钙化的二尖瓣；B. 局限于外侧连合（箭头）的致密钙化灶，内侧连合没有钙化。钙化的外侧连合没有分离，非钙化的内侧连合在连续充气、逐步扩张后出现分离［图片由 Prof. B. C. Srinivas，SJICS&R，Bangalore-India 提供（视频 13-18）］

的即时疗效，但是患者在手术后需要密切随访，更需要采取二尖瓣置换术（MVR）。钙化性二尖瓣狭窄患者进行 PTMC 后，即刻预后不良的预测因素包括钙化程度、年龄、较小的二尖瓣瓣口面积、使用单 / 双球囊技术（而不使用 Inoue 球囊）。远期预后不良的预测因素包括严重的二尖瓣钙化、高龄、较高的 NYHA 分级、心房颤动（AF）及较高的跨瓣膜压力梯度。因此，NYHA 分级较低且具有窦性心律的年轻患者进行 PTMC 后可获得更好的长期疗效。

（六）严重瓣下结构病变

严重的二尖瓣瓣膜下病变是 PTMC 术后不良结果的预测因子。二尖瓣瓣膜下病变是 PTMC 术后发生严重二尖瓣反流的独立危险因素[25]，也是 PTMC 手术失败（二尖瓣狭窄扩张失败）的预测因子。在严重瓣下结构病变（SVD）中，瓣膜小叶被拉下形成一个漏斗伸进左心室，导致瓣口最狭窄的部分在腱索水平（而不在瓣膜小叶尖端）[26]。纤维化的瓣膜小叶下包含融合的腱索。在严重的情况下，所有的腱索可能会融合成一条。在一项针对风湿性瓣膜的体外研究中，手术切除完整风湿性瓣膜后又进行了球囊扩张术，发现当伴有瓣膜下结构广泛受累时，导致球囊扩张术后瓣膜小叶撕裂的风险增加，也会使二尖瓣反流（MR）的风险增加[27]。注意到瓣膜小叶撕裂起源于融合腱索，然后向上延伸到二尖瓣环。偶可见撕裂发生于连合部，采取 PTMC 就会获得成功。

虽然 Wilkin 评分中考虑到了瓣膜下结构增厚的情况，但却没有考虑到腱索或乳头肌融合。最新发表的评分将 SVD 分为轻度、中度或重度[25]：出现多发、增厚、离散的腱索判断为轻度 SVD；多个腱索增厚和融合形成两个可识别的、较粗的腱索为中度 SVD；多个腱索融合形成单一的、很粗的腱索为重度 SVD。严重瓣下结构病变（SVD）的指征还包括异常升高的左心房压和肺动脉压，但是根据二尖瓣瓣口面积的评估结果可能只是中度二尖瓣狭窄（MS）。在 PTMC 过程中，可通过球囊压迫征、球囊卡压征[28]，以及球囊反复从弹出进入左心房的症状存在与否来识别有无严重瓣下结构病变（SVD）[29]。为避免严重二尖瓣反流（MR）并发症，当出现球囊压迫征和球囊卡压征时，应中止球囊扩张术。针对伴有严重瓣下结构病变（SVD）的患者，建议使用 18mm 或 20mm 尺寸的较小球囊。使用较小的球囊既可以扩张瓣下结构，而又不会造成撕裂伤。如果需要进一步扩张，则应另选大一号的球囊导管。虽然可以尽量降低 MR 的发病率，但是不能起到完全预防的效果。由于市面上不容易买到 18mm 或 20mm 的球囊，也可以选用外周球囊。经历多次手术后还未能降低跨瓣膜压力梯度时，则应放弃该手术。

PTMC 球囊未能到达左心室尖端是严重瓣下结构病变（SVD）的另一个重要指征。此时，应先选用一个较小尺寸的外周球囊扩张瓣下结构，然后再使用 PTMC 球囊（图 13-10，视频 13-19 和视频 13-20）。当患者伴有严重的瓣膜下疾病（二尖瓣口面积在尖部为 1.0cm^2，在腱索平面为 0.4cm^2）[26]，使得术中推进 PTMC 球囊时会遇到明显的困难。在 Judkins 右导管的支持下，将 0.035 英寸 Terumo 导丝

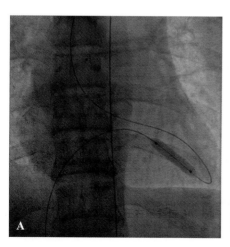
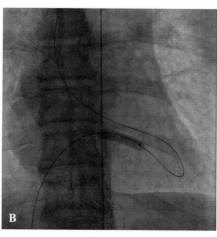

◀ 图 13-10 建立静脉 - 动脉环后，利用外周球囊连续扩张瓣膜下结构（视频 13-19 和视频 13-20）

（泰尔茂株式会社）引入左心室，然后进入主动脉和右锁骨下动脉。将一个 8mm×20mm 的 Opta-Pro PTA 球囊（Cordis 公司）穿过 Terumo 导丝，并对瓣下结构进行连续扩张。然后将 Terumo 导丝换成盘绕式导丝，并用 PTMC 球囊导管完成手术。分离内侧连合，解除二尖瓣下疾病导致的狭窄。

严重瓣下结构病变（SVD）并不是 PTMC 的绝对禁忌证。然而，存在 SVD 时，尤其是伴有其他不利因素（如严重三尖瓣反流需要行瓣环成形术、重复 PTMC 等）时，应强烈考虑进行二尖瓣置换术（MVR）。

（七）下腔静脉异常

伴有获得性或先天性下腔静脉中断时，提示不可能经股动脉途径行 PTMC，可选择经颈静脉途径行 PTMC。在经颈静脉 PTMC 中，关键步骤是房间隔穿刺（TSP）。其中需要注意两个问题，首先是房间隔穿刺针的选择，其次是最佳穿刺部位的选择。选择房间隔穿刺针进行手术时，成人用 Brockenbrough 穿刺针对于经颈静脉 PTMC（71cm）来说太长、太笨重、难操作。如果用于经颈静脉房间隔穿刺（TSP），需要增大成人用 Brockenbrough 穿刺针的弯曲度。还可选择使用小儿用 56cm 的 Brockenbrough 穿刺针，便于在颈部进行手术操作[14]。穿刺针尖端需要手动折弯，该穿刺针能形成更锐利的角度，防止穿刺针从房间隔滑出。还有医生选用 Endry 型房间隔穿刺针进行房间隔穿刺（TSP）。选择最佳穿刺部位时，高位穿刺点是经颈静脉 PTMC 的首选位置，有助于穿刺针进入左心室。但是，与经股动脉途径不同，经颈静脉途径中 TSP 没有标准的标志物。经颈静脉途径穿刺时不能依靠卵圆孔缘进行。需要借助血管造影来描绘房间隔（IAS）形态。一般在 LAO 45° 和 RAO 30° 视图下进行了肺动脉血管造影[14]。在左旋相位上，LA 中不透明区域是指房间隔，以为穿刺提供路线图。在 TSP 过程中，指针指示器应指向"7 点钟到 8 点钟"方向，而不是传统的"5 点钟"方向。找到猪尾形导丝（置于非冠状窦）与椎体边缘之间的位置，略低于猪尾形导丝水平。在 LAO 视图下执行房间隔穿刺（TSP）。房间隔穿刺（TSP）之后，再用房间隔扩张器扩张 IAS。随后进入左心室时，需要顺时针旋转导丝，与经股动脉途径中的逆时针旋转不同。在 S 形配置中，重新设置导丝状态有助于穿刺组件进入左心室（LV）。如在经股动脉途径中旋转导丝时，由于缺乏房间隔支点式支撑，使得导丝进入左心室会受到阻碍。低位房间隔穿刺（如卵窝孔）使导丝更难进入左心室。此时，采用 OTW 技术获得的效果非常好。因此，在常规 PTMC 组件的帮助下，可以成功地实现经颈静脉 PTMC，还可以成功地通过颈静脉入路重复进行 PTMC［第 1 次和第 2 次经颈静脉途径行 PTMC（图 13-11 和图 13-12，视频 13-20 至视频 13-28）］。由于手术人员需从头侧操作，辐射暴露量更高。

Joseph 及其同事实施的经颈静脉 PTMC 病例数最大[30]。并采用了多种方法。使用儿童用 Endry 型房间隔穿刺组件进行房间隔穿刺（TSP）。Endry 型穿刺针长度更短（30cm），一般在 RAO45° 视图下进行肺动脉血管造影。TSP 位于左心房尾端边缘上方 2cm 处（约一个椎体高度），在主动脉和椎体前缘之间的中间位置上。后来改进了操作步骤，包括将一根 20cm 长的 14FJ 形 Cook 型保护鞘直接置入左心房中，使用球囊漂浮导管协助组件进入左心室，以及使用 JOMIVA 型球囊扩张二尖瓣。

针对下腔静脉中断患者，其他经皮穿刺途径包括逆行非经房室隔球囊二尖瓣连合部切开术和经皮肝脏二尖瓣连合部切开术。

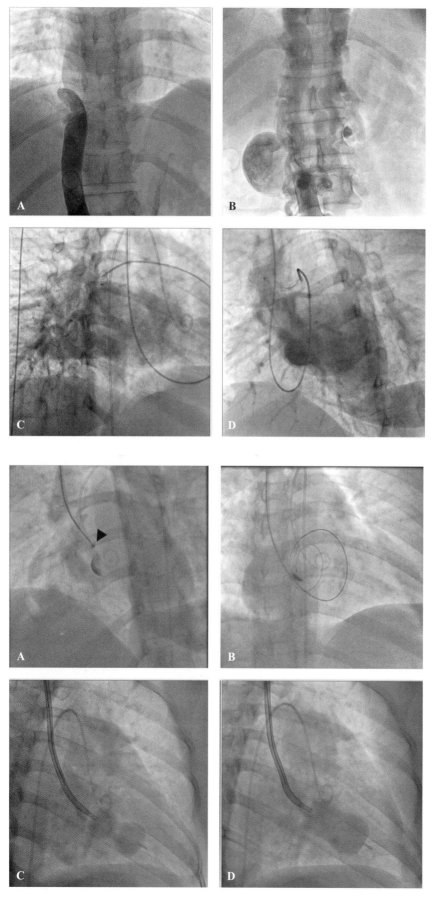

◀ 图 13-11 **重新进行经颈静脉 PTMC。一名 30 岁女性于 2009 年感染巨细胞病毒，随后于 2011 年接受经颈静脉 PTMC，并于 2017 年再次行经颈静脉 PTMC**

A. 下腔静脉梗阻；B. 奇静脉和半奇静脉延续；C. 肺动脉血管造影 RAO 30° 视图；D. 肺动脉血管造影 LAO 45° 视图中，可勾画出左心房和房间隔（视频 13-21 至视频 13-28）

◀ 图 13-12 **中度二尖瓣反流进行 PTMC 时的 TTE 图像**

A 和 B. 在接受 PTMC 前的 TTE 图像显示重度二尖瓣狭窄（MS）和中度中央型二尖瓣反流（MR）；C 和 D. 进行 PTMC 后 TTE 图像显示 PTMC 成功和轻度二尖瓣反流（MR）

（八）右位心

心脏位置不正会导致房间隔穿刺（TSP）困难以及穿刺组件很难进入左心室。在右位心患者中，手术应从左腹股沟开始，以减少髂静脉与左侧下腔静脉汇合处穿刺针的进针角度[31]。为了迎合操作人员的舒适度，透视图像可以反转过来（透视翻转成像）[31, 32]。图像翻转后，右位心与正常解剖结构相似。因此，使用 C-arm 型检测装备，在 LAO 30° 视图或 RAO 45° 视图中，分别获得伪 RAO 30° 视图或伪 LAO 45° 视图（图 13-13，视频 13-29 至视频 13-32）。在 Brockenbrough 穿刺针进入左侧上腔静脉（SVC）后，抽出 Mullins 保护鞘 -Brockenbrough 穿刺针组件，使穿刺针保持在"9 点钟"位置。随后，穿刺房间隔时，在伪 LAO 视图（即 RAO 45° 视图）中，将针头指向"7 点钟"位置，而不是"4 点钟"位置。如果可能，可以尝试通过 PFO（未闭卵圆孔）。如果 TSP 有困难，肺动脉血管造影左旋相位有助于描绘出房间隔及其与非冠状动脉窦上猪尾形导管的关系。在这种情况下，房间隔染色和超声引导可以进一步帮助 TSP。在伪 RAO 视图（即 LAO 30°）中，穿刺组件进入左心室需要顺时针旋转组件，而不是逆时针旋转。当穿刺组件很难进入左心室时，一般可使用 OTW 技术，选择采用半反向环法。如果情况更为复杂，则需要为穿刺组件进入左心室建立一个静脉 - 动脉环。

（九）既往二尖瓣连合部切开术治疗史

二尖瓣连合部切开术后（外科切开术或经皮入路切开术）再次出现症状有四种原因：①二尖瓣狭

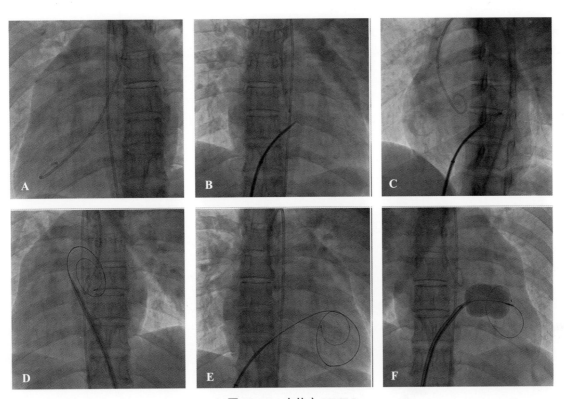

▲ 图 13-13　右位心 PTCM

A. 后前位视图中的右位心；B. 伪前后位视图；C. 伪后前位视图中的房间隔穿刺；D. 后前位视图中的房间隔扩张；E 和 F. 伪 RAO 30° 视图中，采用 Accura 型球囊进行 OTW 技术（图片由 Prof. K. H. Srinivas, SJICS&R, Bangalore-India 提供）

窄缓解不充分；②二尖瓣反流（MR）发展；③主动脉或三尖瓣病变进一步发展；④二尖瓣再狭窄[33]。二尖瓣再狭窄是导致大多数患者病情恶化的主要原因，其中一项研究中再狭窄占所有病因的97%[34]。找到二尖瓣再狭窄的发病机制对于决定进一步的干预措施非常重要。导致再狭窄的病因包括连合部融合、瓣膜小叶进行性硬化和僵直，以及腱索融合（每个瓣膜尖端的腱索交错在一起，或者一个瓣膜的腱索与另一个瓣膜尖端的腱索穿过瓣膜融合起来）[33, 35]。通常，有些病因会同时存在。在双侧连合部融合的情况下，可重复进行PTMC[36]。另外，如果一个或两个瓣膜连合部持续开放，则可认为再狭窄是由于瓣膜和（或）瓣膜下结构病变所致，并且不应尝试进行PTMC[36, 37]。此外，患者出现双发连合部或大量瓣膜钙化、二尖瓣反流大于2级、相关冠状动脉疾病或主动脉瓣疾病时，最好通过外科切开术治疗。PTMC在合理筛选的、接受过二尖瓣连合部切开术治疗的患者中有良好的疗效。在既往接受过PTMC的患者中，其中1/4的再狭窄患者可以重复进行PTMC，从而推迟应用外科切开术。据报道，PTMC即刻成功率为77%～94%[38, 39]。在先前接受过外科切开术的患者中，合理筛选患者的PTMC即刻成功率为82%[40]。

风湿性二尖瓣患者或合并二尖瓣狭窄/二尖瓣反流的患者在接受外科切开术后，很少会出现二尖瓣狭窄。在一系列研究中，有3名患者（818名患者之中）在瓣膜修复术后出现了严重的二尖瓣狭窄（MS）[41]。所有3名患者均为NYHA 4级，并接受了再次手术。在这组患者中，采用上述PTMC标准（即应用于双侧连合部融合患者的PTMC）进行了PTMC[42]。虽然总体技术保持不变，但会在TSP和进入左心室的过程中遇到挑战（图13-14，视频13-33至视频13-38）。左心房扩大（从前的MR转变为现在的MS）也会使TSP变得困难。在RAO 30°视图中IAS房间隔是正面的，因此应在此视图中执行TSP。此外，修复后瓣膜的定位改变也会导致穿刺组件很难进入左心室（LV）。此时，可能多次尝试进入左心室而无果。随后使用OTW技术（如前所述）。试图将导丝伸进左心室、Mullins保护鞘之上而未成功。使用Judkins右导管也不能成功进入左心室。最后，使用cobra导管成功进入了左心室。通过cobra导管将猪尾形导丝引入左心室，并用Accura型球囊完成PTMC。在球囊充气过程中，使用瓣环成形术修复二尖瓣，可以防止二尖瓣环撕裂。

（十）脊柱后凸

同时具有脊柱后凸畸形和重度二尖瓣狭窄是一种特别具有挑战性的状态[43-45]。脊柱畸形会导致心血管和肺功能异常，因此脊柱后凸患者的手术风险会很高。以前，严重的脊柱后凸是TSP（PTMC中的必要步骤）的禁忌证。因为脊柱后凸畸形会使心脏解剖结构发生变化，使得TSP中的标准标志物不可用，导致心脏穿孔和心脏压塞的风险更高。此外，脊柱后凸患者在PTMC术中无法平躺，也会增加手术的复杂性[44]。后来适当改进后的PTMC已经可以成功地应用于脊柱后凸患者了。

TSP是最关键的步骤。根据脊柱突出和左心房扩大的程度，房间隔（IAS）的解剖结构会出现不同程度的扭转。因此，最好的方法是通过血管造影在两个正交视图中描绘出房间隔。在第一项研究报道中，在正面和侧面视图中进行双平面右心房造影，直到定位出主动脉为止[43]。此外，还会使用房间隔冲洗和染色技术以描绘出房间隔。通常，穿刺部位可能不是最佳位置，从而会阻碍穿刺组件进入左心室。此时，可使用反向成环法将穿刺组件推进左心室。在RAO 30°和LAO 45°视图的肺动脉血管造

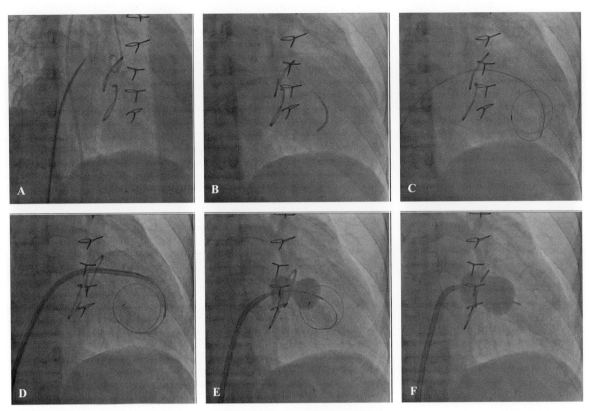

▲ 图 13-14　二尖瓣修复后的状态

一位 37 岁女性在 1 年前接受了二尖瓣修复术和三尖瓣瓣环成形术。患者出现心房颤动，发现重度二尖瓣狭窄、心源性休克时心室率会变得很快。稳定后行 PTMC。A. 二尖瓣和三尖瓣环成形术。在 RAO 30° 视图中进行房间隔穿刺，很难进入左心室。成功的方法是使用 cobra 导管和滑动导丝穿过 Mullins 保护鞘。B. 将 Mullins 保护鞘穿过 cobra 导管，同时推进左心室，随后将 0.025 英寸猪尾形导丝放入左心室。C 至 F. 使用 OTW 技术完成 PTMC（视频 13-33 至视频 13-38）

影左旋相位上，辅助进行 TSP。如果还是不能进入左心室，则应选择应用 OTW 技术（图 13-15，视频 13-39 和视频 13-40）。存在重度脊柱后凸畸形时，建议使用经心腔内超声心动图（ICE）和经食管超声心动图（TEE）引导进行房间隔穿刺（TSP）。由于可能出现食管弯曲，经食管超声心动图（TEE）必须谨慎进行。

如果脊柱后凸主要局限于脊柱下部，则可以使用经颈静脉途径，因为经颈静脉途径是一条短且直接的到达房间隔的途径[45]。选择儿童用 Brockenbrough 穿刺针在肺动脉血管造影左旋相位上进行 TSP。

（十一）冠状静脉窦扩张

冠状静脉窦（CS）扩张可能对 PTMC 构成一定的挑战。冠状静脉窦轻度扩张常见于充血性心力衰竭患者中，对 PTMC 的实施影响不大。存在左侧上腔静脉永存（PLSVC）时，冠状静脉窦会明显扩张。如果左侧上腔静脉永存和右侧上腔静脉缺如同时存在，CS 会表现出动脉瘤样扩张[46]（图 13-16），同样会使心脏解剖结构发生扭转，导致 PTMC 应用困难。不伴有右上腔静脉缺如（RSVC）时，常规抽出 Brockenbrough 穿刺针的操作不可能完成，在 TSP 中也观察不到穿刺针的两次跳跃。冠状动脉瘤样扩张会向上推动房间隔（IAS）。每次尝试房间隔穿刺时，Brockenbrough 穿刺针 –Mullins 保护鞘组件滑入冠状动脉瘤会导致冠状窦穿孔。重度 MS 患者的左心房压会升高，房间隔（IAS）会向右心

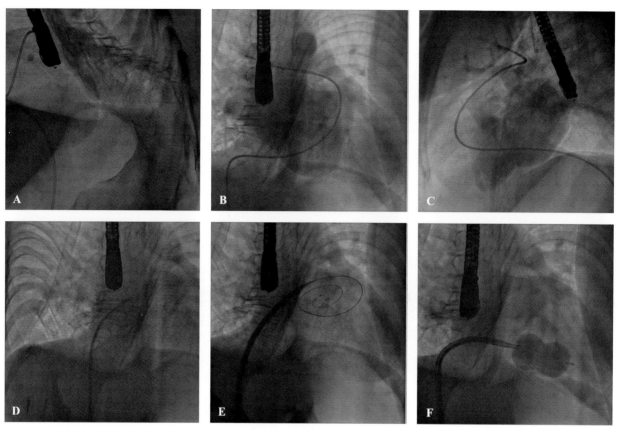

▲ 图 13–15 脊柱后凸畸形

A. 在 TEE 引导下进行 PTMC；B. 左旋相位肺动脉血管造影，在 RAO 30° 视图（B）和 LAO 45° 视图（C）中勾画房间隔；D. 在 RAO 30° 视图下进行房间隔穿刺；E. 房间隔扩张器通过；F. 完成 PTMC［图片由 Dr. Harsha Basappa，SJICS&R，Mysore-India 提供（视频 13-39 和视频 13-40）］

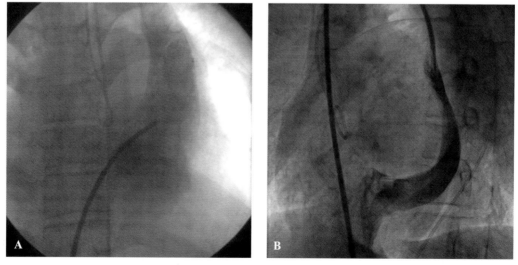

▲ 图 13–16 冠状静脉窦扩张

A. 当右侧上腔静脉缺如和左侧上腔静脉永存时，冠状静脉窦呈动脉瘤样扩张；B. 左上腔静脉永存并右上腔静脉存在时（导管经过右上腔静脉到达连接静脉，再经左上腔静脉到达冠状窦），冠状静脉窦明显扩张［图片由 Prof. B. C. Srinivas（图 13-6A）and Prof. K. H. Srinivasa（图 13-6B），SJICS&R，Bangalore-India 提供］

房突出。此时，可以通过向冠状窦内注入对比剂来勾画冠状窦轮廓（图 13-17，视频 13-41 至视频 13-44）。在 RAO 视图中，房间隔是正面的，冠状静脉窦（CS）位于卵窝孔的正前方。与往常一样，TSP 位置应该在无冠状动脉窦尖部的后方。然而，当冠状静脉窦（CS）扩张时，穿刺位置应更高。在 RAO 视图中，穿刺位置正好位于猪尾形导丝远端、卵圆孔后上方，猪尾形导丝和脊柱之间连线的中点处 [46]（图 13-19C）。可通过房间隔染色（图 13-19B）和经胸超声心动图（TTE）进一步确认穿刺的正确位置。TSP 中的穿刺位置越高，穿刺组件就越难进入左心室。因此，OTW 技术可能会派上用场（图 13-19D）。

PTMC 在孕妇、儿童和 Lutembacher 综合征患者中的应用将在相关章节中进行讨论。下文分别作简要介绍。

（十二）孕妇

理想情况下，孕妇进行 PTMC 的最佳时间是妊娠中期（24～26 周），原因包括：①胎儿器官发育完全；②胎儿甲状腺仍不活跃（避免含碘对比剂造成胎儿甲状腺功能减退的潜在风险）；③子宫较小，

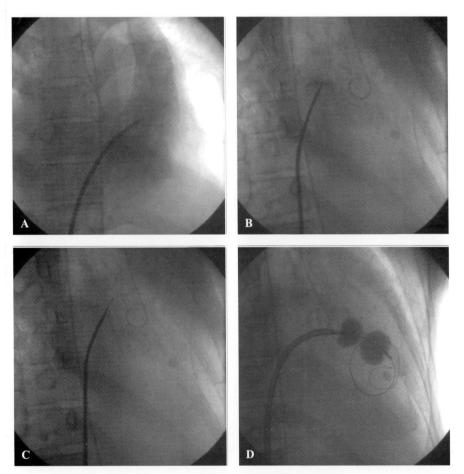

▲ 图 13-17　冠状静脉窦扩张时应用 PTMC

A. RAO 视图下，经 Mullins 保护鞘和扩张器向冠状静脉窦内注入对比剂；B. 房间隔染色以确定房间隔穿刺的正确位置，正好位于猪尾形导丝下端上方，脊柱和猪尾形导丝之间连线的中点处；C. 进行房间隔穿刺；D. 应用 OTW 技术完成 PTMC［图片由 Prof. B. C. Srinivas，SJICS&R，Bangalore-India 提供（视频 13-41 至视频 13-44）］

距离母体胸部较远，因此胎儿受到辐射较少。PTMC 应由经验丰富的操作人员进行。为了降低辐射暴露，患者需穿着铅衣，覆盖从腹部肋弓下缘到耻骨联合的体表（图 13-18，视频 13-45 和视频 13-46）。但是，必须注意到胎儿受到的辐射并不是直接辐射，而是来自母亲内脏的散射辐射。因此，透视检查仅在绝对必需的情况下使用。避免血管活动摄影术，使用透视检查保存图像。避免斜位视图和降低帧速率。避免右心检查和左心室血管造影。所有血流动力学数据应尽可能通过经胸超声心动图（TTE）获得。可采用逐步扩张技术。在妊娠晚期，体积巨大的妊娠子宫会压迫下腔静脉（IVC），导致在活动球囊和扩张器时，孕妇感到疼痛。因此，应缓慢而轻柔地交换球囊和扩张器，或是让孕妇身体向左侧倾斜。孕妇进行 PTMC 时，透视时间一般为 2～5min。

（十三）青少年二尖瓣狭窄

在青少年二尖瓣狭窄患者（小于 20 岁）中，瓣膜纤维化更为严重，弹性更差，伴有严重瓣膜下疾病。从技术上讲，青少年二尖瓣狭窄患者可使用普通手术步骤，但不同点是应采用儿科设备[47]。第二，由于二尖瓣反流（MR）的风险，球囊的尺寸总是要小一些。Kothari 及其同事[16] 开始在儿童（小于 12 岁）患者身上应用球囊扩张器，初始球囊尺寸应比成人推荐的最大尺寸小 2～4mm［RBS= 身高（cm）/10+10］。儿童患者的治疗目标是术后二尖瓣瓣口面积与体表面积（BSA）之比大于 1cm^2/m^2 体表面积和（或）二尖瓣瓣口面积百分比增加大于 50%。

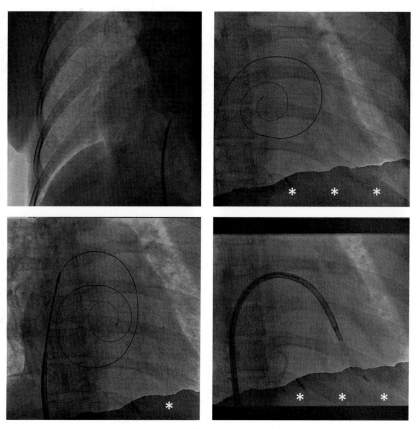

▲ 图 13-18 PTMC 在一名 22 岁孕妇中的应用
参见视频 13-45 和视频 13-46［透视检查图像；注意铅屏蔽（＊）］

（十四）Lutembacher 综合征

以前，Lutembacher 综合征（二尖瓣狭窄伴有房间隔缺损）患者应通过心内直视手术进行治疗。随着经皮介入治疗在二尖瓣狭窄症（MS）和房间隔缺损（ASD）中应用的发展，之后还可用于治疗 Lutembacher 综合征[48, 49]。PTMC（在合适的情况下关闭 ASD）与外科手术关闭 ASD 和直视二尖瓣切开术（OMV）/ 二尖瓣置换术（MVR）在关闭 ASD 中的应用各有利弊。经皮介入治疗避免了胸骨切开术，也为二尖瓣再狭窄（发病风险较低）患者的首次手术留有余地。然而，经皮穿刺可在放置 ASD 组件后避免重复进行 PTMC。如果可行，可尝试通过在闭合的 ASD 周围的固有房间隔处进行 TSP。此外，据报道在接受心房颤动消融治疗的患者中，可通过房间隔卵圆孔封堵材料（放置 11F 保护鞘）上进行 TSP。此操作是在经心腔内超声心动图（ICE）引导下进行，没有报道任何器械导致的栓塞事件[50]。到目前为止，还没有报道过存在 ASD 的患者中进行 PTMC 的病例。在这种情况下，逆行方法仍然可用。

在心内直视手术中，可选择的方法包括外科手术闭合 ASD 和闭式二尖瓣切开术（CMV）/ 直视二尖瓣切开术（OMV）或二尖瓣置换术（MVR）。二尖瓣置换术（MVR）需要使用人工瓣膜，再考虑到术后并发症，最好避免应用于年轻患者。闭式二尖瓣切开术（CMV）/ 直视二尖瓣切开术（OMV）与 PTMC 具有相同甚至更高的再狭窄风险，未来可能重复手术。重做手术会让患者面对更大的风险。在这种情况下，二尖瓣再狭窄患者再进行 PTMC，本身就具有挑战性。在接受过 ASD 闭合术的患者中进行 TSP 可能会损伤修复部位。由于解剖标志的改变和卵窝孔的闭塞，使得 TSP 也具有挑战性。已经证明，在接受过缝合、心包补片、甚至涤纶补片治疗后的 ASD 患者中，TSP 的饮用是安全、有效的[51]。然而，由于 Gore-tex 补片材料更难穿透，因此使用该补片的患者不能进行 TSP[51]。

最后，并不是所有的 ASD 患者都适合采用器械闭合，心脏直视手术就成为唯一选择。然而，通常 Lutembacher 综合征患者常常病情危重，肝肾功能异常，手术后死亡率也会更高。PTMC 在 Lutembacher 综合征患者中非常有用，可以恢复患者的血流动力学状态、显著改善临床症状和代谢参数。几周后，如果患者需要的话，可以选择性地进行 ASD 闭合手术。如此看来，Lutembacher 综合征患者中如果存在房间隔缺损（ASD），可排除 TSP 这一步骤，从而简化 PTMC 程序。相反，巨大的房间隔缺损会使 PTMC 球囊导管不能稳定固定，IAS 上缺乏锚定支撑，使球囊难以进入 LV[52]。球囊还会反复脱出，进入右心房（RA）。在这种情况下，OTW 技术对于直接将 PTMC 球囊置入左心室中非常有用。如果猪尾形导丝不能提供足够的支撑，可选择使用更硬的导线（如 Amplazer 特硬导线）。另一种选择是如果有 IAS 边缘大小足够的话，可在房间隔前部进行单独的房间隔穿刺。在适当时间，最好在 PTMC 术后 2～3 天，正确评估 PTMC 结果后尝试闭合 ASD[49]。如果手术结果不理想或出现中度二尖瓣反流（MR），则应推迟闭合 ASD，并建议患者进行外科手术。

四、并发症管理

（一）心脏压塞

心脏压塞是 PTMC 的一种潜在的致命并发症，也是手术致死的最常见原因，可能发生在 TSP 或穿刺组件进入左心室（LV）期间。PTMC 术中，最常会引发心脏压塞的步骤是 TSP。最好在 TSP 后（推进 14F 扩张器之前）立即进行经胸超声心动图（TTE）。经胸超声心动图（TTE）不仅能记录 TSP 的位置，还能判断有无新发的心包积液，此时应撤回 TSP 穿刺针。穿刺后发生的心包积液，通常可以通过撤回穿刺针来处理，无须行心包穿刺术，因为裂缝通常很小，可自动关闭。

TSP 引发心脏压塞的作用机制可能与穿刺以下结构有关：①前上侧，主动脉根部穿孔；②下侧，下腔静脉 - 右心房交界处；③后侧，右心房游离壁；④前下侧，冠状静脉窦；⑤偶见左心房顶壁或后壁。

（二）主动脉根部穿孔

主动脉根部穿孔是由于右心房（RA）与主动脉根部毗邻的上腔静脉（SVC）交界处穿刺所致[53]。为防止这一并发症，在侧视 /LAO 视图中，穿刺针头应指向主动脉平面的后方和下方，在 RAO 视图中应指向主动脉左侧。此外，房间隔上放置的穿刺组件不应在"卵圆孔缘"上方滑动[54]。通过注射对比剂或记录主动脉压，可以及早识别在 TSP 中主动脉有无被穿刺。除非有保护鞘或间隔扩张器穿过，否则主动脉穿刺通常不会造成严重后果。如果有保护鞘 / 扩张器已经穿过，并且出现心脏压塞，则需要手术矫正。有少数病例报道使用 Amplazer 关闭器[55] 和 Amplatzer 房间隔缺损封堵器经皮介入闭合主动脉裂缝[56]。必须将导丝保留在主动脉中。

（三）右侧壁和下腔静脉穿孔

从解剖学上讲，"真正的"房间隔（IAS）是指隔膜的一小部分，可以在不离开心腔的情况下切除。局限于卵圆窝底部及其最靠近的卵圆形边缘。在正位视图中，左心房右外侧和下缘以外或附近没有真正的房间隔（相邻的左、右心房壁内陷，中间有心外脂肪组织）[4]。穿刺此部位会导致右心房（RA）壁穿孔，通过心包腔，之后进入左心房（LA），形成缝合现象。根据穿刺部位的不同，可能穿刺 RA-LA 交界处（右侧壁）[4] 或 RA/IVC 连接处[57]。在这种情况下，应记录左心房压变化（同时注入鲜红色血液和对比剂以显示左心房），辅助 TSP 在正确的位置执行。如果有房间隔扩张器通过，而又在扩张后取出，随之可能会发生严重的心脏压塞。在这种情况下，应将 14F 房间隔扩张器重新定位在假轨道上，以暂时封闭裂隙。同时，进行心包穿刺术和通过另一个静脉穿刺完成 PTMC（见下文）。从技术上讲，可以通过房间隔封堵器经皮进入缝合裂隙。另外还需要注意两个位置，一个在左心房和心包腔之间，另一个在右心房（或下腔静脉与右心房连接处）和心包腔之间。

在 Inoue 技术中，穿刺组件进入左心室这一步骤很少会引发心脏压塞，早前可见于单 / 双球囊技术中[53, 58]。作用机制包括三种：①硬导丝造成左心室穿孔；②直形球囊导管造成左心室穿孔；③双球囊技术中的"西瓜播种（watermelon seeding）"效应，即在球囊充气过程中，一个球囊迅速上升至左心室顶端。Inoue 技术中很少发生左心室穿孔，原因包括：①没有导丝进入左心室；②球囊长度较短；③球囊呈哑铃状，防止球囊在充气过程中向左心室顶端移动。然而使用 Inoue 技术时，用力尝试将球囊推进左心室，有时可能会损伤左心室或肺静脉，导致心包栓塞。另一种原因是球囊在左下肺静脉（认为是左心室）中充气。最后，广泛地整体交换（OTW）技术可能导致左心室穿孔的发生率增加。如前所述，由于猪尾形引导管可在左心室中盘绕，也能预防心脏压塞的出现。

血压一旦下降都应引起注意，并应立即进行经胸超声心动图（TTE）以排除心包积液。诸如打呵欠之类的细微体征可能都是心包积液发展的指征。另一个重要指征是在透视检查中观察到左心缘的搏动减弱。必须记住，即使心包积液的量很小也会导致心脏压塞。

一旦心脏压塞继续发展，则需要立即进行心包穿刺。如果没有进一步的治疗计划，抗凝作用应该注射鱼精蛋白进行逆转（在 PTMC 完成之前，一般不会立即逆转抗凝作用）。应该开始自体输血，因为可能导致反复出血，从而引发大量失血。做好外科手术的准备。血液颜色呈鲜红色表示裂隙出现在左心房（LA）内，若呈深红色则表示裂隙出现右心房（RA）。前者几乎均需要外科手术治疗，而后者则可仅进行保守治疗。如果在使用 14F 扩张器扩张房间隔（IAS）后出现心包积液，扩张器应留在原位，可以起到封堵裂隙的作用，撤回扩张器会导致心包积液急剧增加和血流动力学恶化。心脏压塞继续发展并不意味着必须中止 PTMC 手术。最好选择经验丰富的手术人员，通过对侧静脉通路完成手术。在另一个手术小组继续心包穿刺的同时，再次进行房间隔穿刺，完成 PTMC。如今我们已成功处理了78% 的在接受 PTMC 中出现心脏压塞的病例（图 13-19，视频 13-47 至视频 13-52）。成功的 PTMC 具有三个优点：首先，缓解二尖瓣狭窄将降低左心房高压，从而减少心包积液。心动过速伴心脏压塞可使左心室压升高，跨二尖瓣压差增加，容易发生肺水肿。其次，缓解二尖瓣狭窄症使心脏压塞患者的液体复苏可以顺利进行。最后，如果心脏压塞需要手术矫正，应用外科手术封闭裂缝，而不应进行二尖瓣置换（MVR），有助于减少心肺转流术时间和术后并发症。然而，患者在 PTMC 术后有发展出严重二尖瓣反流（MR）的风险，可能使心脏压塞引发的血流动力学改变继续恶化。一旦 PTMC 完成，则检测活化凝血时间（activated clotting time，ACT）。如果活化凝血时间（ACT）升高，实行逆转抗凝作用。心包穿刺术后再次出现心包积液是手术指征。

（四）重度二尖瓣关闭不全

大约 3% 的病例会出现重度二尖瓣反流（MR），1% 的病例需要紧急手术。MR 的发病机制包括二尖瓣小叶撕裂、腱索断裂、二尖瓣环撕裂和连合分裂。由于球囊充气是一个不可控的过程，因此对于患者来说，没有一个评分系统能够可靠地预测是否有重度 MR 发展出来。当 PTMC 应用在瓣膜柔韧的、无钙化的患者身上时，可能会发展出重度 MR；而应用在严重钙化瓣膜且伴有严重瓣膜下疾病的患者身上时，效果可能较为良好。选择适当尺寸的球囊，使用逐步扩张技术，在下一次球囊扩张前进行经胸超声心动图（TTE），有助于降低重度 MR 的发生率。左心房压力曲线上出现新的高"v"波并伴有左心房压下降或增加，可作为判断 MR 发展的重要线索，一般通过彩色多普勒超声检查进行确认。必须记住，有些 MR 为偏心反流，患者处于仰卧位时不容易识别出来（因为很难将患者转变为俯卧位），需要保持高度的警觉性。MR 的发展是终止 PTMC 的指征。重度 MR 继续发展的患者会表现出不同的症

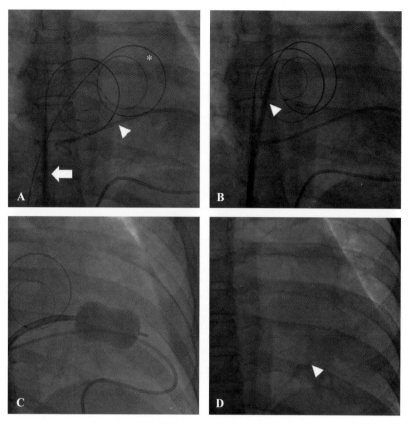

▲ 图 13-19 心脏压塞

A. 左心房内有 1 根房间隔扩张器和 2 根猪尾形导丝。第一个房间隔扩张器（箭头）通过后，出现心脏压塞。房间隔扩张器置于房间隔上，再进行一次房间隔穿刺，并在左心房中放置第 2 根猪尾形导丝（＊）。心包腔（箭头）中可见猪尾形导丝。B. 左心房内有 2 个房间隔扩张器和 2 根猪尾形导丝。用第 2 个房间隔扩张器（箭头）重复进行房间隔扩张。C. 完成 PTMC。D. 心包腔内有血管鞘（箭头）。PTMC 操作成功后，继续进行心包穿刺。未见心包积液进一步发展。第一个放置的房间隔扩张器用猪尾形导丝在原位缓慢取出。未见积液进一步发展。将猪尾形导丝和心包腔内的猪尾形装置取出。心包腔中留有血管鞘，以防任何延迟发生的心包积液（视频 13-47 至视频 13-52）

状。有些患者无症状且血流动力学稳定，特别是二尖瓣狭窄（MS）程度也会得到缓解。重度 MR 患者表现出症状后，需要行紧急手术。随着重度 MR 的发展，有症状的患者容易出现肺水肿是一个普遍的错误观念。较大且扩张的左心房（LA）可以调节二尖瓣反流容积，防止肺水肿。患者常表现出由于正向输出减少所致的低血压。在 50 例 PTMC 术后发生重度 MR 而行二尖瓣置换术（MVR）的患者中，72% 的患者出现低血压，仅 12% 的患者出现肺水肿[59]。与 24h 内接受 MVR 的患者相比，手术延迟超过 24h 的患者死亡率更高（$P < 0.001$）。这一研究结果很重要，因为没有肺水肿可能会导致患者出现一种假象，即血压随着手术的延迟而下降。因为如果患者没有发生肺水肿，而血压又会随着手术的延迟而下降，这可能会给人一种患者状态较为稳定的错觉。应立即做好外科手术的准备。低血压患者需要注射强心剂和主动脉内置入球囊泵。肺水肿患者在等待手术时需要静脉注射利尿药、吗啡并提供通气支持（无创 / 有创）。当出现二尖瓣小叶、腱索或二尖瓣环撕裂时，基本上都需要进行二尖瓣置换。如果患者无症状且血流动力学稳定，则可以安全、保守地监控严重的二尖瓣连合处反流情况。随后，二尖瓣置换术（MVR）的应用标准与在慢性、无症状、重度 MR 中的相同。随着时间的推移，联合部的二尖瓣反流倾向于减弱。

（五）栓塞性脑卒中

PTMC 术后第 3 个重要的并发症是栓塞性脑卒中。造成栓塞的物质可能是血凝块（旧的、有组织的或新形成的）、空气或钙化的瓣膜组织[60]。治疗依赖于早期识别。一旦在手术台上发现脑卒中，应立即进行前后位和侧位视图脑血管造影，以定位栓塞部位（图 13-20，视频 13-53 至视频 13-56）。理想情况下，应进行脑显像以排除脑出血的可能性。对于心源性缺血性脑卒中，建议采用静脉或动脉内溶栓治疗[61]。动脉内溶栓治疗可能比静脉内溶栓治疗更有效，因为前者可以使高浓度的溶栓剂以较低剂量输送到栓塞部位，术后的再通率也更高。此外，在 INR 大于 1.7（此时禁止使用静脉溶栓药）和脑卒中后 6h（脑卒中发病后 3h 内应进行静脉溶栓治疗）可给予动脉内溶栓[61]。最后，考虑到需要建立动脉和静脉通路，其中静脉注射剂量较大可导致静脉通路变大，相关并发症增多。用于动脉内溶栓的药物包括尿激酶、tPA、瑞替普酶和替奈普酶[62-64]。在一项随机临床试验（MELT 试验）中，评估了仅将尿激酶通过动脉内溶栓治疗缺血性脑卒中的效果[63]。然而，没有一种药物获得美国 FDA 批准用于动脉内溶栓治疗，目前不存在标准的治疗方案。不同的研究中使用了不同的药物剂量，药效持续时间也各有不同。所有治疗方案的共同之处是溶栓剂以小剂量递增给药，然后每隔 10～15min 做一次脑血管造

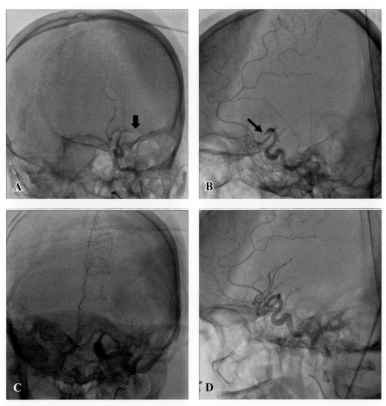

▲ 图 13-20　栓塞性脑卒中

1 例 36 岁女性因二尖瓣再狭窄行 PTMC。术前检查未发现 LA/LAA 血栓。在球囊两次充气后，患者变得无反应，并发展成右偏瘫。急性期脑血管造影前后位视图（A，箭）和侧位视图（B，箭）显示左大脑中动脉血栓性闭塞。给予尿激酶，以每 5min1 万单位的速度动脉内给药，共计给药 3 万单位。15min 内，患者说话开始变得连贯，左上、下肢肌力达到 3 级。重复脑血管造影显示大脑中动脉区域（C 和 D）的脑血流明显改善。给药 24h 内，肌力恢复到 5 级。重复 CT 扫描显示大脑中动脉区域有一个小梗死灶，无出血转化（视频 13-53 至视频 13-56）

影检查，直到血管达到完全再通，或以给予最大剂量的溶栓剂或怀疑对比剂外渗为止。常用剂量：尿激酶按每 10min 5 万～10 万 U 输入，最高可达 60 万 U；tPA 可用 2～4mg，最多可达 22mg；瑞替普酶可用 1U，最多可达 6～8U；替奈普酶可用 1mg，最多可用 10mg。近年来，许多试验表明对于缺血性脑卒中而言，机械血栓切除术（使用支架回收器）比静脉溶栓治疗的效果更好[65]。机械血栓切除术还有另外一个优点，即可以在脑卒中后的 6～24h 内用于治疗有纤维蛋白溶解治疗（如口服抗凝血药）禁忌证的患者，比静脉注射 tPA 有更好的再通率。采用支架回收器的机械血栓切除术是有溶栓疗法禁忌证或治疗失败患者的首选治疗方法。当栓子为有组织的血块或钙化组织，而溶栓治疗无效时，也可以选用机械血栓切除术。

最后，还应注意缺血性脑卒中患者应用模拟抗凝治疗的时间点。早期使用肝素（72h 内）可有 15%～25% 的概率将非出血性脑卒中转变为出血性脑卒中。因此，发作的 72h 内应禁止进行抗凝治疗。如果此时 CT 扫描显示出血很少甚至消失，应同时应用肝素和华法林，直到达到目标 INR。如果 CT 扫描显示仍有明显出血，应停止抗凝治疗，直到出血得到控制或稳定下来。

（六）与硬件重复使用有关的并发症

在资源有限的国家，PTMC 硬件经常重复使用，以降低手术成本。目前还没有指导方针用于指导 PTMC 组件的重复使用频率。研究结果表明，Accura 型球囊和 Inoue 型球囊分别可安全地重复使用 6 次和 5 次[1, 2]。实际上，使用频率远远不止于此。重复操作和消毒可能导致穿刺组件出现故障。三种常见的故障包括猪尾形导丝断裂、PTMC 球囊放气失败和 PTMC 球囊无法缩小。

1. 猪尾形导丝断裂

长 180cm，直径 0.0635cm（0.025 英寸）不锈钢猪尾形导丝有一个柔软的盘绕式尖端，连接到较硬、较直线的部分上[66]。较软和较直部分之间的连接处是最容易发生断裂的部位。可能导致组件断裂的因素包括重复使用、扩张房间隔时导丝和扩张器之间的角度异常、在房间隔处利用连接部分推进球囊或扩张器（不是进入左心房）、使用过整体交换（OTW）技术，以及制造缺陷（偶见）[66]。通常情况下是多种因素共同作用的结果。

最好应在体外检查导丝是否有扭结或过度弯曲，有扭结和弯曲的导丝应该丢弃。如果导丝引入左心房（LA）后出现扭结，最好将导丝拔出（在 Mullins 保护鞘上，以保证进入左心房），不能继续进行 PTMC 程序。一旦出现导丝断裂，可通过经皮途径取出。通常，断开的导丝会漂浮在左心房中，有时会漂浮在左心室（应用 OTW 技术时），偶可见于右心房中。前文已经描述了各种操作技术，重要的是要记住断裂的导线会形成一个很大的环形。因此，应保证穿刺组件足够大，以满足要形成环状结构的需要。10mm "鹅颈" 式抓捕器可成功用于套住断裂的导丝[67]。有时，可能没有合适的穿刺组件或适当尺寸的装备。为此，设计出了一个固有捕捉器[66]。将一个长 300cm，直径 0.036cm（0.014 英寸）的 PTCA 导丝制成一个大环形结构，并引入 6F 多用途导管，形成一个抓捕器单元（图 13-21，视频 13-57 至视频 13-64）。通过固定一个自由端，并将另一端推入或拉入多功能导管，可以增加或减少环状结构。抓捕器单元通过 Mullins 保护鞘部署到左心房中。因为抓捕器能形成足够大的环形结构，可在几分钟内套住断开的猪尾形导丝。断开的猪尾形导丝不能撤回到 Mullins 保护鞘中，因此整个装置

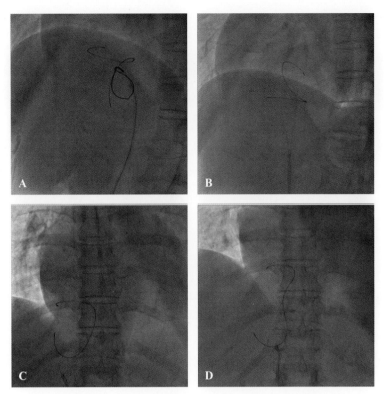

▲ 图 13-21　采用固有捕捉器圈套住断裂的猪尾形导丝

A. 右心房猪尾形导丝断裂，常规"鹅颈"式抓捕器不能套住断裂导丝；B. 用 300cm PTCA 导丝制成固有捕捉器，注意捕捉器形成较大的环形结构；C 和 D. 固有捕捉器圈套住断裂的导丝，经过股静脉鞘取出组件（视频 13-57 至视频 13-64）（图片由 Dr. Satish Karur，SJICS&R，Bangalore-India 提供）

（Mullins 保护鞘、多用途导管、固有捕捉器、捕获型猪尾形导丝）必须全部拆除。理论上存在损伤房间隔或股静脉的风险，但还没有发生过这种情况。为了避免并发症且保持组件持续进入左心房的状态，有一个病例报道了 10F Amplatzer 输送保护鞘（用于闭合 ASD）。

最后，如果一部分断裂的猪尾形导丝仍在 Mullins 保护鞘或 PTMC 球囊内，则可使用直径 0.036cm（0.014 英寸）用于血管成形术的导丝和 PTCA 球囊将其成功取出（图 13-22）。在一个应用整体交换（OTW）技术的病例中[68]，猪尾形导丝出现断裂，一部分位于左心室，另一部分位于 Accura 型球囊内。一根直径 0.036cm（0.014 英寸）柔软的 PTCA 导线沿着断开的导丝旁进入 Accura 型球囊。在 PTCA 导线上，将一个 1.5mm×10mm 不符合要求的 PTCA 球囊伸入，其尺寸刚好覆盖 Accura 型球囊内断裂的猪尾形导丝。将 PTCA 球囊充气至 15 个标准大气压，使得断开的猪尾形导丝位于 PTCA 球囊外壁和 Accura 型球囊内壁之间。随后，必须整体撤回全部装置。

2. PTMC 球囊放气失败

PTMC 球囊放气失败是一种非常罕见的并发症。如果完全充气的球囊继续跨过在二尖瓣上，将阻碍血液向前流动，继而会形成灾难性后果。幸运的是，目前尚未见报道。

PTMC 球囊（Inoue 型或 Accura 型）由两层乳胶组成，中间有一层尼龙网。内层胶乳层上的裂缝会形成单向活瓣，导致对比剂在两层胶乳层之间积聚，从而防止 PTMC 球囊充气[69]。此外，用于球囊扩张的对比剂浓度较高可能会导致两层胶乳黏在一起。最后，球囊内导管上的任何扭结（由于过度扭

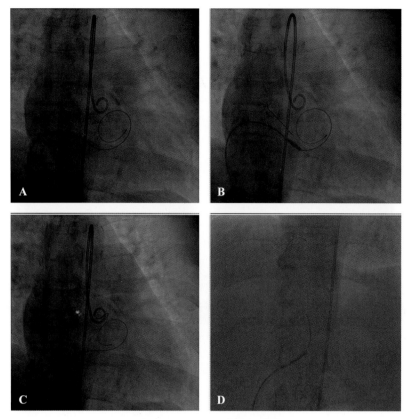

▲ 图 13–22　断裂的猪尾形导丝

A. 猪尾形导丝断裂，部分仍留在 Mullins 保护鞘内，其他大部分在左心房内。B. 配有 2mm×10mm PTCA 球囊的 0.014 英寸 PTCA 导丝，从断裂的猪尾形导丝近端侧通过。PTCA 球囊在 Mullins 保护鞘内充气，捕获断裂的猪尾形导丝近端。C 和 D. 撤出整个组件

曲所致）也可能导致球囊放气失败。

　　Inoue 型球囊内置两个安全机制，以防止球囊放气失败。首先，Inoue 型球囊配有一个通气管，用于在准备过程中辅助球囊放气。打开通气孔将使对比剂流出，从而实现放气。其次，Inoue 型球囊的外层乳胶层上有两个小孔。在放气失败的情况下，积聚的对比剂会通过小孔慢慢逸出，随着时间的推移，球囊就会慢慢缩小。而 Accura 型球囊中没有配备上述两种安全机制。

　　为避免放气失败，可以采取以下步骤：增加对比剂的稀释度，配制对比剂与生理盐水的比例为9∶1，而不是使用离子染料时的 4∶1。应检查球囊外部的完整性，以保证充气和放气操作顺畅进行。当球囊在导丝上变细时，不应遇到较强的阻力。最后，当将 PTMC 球囊推进患者体内后，应避免剧烈扭转动作。

　　一旦出现放气故障，可以考虑进行以下操作。如果球囊已经跨过二尖瓣，应通过将其推入左心室或拉入左心房来使球囊离开二尖瓣处，拉入左心房的操作更为可取。可尝试连续负压吸引，将球囊拉出。可将少量生理盐水注入球囊以稀释对比剂。就 Inoue 型球囊而言，打开通气管可以让对比剂流出，球囊上的两个小孔可以使对比剂从球囊中缓慢渗出。Accura 型球囊中不配有这种安全措施。如果怀疑有扭结，可以尝试用不锈钢猪尾形导丝矫直球囊内轴。若无法矫正扭结，可尝试拉伸导管。如果上述尝试均失败，则有必要将球囊弄破。已经描述了两种方法。第一种方法是将 0.025 英寸不锈钢猪尾形导

丝的硬端穿过球囊充气口，向上推进至球囊的近端（视频 13-65 至视频 13-67）[70]。PTMC 球囊破裂，确保球囊位于左心房（LA）中间，远离左心房壁，以帮助球囊放气。如果在球囊置入之前没有完全排空气体，将有发生空气栓塞的风险。理论上，也可以尝试使用 0.014 英寸 PTCA 硬型导丝。第二种方法[71] 是（描述了双叶球囊或哑铃状 PTMC 球囊）让球囊对着房间隔撤回，使球囊近端保持在房间隔上的穿刺部位。通过另一个静脉通路，推进 Mullins 导管并通过 Brockenbrough 穿刺针。经多方确认后，使用穿刺针扎破球囊。另外还有一种方法就是尝试让球囊过度充气，但空气和球囊材料会有造成栓塞的风险。当尝试过所有让球囊放气的方法均失败后，则需行心脏直视手术。

3. PTMC 球囊变细放气失败

使用 PTMC 球囊扩张二尖瓣后，必须从左心房撤回进入右心房。在撤出之前，有必要在左心房内将球囊变细缩小，以避免产生更大的医源性房间隔缺损（ASD）。将球囊放气变细后，便可以顺利从股静脉取出细长球囊，且不会形成创伤。如果拉伸管不能在猪尾形导丝上推进，就无法使 PTMC 球囊顺利变细放气；如果没有按照正确顺序拉伸球囊，球囊也不能正常放气。正确的顺序是先将不锈钢导管锁定在导丝上，然后将两者作为一个整体推进，以锁定到塑料轮毂中。记住，将"金"色和"银"色组件连接起来。此外，应始终沿着猪尾形导丝上拉伸球囊。如果出于任何原因，不能在左心房中使 PTMC 球囊变细放气，则通常可以用一个小型拖拽装置在猪尾形导丝上将球囊拉入右心房。在右心房内，只有拉直球囊内轴才能使 PTMC 球囊更容易变细放气。但如果所有使 PTMC 球囊变细的措施都失败了，就只能选择在放气状态下取出 PTMC 球囊，但这步操作会损伤股静脉。

五、致谢

我们衷心感谢 SJICS&R、印度班加罗尔和印度迈索尔的全体教职员工，感谢他们全心全意地分享了在 PTMC 挑战性案例中的经验。

六、视频

视频 13-1（https://youtu.be/I6k--zzV6-k，对应图 13-2）：用 Swan-Ganz 导管和 0.032 英寸导丝穿过二尖瓣。

（一）Manjunath 腹导线进行的改进

视频 13-2（https://youtu .be/kwOr9wBLHmM，对应图 13-3）：将猪尾形导丝通过 Mullins 保护鞘 / 扩张器直接进入左心室。

视频 13-3（https://youtu.be /Il3X4KNugQk，对应图 13-3）：Mullins 保护鞘进入左心室，猪尾形导丝形成最佳盘绕状态（至少 2~3 圈）。

视频 13-4（https://youtu.be/4fjabe6duRg，对应图 13-3）：将 PTMC 球囊导管通过猪尾形导丝从右心房拉入左心房。

视频 13-5（https://youtu.be/WBeLEx—PSb4，对应图 13-3）：PTMC 球囊导管通过猪尾形导丝从左心房引入左心室。

视频 13-6（https:// youtu.be/G_KymaJ0dOU，对应图 13-3）PTMC 球囊的近端部分充气后，远端部分充气并抽出至二尖瓣处。

视频 13-7（https://youtu.be/uq1DQXVm50I，对应图 13-3）：随着猪尾形导丝撤回入导管，PTMC 就可成功完成。

（二）静脉 – 动脉环

视频 13-8（https://youtu.be /McyTpcrtDA8，对应图 13-4，由 S.Shankar 教授提供）：将 0.035 英寸亲水导丝（Terumo 导丝）通过左心室进入主动脉，采用"鹅颈"式抓捕器形成静脉 – 动脉环。

视频 13-9（https://youtu.be/ZWbL65G2jtQ，对应图 13-4，由 S.Shankar 教授提供）：将 PTMC 球囊穿过 0.032 英寸亲水导丝，同时保持在左心室中建立的静脉 – 动脉环，完成操作。

（三）重度二尖瓣狭窄

视频 13-10（https://youtu.be/c9ZdkbORigU，由 B.C.Srinivas 教授提供）：重度二尖瓣狭窄会导致 PTMC 球囊无法进入左心室。

视频 13-11（https://youtu.be/63W3WQWzCbg，由 B.C.Srinivas 教授提供）：使用外周球囊扩张二尖瓣瓣口。

视频 13-12（https:// youtu.be/PJJ2Br_jBd8，由 B.C.Srinivas 教授提供）：使用 PTMC 球囊进行初始扩张，显示球囊腰部非常窄。

视频 13-13（https://youtu.be /d3gauiSY4iM，由 B.C.Srinivas 教授提供）：PTMC 球囊最后的扩张，将连合分离。

（四）巨大左心房

视频 13-14（https://youtu.be/8Qc71GJj9E4，对应图 13-6，由 S Shankar 教授提供）：肺动脉血管造影左旋相位显示巨大左心房。

视频 13-15（https://youtu.be/bUPcYnIGKpU，对应图 13-6，由 T R Raghu 教授提供）：房间隔染色和造影可以帮助房中隔穿刺。

视频 13-16（https://youtu.be/f5wYp_BeB7k，对应图 13-6）：猪尾形导丝勾勒出巨大左心房。

（五）二尖瓣钙化：PTMC 在二尖瓣环钙化中的应用

视频 13-17（https://youtu.be/vsTWRmQilvg，对应图 13-8）最初外侧连合分离，接着内侧连合分离。

（六）二尖瓣钙化：PTMC 在连合钙化中的应用

视频 13-18（https://youtu.be/m-Tyc2-XXek，对应图 13-9，由 B.C.Srinivas 教授提供）：致密的钙

化局限于外侧连合处，而内侧连合处无钙化。球囊充气不能使钙化外侧连合分离，球囊连续充气、逐步扩张可使非钙化的内侧连合分离。

（七）瓣膜下疾病

视频 13-19（https://youtu.be/Zz04mAd_Gjs，对应图 13-10，由 C.N.Manjunath 教授提供）：尽管建立了静脉 - 动脉环，但 PTMC 球囊未能到达顶点。

视频 13-20a 和 视频 13-20b（https://youtu .be/EJb—ReEhXpA 和 https://youtu.be/EJb—ReEhXpA，对应图 13-10，由 C.N.Manjunath 教授提供）在静脉 - 动脉环上使用外周球囊（8mm×20mm）连续扩张瓣膜下结构。

（八）经颈静脉 PTMC

视频 13-21（https://youtu.be/hZiZRICZlfQ，对应图 13-11 和图 13-12）：下腔静脉造影显示下腔静脉中断。

视频 13-22（https:// youtu.be/JeqZQzPyFjk，对应图 13-11 和图 13-12）：下腔静脉造影显示奇静脉和半奇静脉延续。

视频 13-23（https://youtu .be/0AzVJnLp6DE，对应图 13-11 和图 13-12）：肺动脉血管造影左旋相位的 RAO 30° 视图中，可勾画出左心房和房间隔的轮廓。

视频 13-24（https://youtu.be/MuGycV8CJVY，对应图 13-11 和图 13-12）：肺动脉血管造影左旋相位的 LAO 45° 视图中，可勾画出左心房和房间隔的轮廓。

视频 13-25（https://youtu.be/PwEOlq8jb7E，对应图 13-11 和图 13-12）：在 LAO 视图中，于猪尾形导丝和脊柱之间的猪尾形导丝水平位置上进行房间隔穿刺。注意 TSP 失败后无冠状动脉窦处存在的对比剂。

视频 13-26（https://youtu.be/tIF9_m7JozY，对应图 13-11 和图 13-12）：房间隔扩张术。

视频 13-27（https://youtu.be/81AcnyzlhB8，对应图 13-11 和图 13-12）：PTMC 球囊进入左心室，进行顺时针旋转。

视频 13-28（https:// youtu.be/—0e9DHC62IY，对应图 13-11 和图 13-12）：成功进行 PTMC。

（九）右位心

视频 13-29（https://youtu .be/ioGDcgov3DE，对应图 13-13，由 K.H.Srinivasa 教授提供）：肺动脉造影显示右位心。

视频 13-30（https://youtu.be/gI8—ye3lUAs，对应图 13-13，由 K.H.Srinivasa 教授提供）：伪前后位视图辅助 TSP。

视频 13-31（https://youtu.be/gI8—ye3lUAs，对应图 13-13，由 K.H.Srinivasa 教授提供）：伪 LAO 45° 视图辅助房间隔穿刺。

视频 13-32（https://youtu.be /ZF28in5LnNg，对应图 13-13，由 K.H.Srinivasa 教授提供）：在后前

位视图中，使用 OTW 技术成功进行了 PTMC。

（十）二尖瓣修复后

视频 13-33（https://youtu .be/HNmkMQOzQPs，对应图 13-14）：由于房间隔解剖结构明显扭曲，在 RAO 30°视图（而不是侧位或 LAO 视图）下进行 TSP。二尖瓣和三尖瓣环成形术。

视频 13-34（https://youtu.be/NPaZDeVgCl0，对应图 13-13，由 K.H.Srinivasa 教授提供）：如果穿刺组件很难进入左心室，需要将 cobra 导管穿过 Mullins 保护鞘。

视频 13-35（https://youtu.be /AdatkofDezw，对应图 13-13，由 K.H.Srinivasa 教授提供）：将 0.025 英寸猪尾形导丝穿过 cobra 导管，与 Mullins 保护鞘同时推入左心室。

视频 13-36（https://youtu.be /VbKP7mDAHck，对应图 13-13，由 K.H.Srinivasa 教授提供）：PTMC 球囊越过 0.025 英寸的猪尾形导丝，推进左心室。

视频 13-37（https://youtu .be/tCv7RO0gcQM，对应图 13-13，由 K.H.Srinivasa 教授提供）：配有 0.025 英寸猪尾形的 PTMC 球囊位于左心室中，进行第一次充气。

视频 13-38（https:// youtu.be/hS99MzCav0Q，对应图 13-13，由 K.H.Srinivasa 教授提供）：PTMC 球囊最后充气。

（十一）脊柱后凸畸形

视频 13-39（https://youtu.be/W_XceS6GZjk，对应图 13-15，由 Harsha Basappa 博士提供）患者接受全麻，经食管超声心动图引导下进行 PTMC。透视检查显示脊柱后凸。

视频 13-40（https://youtu .be/68VDARlck2c，对应图 13-15，由 Harsha Basappa 博士提供）PTMC 成功。

（十二）冠状静脉窦扩张

视频 13-41（https://youtu.be/t4uXfhiY_V4，对应图 13-17，由 B.C.Srinivas 教授提供）：由于右上腔静脉缺如和左上腔静脉缺如永存导致形成巨大的冠状静脉窦。

视频 13-42（https://youtu.be /UIZTsgSXyJ0，对应图 13-17，由 B.C.Srinivas 教授提供）：在 RAO 视图中，房间隔染色可以定位正确的房间隔穿刺部位。

视频 13-43（https:// youtu.be/PuV4LwZrvn8，对应图 13-17，由 B.C.Srinivas 教授提供）：房间隔穿刺。

视频 13-44（https://youtu.be/q6dD_ab6xEA，对应图 13-17，由 B.C.Srinivas 教授提供）：由于穿刺组件很难进入左心室，采用 OTW 技术可以成功实施 PTMC。

（十三）22 岁女性进行的妊娠期 PTMC

视频 13-45（https:// youtu.be/gIhk1MrskKo，对应图 13-18）：应用于 TSP 的无针房间隔穿刺技术。透视检查保存图像。

视频 13-46（https://youtu .be/BeTBeymNgKQ，对应图 13-18）：PTMC 成功。注意铅屏蔽。透视检查保存图像。

（十四）心脏压塞

视频 13-47（https://youtu.be/cmKXKSN6k5Q，对应图 13-19，由 C.N.Manjunath 教授提供）：RAO 视图。在心包腔中置有一个猪尾形导丝。第一个房间隔扩张器留在原位，在房间隔更前面的部分尝试进行第二次房间隔穿刺。注意，第一个间隔扩张器基本上位于右心房后缘，表明第一次房间隔穿刺的位置不合适。

视频 13-48（https://youtu.be/aWStLniYowA，对应图 13-19，由 C.N.Manjunath 教授提供）：第二次房间隔穿刺成功。

视频 13-49（https://youtu.be/wHV_tI1NrWM，对应图 13-19，由 C.N.Manjunath 教授提供）：应用第二个房间隔扩张器进行房间隔扩张。第一个房间隔扩张器留在原位以封闭栓塞物。

视频 13-50（https://youtu.be/vQ2TcBruudw，对应图 13-19，由 C.N.Manjunath 教授提供）：第二次房间隔穿刺后成功进行了 PTMC。

视频 13-51（https://youtu .be/FIzDKZL0WK0，对应图 13-19，由 C.N.Manjunath 教授提供）：一旦心包积液停止，慢慢移除第一个房间隔扩张器，但第一个猪尾形导丝仍在原位。

视频 13-52（https://youtu.be /FppiYjLGiUw，对应图 13-19，由 C.N.Manjunath 教授提供）：一旦确认没有再次发生心包积液，可将所有组件移除，仅将一个血管鞘留在心包腔，以防任何延迟发生的心包积液。

（十五）栓塞性脑卒中

视频 13-53 和视频 13-54（https://youtu .be/ojNib38hfeol 和 https://youtu.be/EjTfCx4w_Yk，对应图 13-20）：在前后位和侧位的脑血管造影显示左大脑中动脉存在血栓性闭塞。

视频 13-55 和视频 13-56（https://youtu .be/9xka8LhDdVM 和 https://youtu.be/KQ3swEOVsko，对应图 13-20）在动脉内注射尿激酶 30 万个单位后，在前后位和侧位重复进行脑血管造影，显示左侧大脑中动脉区域的脑血流明显改善。

（十六）断裂的猪尾形导丝

视频 13-57（https://youtu.be/HrUof—swP8A，对应图 13-21，由 Satish K 博士提供）：尝试 OTW 技术。使用 Mullins 保护鞘将猪尾形导丝放置在左心室中。

视频 13-58（对应图 13-21，由 Satish K 博士提供）在猪尾形导丝较软和较直部分之间的连接处发生断裂。部分导丝位于左心房。

视频 13-59（https://youtu.be/ajYITEtDOMM，对应图 13-21，由 Satish K 博士提供）：撤回 Mullins 保护鞘导致右心房内的导丝断裂。

视频 13-60（https://youtu.be/TED1o_83AkI，对应图 13-21，由 Satish K 博士提供）：试图用

10mm "鹅颈"式抓捕器诱捕断裂的导丝失败。

视频 13-61（https://youtu.be/sORddD3zjfE，对应图 13-21，由 Satish K 博士提供）：由 300cm、0.014 英寸较软的 PTCA 导丝在原位支撑抓捕器单元放置在右心房中。

视频 13-62（https://youtu.be/HUOxlWdcgeI，对应图 13-21，由 Satish K 博士提供）：原位抓捕器单元圈套住断裂导丝。

视频 13-63（https:// youtu.be/elQy5L_lm8g，对应图 13-21，由 Satish K 博士提供）：整个装置（Mullins 保护鞘、多用途导管、固有捕捉器、捕获型猪尾形导丝）必须全部拆除。

视频 13-64（https://youtu.be/eHXqen3Ok6I，对应图 13-21，由 Satish K 博士提供）：在同一侧腹股沟处通过另一个静脉穿刺成功完成 PTMC。

（十七）PTMC 球囊放气失败

视频 13-65（https://youtu .be/—JV4XF2hrJw，由 A.C.Nagamani 教授提供）：成功放气的 Accura 型球囊从左心房撤回到右心房。

视频 13-66（https://youtu.be/yPlsHGfUdAQ，由 A.C.Nagamani 教授提供）：0.025 英寸不锈钢猪尾形导管在球囊充气口处，其硬端会刺破未放气的 Accura 型球囊。

视频 13-67（https://youtu.be/nB9z7JBtYQ8，由 A.C.Nagamani 教授提供）：球囊完成放气。

第 14 章 外科治疗
Surgical treatment

Shiv Kumar Choudhary Amol Bhoje 著

一、概述

获得性二尖瓣狭窄是发展中国家最常见的心脏瓣膜病。风湿性心脏病（RHD）是获得性二尖瓣狭窄的最常见病因。在风湿热的愈合阶段，二尖瓣小叶的游离缘在连合处发生粘连，形成连合融合（图14-1），导致二尖瓣开放受限。同时，纤维化会累及尖部，使瓣膜增厚、柔韧性变差、变僵硬。随着疾病的长期进展，瓣膜甚至会出现钙化。在疾病晚期，腱索和乳头肌也会出现钙化，进一步限制了二尖瓣尖部的活动能力和开放程度。有时，二尖瓣尖部保持在固定位置，既不能完全关闭也不能完全开放。由此产生一个混合性生理病变，即同时存在二尖瓣狭窄和二尖瓣反流。

二尖瓣狭窄的内科保守治疗包括应用利尿药、控制心率和预防风湿热。然而，伴有血流动力学改变并出现症状的显著性二尖瓣狭窄（二尖瓣瓣口面积小于 $1.5cm^2$）患者需要接受经导管介入治疗或外科手术治疗。经导管介入手术或外科手术治疗的目的是建立一个功能正常且不伴有梗阻的二尖瓣。应根据二尖瓣形态、是否存在左心房血栓、伴发二尖瓣反流的程度以及相关的其他心脏病变，来决定治疗干预的类型。球囊二尖瓣成形术（BMV）或经皮经静脉二尖瓣分离术（PTMC）是首选方法。手术治疗方法包括闭式二尖瓣交界分离术（CMV）、直视二尖瓣交界切开术（OMC）或二尖瓣置换术（MVR）。

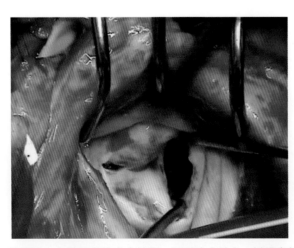

▲ 图 14-1　风湿性二尖瓣狭窄的术中视图，严重连合融合、瓣膜尖部增厚、钙化

本章介绍了获得性二尖瓣狭窄的外科治疗，不涉及先天性二尖瓣狭窄的外科治疗。病因学、病理生理学、诊断和临床决策已经在相关章节中进行了分析讨论。

二、二尖瓣外科解剖学

二尖瓣装置由两个小叶（前叶或主动脉瓣叶、后叶或壁叶）、二尖瓣环、瓣下装置和左心室壁组成（图 14-2）。前叶呈半圆形或三角形，附着缘长度占二尖瓣环的 2/5。后叶或壁叶呈四边形，附着缘长度占二尖瓣环的 3/5。瓣膜小叶的连接区域称为连合，分为前外侧连合和后内侧连合。连合处小叶是两小叶汇合处组织的名称。前叶比后叶的位置要高很多。

腱索是连接瓣膜小叶与乳头肌或心室壁的纤维结构。初级或边缘腱索附着于瓣叶游离缘。次级腱索附着于瓣叶的心室面（图 14-3）。三级或基底腱索仅与后叶有关，连接后叶基底部与心室心肌。前外侧和后内侧的两条乳头状肌起于心室壁，支撑二尖瓣的腱索装置。

二尖瓣环是一个最为坚固的纤维结构，位于在左、右纤维三角之间（图 14-2）。后侧的二尖瓣环非常薄，容易扩张。二尖瓣环通过一个狭窄的夹层与左心室心肌相连，并与心脏的纤维骨架融合。前叶与相邻的主动脉瓣环和纤维性主动脉下隔相连，位于左主动脉窦和无冠状动脉窦之间的瓣膜连合之下。二尖瓣周围有许多重要且关键的结构（图 14-4）。左冠状动脉回旋支环绕二尖瓣环走行，主要位于后房室沟的外侧。冠状窦位于后房室沟的内侧。房室结位于二尖瓣前叶瓣环附近，靠近后内侧连合处。二尖瓣前叶瓣环的剩余部分与主动脉瓣相邻。了解上述解剖关系在二尖瓣手术中具有重要的临床意义。

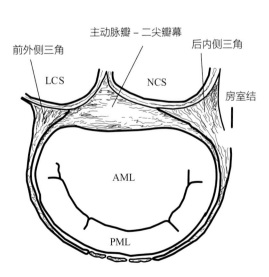

▲ 图 14-2　二尖瓣及邻近结构的手术视图示意图

AML. 二尖瓣前叶；LCS. 左冠状静脉窦；PML. 二尖瓣后叶；NCS. 无冠状静脉窦

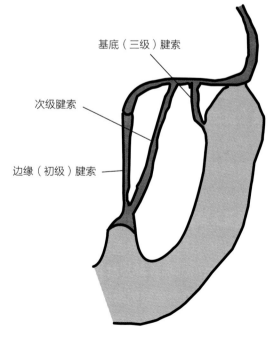

▲ 图 14-3　不同类型腱索的示意图

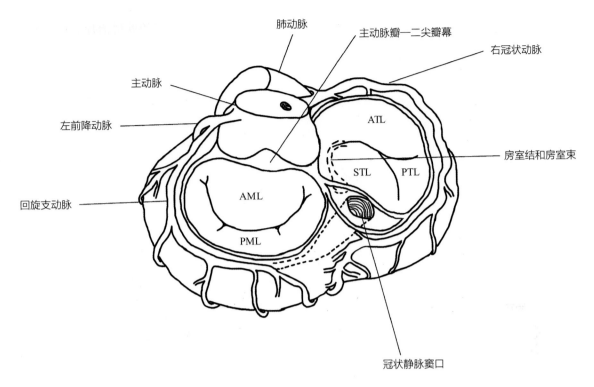

▲ 图 14-4　心底部示意图，显示二尖瓣周围结构之间的关系

AML. 二尖瓣前叶；ATL. 三尖瓣前叶；PML. 二尖瓣后叶；PTL. 三尖瓣后叶；STL. 三尖瓣间隔叶

三、病史

1902 年，Lauder Brunton 爵士首次考虑使用外科手术治疗二尖瓣狭窄[1]。Cutler 对二尖瓣狭窄的手术入路进行了试验研究，在 1923 年与 Levine 一起报道了一项通过正中胸骨切开术治疗二尖瓣狭窄的手术，使用一把特制的弧形刀在左心室心尖部切开狭窄的二尖瓣[2]。不久后的 1925 年，Souttar 在切开术后，用手指穿过左心耳（LAA）拨开二尖瓣，打通一个狭窄的通道[3]。在随后的几十年中，来自伦敦的 Brock、来自波士顿的 Harken 以及来自费城的 Bailey 均对瓣膜切开术和连合部切开术进行了改进[4-6]。

虽然他们所用的技术和术语有所不同，但手术方法均是通过左心耳（LAA）打开狭窄的二尖瓣。之后的改进包括出现了 Tubb 经心室扩张器，在数字化引导下使用手指穿过左心耳（LAA）拨开二尖瓣[7]。

心肺转流术的引入开创了二尖瓣置换术时代。1960 年，Braunwald 成功地利用聚氨酯心脏瓣膜更换了病变的二尖瓣[8]。1961 年，俄勒冈大学医学中心的 Starr 和 Edwards 首次报道了利用笼球型机械瓣成功进行二尖瓣置换术的案例[9]。尽管在当时使用 Starr-Edwards 笼球型机械瓣是置换术的"金标准"，但其高血栓栓塞倾向也促进了其他类型人工瓣膜的发展。其中，应用最成功的人工瓣膜是 Bjork-Shiley 倾斜型碟瓣和 St.Jude 双叶瓣[10, 11]。Hancock（美国，1970 年）和 Carpentier（巴黎，1965 年 9 月）开发出第一个商业用人造生物瓣膜[12, 13]。

四、二尖瓣狭窄的手术治疗

无论是经导管介入手术还是外科手术治疗，手术治疗的目的都是为了建立一个功能正常且不伴有梗阻的二尖瓣。手术治疗包括不使用心肺转流术的闭式手术（闭式二尖瓣切开术或闭式二尖瓣交界分离术），以及需要心肺转流术的心脏直视手术（直视二尖瓣交界切开术或二尖瓣置换术）。决定治疗干预类型最重要的因素包括二尖瓣形态、瓣膜钙化以及瓣膜下疾病的严重程度。

如果二尖瓣柔韧、无钙化、无明显瓣膜下病变，二尖瓣反流很少或没有，无左心房或左心耳血栓，则可进行 CMV 或 PTMC。当出现新发左心房血栓时，患者需接受 6～8 周的抗凝治疗，再重复进行超声心动图检查。如果没有左心房或左心耳血栓，则可进行 CMV 或 PTMC。

如果瓣膜严重畸形并伴有重度钙化或严重瓣膜下疾病，则应行心脏直视手术，如 OMC 或 MVR。如果存在明显的二尖瓣反流、无法溶解的左心房或左心耳血栓、器质性三尖瓣反流、严重的主动脉瓣疾病和冠状动脉疾病时，则不适合选用经导管介入手术或闭式外科手术。

（一）闭式二尖瓣瓣膜切开术

如上所述，对于孤立性、单纯性、非钙化性二尖瓣狭窄伴轻度或无瓣膜下病变，无任何心房血栓时，可采用 PTMC 或 CMV。随着技术的进步和经皮介入治疗的广泛应用，PTMC 治疗已经占据主导地位；但是当 PTMC 设备不可用或患者负担不起费用时，可选择 CMV 作为替代治疗。在许多低收入和发展中国家，由于并非每一位患者都有机会使用先进的介入治疗或外科手术设备，因此 CMV 仍然是一种重要的外科治疗方法。表 14-1 列出了目前 CMV 的手术指征。

表 14-1　目前闭式二尖瓣切开术的指征

SN	指　征
1	PTMC 设备不可用
2	PTMC 期间不能进行房间隔穿刺
3	PTMC 期间出现心脏穿孔和心脏压塞

（二）患者的评估和准备

术前评估包括胸部 X 线片和超声心动图检查。评估肺部状况时，胸部 X 线片检查是必不可少的。经胸超声心动图可用于评估疾病的严重程度和 CMV 的适用性。还需评估其他心脏瓣膜的状态。当存在心房颤动或左心耳血栓发生率很高时，应进行经食管超声心动图检查。应评估瓣膜下疾病、瓣叶增厚、二尖瓣反流的严重程度，以及二尖瓣钙化的类型和严重程度。对于年龄相关的适应证，需评估冠状动脉的情况。术前利用肺活量计优化肺功能，有助于防止术后肺塌陷，促进术后恢复。

（三）手术技术

闭式二尖瓣交界分离术（CMV）中，通过左胸后外侧第 5 肋间切口进胸。在胸部第 5 肋间乳腺下皱襞处作曲线切口进胸。向下外侧牵拉左肺。在膈神经前方约 1cm 处切开心包。在左心耳基底部应先用无损伤性血管钳，并在左心耳体部做一个 1.5cm 长的切口。如果发现血栓，要彻底清洗心包腔，以清除干净血凝块。切口周围作荷包缝合。在心包腔内，用海绵在心脏下方轻轻提起心尖。在心室尖部，用细荷包缝合线（5mm）来修复心室。医生将右食指经过荷包缝合通过左心耳探索二尖瓣，对二尖瓣进行评估。观察二尖瓣瓣口、瓣膜下装置，以及瓣叶的柔韧性、结节性和钙化程度。从左心室心尖切口处插入预选的 Tubb 扩张器，并用左心房中的手指引导其穿过二尖瓣瓣口（图 14-5）。打开扩张器，分离融合的连合处（图 14-6）。通过触诊或术中超声心动图来评估二尖瓣的开放情况。在确认二尖瓣充分分离后，缓慢退回食指和 Tubb 扩张器。切除心耳，缝合破口。闭合切开的心室。间断缝合心包。在胸腔内放置一根大口径引流管后，闭合胸腔。

（四）并发症

术中并发症，如左心耳和心室切开术部位出血并不常见，可以通过缝合来控制出血。在左心房中也许不会发现血栓栓塞。由于手术并非在密闭状态下进行，也可能发生空气栓塞，特别是当患者在出血后发生血容量降低时。在插入扩张器的过程中，可能会损伤心室壁或腱索结构。有时还会造成瓣叶撕裂。腱索损伤或瓣叶撕裂可引起急性二尖瓣反流。如果二尖瓣反流为重度，患者可能表现出低心排血量和肺水肿，需要紧急行二尖瓣置换术（MVR）。

（五）结果

John 及其同事报道了 3724 例闭式二尖瓣交界分离术（CMV）患者的早期和远期结果[14]，所有幸存者都表现出明显的症状改善。住院死亡率为 1.5%。在瓣膜切开术后，11 例（0.3%）患者出现重度二尖瓣反流，术后需即刻行瓣膜置换术。术前接受抗凝治疗组与未接受抗凝治疗组术后早期栓塞发生率分别为 0.4% 和 0.95%。在随访的第 5～15 年期间，再狭窄的发生率为每年每 1000 名患者有 4.2～11.4 例发病。对 130 例再狭窄患者重复行 CMV 治疗，死亡率为 6.7%。患者症状会持续改善，在 15 年后的长期存活患者中，其中 86% 的病例症状改善明显。6 年、12 年、18 年和 24 年的生存率分别为 95%、

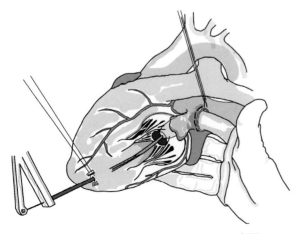

▲ 图 14-5 闭式二尖瓣瓣膜切开术示意图
从左心室心尖切口处插入扩张器，并引导其通过左心耳

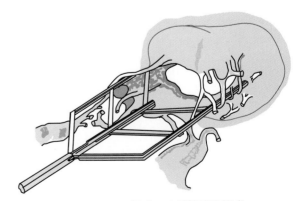

▲ 图 14-6 闭式二尖瓣瓣膜切开术
扩张器打开，分离开融合接合部

93.1%、89.5% 和 84.2%。其他研究人员也报道了类似的结果[15]。手术 36 年后，约 44% 的患者需要再次手术，主要病因是二尖瓣再狭窄。患者接受闭式二尖瓣交界分离术（CMV）16 年后无须再行手术的概率为 81.4%±1.3%，20 年后为 16.4%±2.1%，30 年后为 3.1%±1.2%，36 年后为 0%[15]。

（六）闭式二尖瓣切开术与经皮经静脉二尖瓣分离术

随着 PTMC 的广泛应用，PTMC 与 CMV 的比较仅具有历史意义。在早期阶段，一些研究人员[16-20]比较了 CMV 和 PTMC 术后即刻血流动力学指标和中期结果。大多数研究人员[16-18]发现在 CMV 和 PTMC 术后，患者的血流动力学指标没有任何显著差异。两组患者术后的左心房压、二尖瓣跨瓣压差和二尖瓣瓣口面积的相关数据具有可比性[16-18]。在术后严重 MR 的发生率方面也无差异。两组患者术后的再狭窄率、再干预率和长期生存率无显著性差异。然而，其他研究人员发现 PTMC 的治疗结果更好[19, 20]。Farhat 及其同事[19]报道 PTMC 术后二尖瓣瓣口面积 [从（0.9±0.16）～（2.2±0.4）cm^2] 要比 CMV 术后 [从（0.9±0.2）～（1.6±0.4）cm^2] 增加得多。PTMC 术后残余 MS（MVA 小于 1.5cm^2）的发病率为 0%，CMV 后则为 27%。随访 7 年后，PTMC 术后二尖瓣瓣口面积 [（1.8±0.4）cm^2] 大于 CMV 术后二尖瓣瓣口面积 [（1.3±0.3）cm^2；$P < 0.001$]。CMV 术后再狭窄率（MVA 小于 1.5cm^2）也较高。PTMC 后无须再干预的概率为 90%，CMV 术后为 50%。其他研究人员也报道了类似的结果[20]。

五、心脏直视手术：直视二尖瓣交界切开术和二尖瓣置换术

与闭式二尖瓣交界分离术（CMV）不同的是，在直视二尖瓣交界切开术（OMC）中，手术是在直视下通过心肺转流术和心脏停搏来完成的。由于在直视下进行手术，如果存在左房血栓，也不会造成栓塞风险。在 OMC 中，可以同时纠正二尖瓣反流和中度瓣膜下病变。还可以纠正同时存在的三尖瓣病变和其他需要在心肺转流术下治疗的心脏疾病。表 14-2 列出了显著二尖瓣狭窄患者的心脏直视手术适应证。如果二尖瓣柔韧、无钙化或伴有轻度钙化，主要表现为连合融合的话，则应行 OMC。如果瓣膜严重受损和钙化，则应采用合适的人工瓣膜进行二尖瓣置换术（MVR）。伴有严重瓣膜下疾病时也不能进行 OMC，应实施 MVR。

表 14-2　严重二尖瓣狭窄的心脏直视手术适应证

SN	适应证
1	即使在充分抗凝治疗后，左心房或左心耳中仍存在血栓时
2	严重瓣膜下疾病
3	二尖瓣钙化
4	重度二尖瓣反流（> 2+）
5	闭式或球囊二尖瓣成形术（BMV）失败或术后出现二尖瓣再狭窄
6	严重主动脉瓣疾病、器质性三尖瓣反流、冠状动脉疾病或房间隔缺损需要行心脏外科手术

（一）心脏手术入路

图14-7显示了治疗二尖瓣狭窄的多种手术入路。最常见的入路是经胸骨正中切口手术（图14-7A）。其他微创切口正变得日益流行，如胸骨上段切口（图14-7B）、胸骨下段切口（图14-7C）和右胸前外侧切口。较小的切口有助于术后快速恢复和缩短住院时间。

（二）二尖瓣手术入路

图14-8A显示了治疗二尖瓣狭窄的多种手术入路。最常见的入路是经右肺静脉与左心房交界处前方的室间沟（Waterston沟）手术（图14-8B）。另外，如果需同时行三尖瓣手术或者左心房很小，则可以通过经房间隔入路（图14-8C）、双心房入路（图14-8D）或延长经房间隔入路（图14-8E）接近二尖瓣。上述替代方法也可用于再次手术之中。

（三）心肺转流术和心脏骤停

心脏直视手术的必要前提是保证手术视野中无出血且不能移动。因此，在心脏直视手术中，应让心脏停止跳动，并将血液排出心脏。为完成这一目标，将机体大血管与心肺机连接以应用心肺转流术

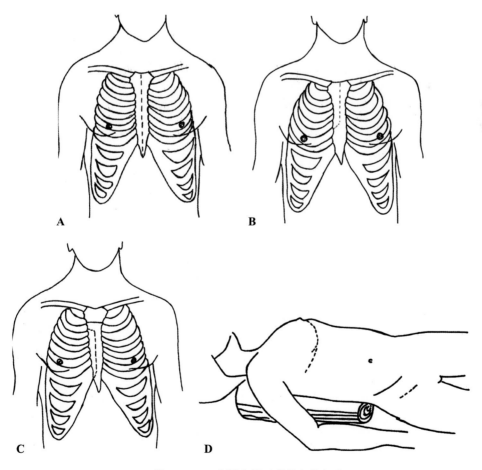

▲ 图14-7 二尖瓣直视手术的各种入路
A. 经胸骨正中切口；B. 胸骨上段切口；C. 胸骨下段切口；D. 右胸前外侧切口

（CPB）技术，暂时替代心肺功能。心肺机的基本部件包括带整体式热交换设备（用于温度调节）的氧合器（用于气体交换）和用于全身灌注、心脏停搏泵血和手术视野抽吸的血泵（图 14-9）。其他部件包括一个或多个静脉套管、静脉回收贮血器、动脉管路血液过滤器和动脉套管。通过在心脏静脉侧（右心房、上腔静脉、下腔静脉、股静脉、颈内静脉）插入的导管，将患者的肝素化血液排到静脉回收贮血器中。静脉血通过氧合器进行气体交换，氧合器用于替代肺脏功能进行血液氧合并排出二氧化碳。血泵将氧合血液通过动脉插管（主动脉或其他一条大动脉）输送回血液循环。应用心脏停搏液（特别是配制高钾溶液）经冠状动脉循环灌注心脏，以抑制心脏的电、机械活动。此外，在心脏直视手术中，还需利用血液吸引器从心脏开放的腔室和外科视野中吸出血液。现代开发出的 CPB（心肺转流术）还具有调节液体流速、气体交换、灌注液温度、红细胞压积、水和电解质含量、胶体渗透压和 PH 的作用。

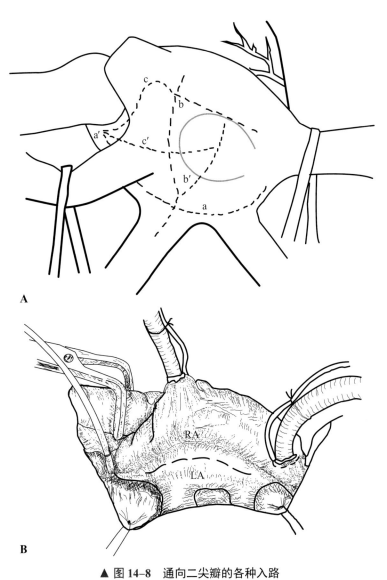

A

B

▲ 图 14-8　通向二尖瓣的各种入路

A. 暴露二尖瓣的切口（a—a′：穿过房间沟；b—b′：双心房；c：延长经房间隔；c′：经房间隔）；B. 经房间沟入路。
RA. 右心房游离壁；LA. 左心房游离壁

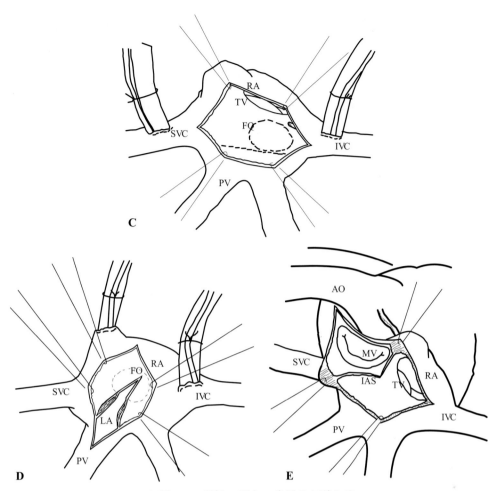

C

D

E

▲ 图 14-8（续） 通向二尖瓣的各种入路

C. 经房间隔入路；D. 双心房入路；E. 扩大经间隔入路。AO. 主动脉；FO. 卵窝孔；IAS. 房间隔；IVC. 下腔静脉；MV. 二尖瓣；PV. 肺静脉；RA. 右心房游离壁；SVC. 上腔静脉；TV. 三尖瓣

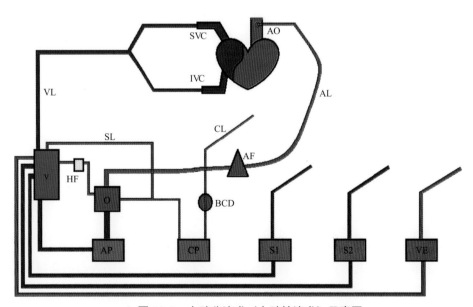

▲ 图 14-9 心肺分流术（心肺转流术）示意图

AO. 主动脉；AL. 动脉导管；VL. 静脉导管；CL. 心脏停搏液导管；SL. 分流管；V. 静脉回收贮血器；O. 氧合器；AF. 动脉滤器；HF. 血液滤器；BCD. 心脏停搏液灌注器；AP. 动脉泵；CP. 心脏停搏液泵；S1. 吸管 1；S2. 吸管 2；VE. 通气孔

六、直视二尖瓣交界分离术

心肺转流术开始后，灌注心脏停搏液使心脏达到电机械停搏状态。打开左心房，暴露二尖瓣，检查是否有血栓。左心耳（LAA）会在左心房前部向右前突出，并进行检查。查看左心耳（LAA）处有无血栓形成，一旦发现血栓，必须清除。检查二尖瓣的状态，从其中一个连合处开始分离术。将两个较钝的长柄拉钩放在每一个瓣叶下面的连合两侧，轻轻地进行牵引（图 14-10A）。显示出连合处并进行适当扩张连合区域。用 11 号手术刀锐性分隔粘连连合（交界）（图 14-10B 和 C）。随后，用刀或剪刀分离融合的腱索，并在适当时将切口向下延伸至乳头肌中心（图 14-10D）。在另一个融合的连合处重复相同操作。在融合连合和瓣膜下结构释放后，剥离出两个瓣叶心房表面的纤维层（图 14-10E）。从而恢复了二尖瓣叶的柔韧性。去除瓣叶上的钙化灶。手术完成后，再行二尖瓣环成形术。最后，对二尖瓣打开程度和性能进行评估。用冲洗球直接通过二尖瓣向左心室注入生理盐水来评估二尖瓣的功能。如果结果令人满意，关闭左心房，排出心脏内气体，停止心肺转流术。术中经食管超声心动图（TEE）再次评估二尖瓣功能。

（一）并发症

术后早期二尖瓣反流可能是由于技术实施失败所致。如果连合切开术中切口延伸到二尖瓣环处，导致二尖瓣前叶摆动，则可能引发二尖瓣反流。可以通过连合折叠术和后叶瓣环成形术治疗。从长期来看，风湿性心脏病的发展会导致二尖瓣再狭窄。

（二）结果

在一组选定的患者中，OMC 可以获得良好的早期和长期结果。OMC 术后，患者的血流动力学指标得到了很好的改善[21-23]。手术死亡率为 0%～2%，死亡通常见于晚期手术失败的患者。一项研究对 187 例患者进行分析，结果显示，暂未发现与 OMC 相关的死亡率[21]。早期二尖瓣关闭不全导致严重二尖瓣反流的发生率为 1%～3%，可以归因于技术应用失误。晚期二尖瓣关闭不全（严重反流或再狭窄）发生率为 2%～5%[21, 22]。然而，以后再狭窄的发生率会急剧增加。根据以往的经验，术后 10 年二尖瓣关闭不全的精算自由度为 87% ± 3.5%。Antunes 及其同事报道了术后 9 年的精算生存率为 96%、98% 的患者免于再次手术，92% 的患者未出现瓣膜相关并发症[22]。与此相反，其他一些研究人员则发现了更高的 OMC 术后再手术率[23]。

（三）直视二尖瓣交界切开术与二尖瓣置换术

虽然二尖瓣置换术（MVR）是一种简单、可重复、效果更持久的治疗二尖瓣狭窄的方法，但直视二尖瓣交界切开术（OMC）还是具有一些独特优势。并非所有二尖瓣狭窄患者都适合接受直视二尖瓣交界切开术（OMC）。根据以往的经验，术后只能保留 25% 的瓣膜，其余瓣膜必须更换[21]。术前观察瓣膜形态，以及慎重选择手术患者均是术后获得更好长期结果的关键。手术预后取决于外科医生的技能水平。由于 OMC 术后患者有较高的长期生存率，且不伴有血栓栓塞、抗凝相关出血和其他瓣膜相关

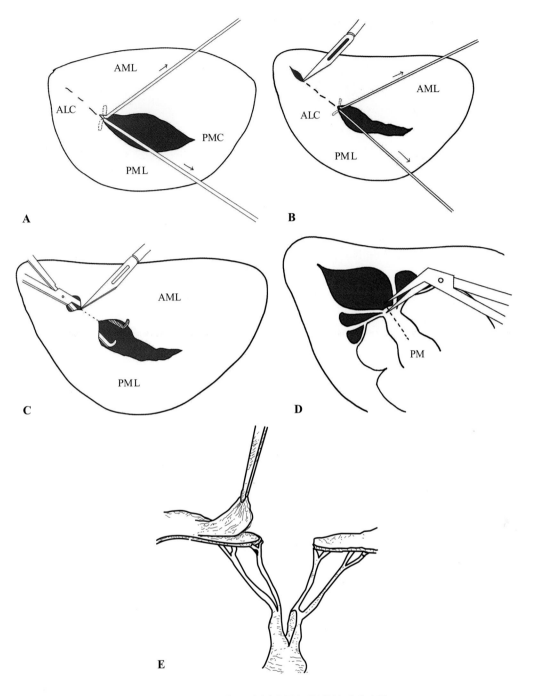

▲ 图 14–10 直视二尖瓣交界切开术的手术步骤

A. 对连合两侧进行牵引；B. 在融合的连合处作一个刺伤创口；C. 分隔粘连连合（交界）部；D. 纵向切开增厚的乳头肌和腱索；E. 瓣膜尖部变薄。ALC. 前外侧连合；AML. 二尖瓣前叶；PMC. 后外侧连合；PM. 乳头肌；PML. 二尖瓣后叶

并发症，因此只要具有适应证并且有能力实施 OMC 时，年轻患者就应进行 OMC。此外，OMC 的其他重要特征包括抗凝治疗和监测费用较高，特别是对于生活在发展中国家农村和偏远地区的患者来说，成本效益较低。Glower 及其同事比较了 OMC 和二尖瓣置换术（在保留或不保留腱索的情况下）的手术结果[23]。OMC 的手术生存率更高，但后期再次手术率要高得多。OMC 组抗凝相关并发症和血栓栓塞的发生率也较低。Cotrufo 及其同事[24]还报道说，OMC 和 MVR 术后 10 年生存率分别为 98% 和

93%，MVR 的更低，造成这一现象的原因包括血栓栓塞、抗凝相关并发症，以及人工瓣膜相关并发症（在 MVR 中超过人工瓣膜的耐用时间）。

七、二尖瓣置换术

如果瓣膜毁损和钙化严重，则应选择合适的瓣膜假体进行二尖瓣置换术（MVR）。伴有严重瓣膜下疾病（SVD）且不适合进行 OMC 的患者，也应选择二尖瓣置换术（MVR）。MVR 需在心肺转流术和心脏停搏技术的支持下进行。切除二尖瓣，并采用间断或连续缝合方法，将瓣膜假体缝合到最终位置上。根据实验观察和临床结果发现，部分或全部保留二尖瓣下结构可降低手术死亡率，改善术后心室功能，获得更好的短期和远期生存率[25-27]。

（一）手术技巧

二尖瓣置换术（MVR）需在心肺转流术和心脏停搏技术的支持下进行。最常用的手术方法是正中胸骨切开术，但也可以使用图 14-7 所示的其他方法。可采用标准主动脉插管和双腔插管技术，解剖房间沟，夹持升主动脉，并将心脏停搏液向主动脉根部灌注，使心脏达到电机械停搏状态。沿着和平行于房间沟行左心房切开术。检查左心房和左心耳是否存在血栓。如果存在血栓，则需清除。将瓣膜钩锚定到瓣膜口处，并牵拉二尖瓣前叶。使用 11 号锋利的刀片，在距离二尖瓣前叶瓣环 2mm 的"12 点钟"位置处作一水平切口（图 14-11A）。在两侧连合处作切口，留下一条约 2mm 宽的薄瓣膜组织（图 14-11B）。将分离的二尖瓣前叶切成相等的两半（图 14-11C）。切除过多的瓣膜尖部组织和增厚的腱索，形成较小的瓣膜尖点组织和健康的长腱索。创建两个腱索，分别缝合到各自的前外侧和后内侧连合部上（图 14-11D）。二尖瓣后叶在中心分裂增厚，切除尖部组织。与乳头肌附着处横切多余的腱索，特别是增厚、纤维化或钙化的腱索。采用心脏瓣膜测瓣器确定二尖瓣环尺寸。选择适当的人工瓣膜并在二尖瓣环处缝合（图 14-11E 和 F）。缝合完成后，对人工瓣膜进行性能评估。关闭左心房，排出心脏内气体。取消主动脉阻断，恢复心脏血流。一旦心脏恢复了正常的功能，就停止心肺转流术。

（二）术中并发症

手术技术不好是造成术中并发症的主要原因。如果人工瓣膜不能正确打开或关闭，则会造成故障。完全保存腱索时使得故障更容易出现。如果二尖瓣环钙化严重，也可能发生瓣周漏。心室壁损伤可导致危及生命的出血。深部缝合可损伤邻近结构，如主动脉瓣、左冠状动脉回旋支、冠状静脉窦和房室传导系统。

（三）结果

MVR 手术的死亡率为 2%～8%。胸外科学会成人心脏外科数据库报道，仅进行 MVR 患者的死亡率为 5.7%[28]。老年人（65 岁以上）、左心室功能不全、巨大左心房、心房颤动、急诊手术、肾功能

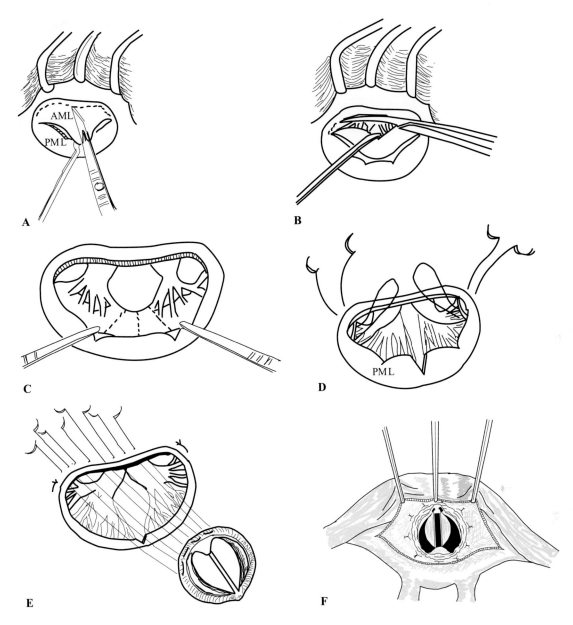

▲ 图 14-11　二尖瓣置换术的步骤

A. 在二尖瓣前叶瓣环附近作一切口；B. 二尖瓣前叶的切口向连合处延伸；C. 将分离的二尖瓣前叶分离成两半，切除增厚的瓣膜尖部；D. 将附有腱索的瓣膜尖部缝合到二尖瓣环上；E. 采用间断缝合术将人工瓣膜缝合到二尖瓣环上；F. 二尖瓣置换术完成图。AML. 二尖瓣前叶；PML. 二尖瓣后叶

不全、相关的三尖瓣疾病和较高的 NYHA 等级，均是导致手术死亡率升高和长期生存率降低的原因。MVR 后的 10 年精算生存率在 50%～60%。最近的研究发现，根据 Kaplan-Meier 方法计算，接受二尖瓣置换术的患者 1 年、5 年和 10 年生存率分别约为 82.6%、64.7% 和 37.2%[29]。

八、二尖瓣置换术的远期并发症

虽然使用合适的人工瓣膜替换病变的二尖瓣可以立即缓解症状并改善患者的一般状况，但人工瓣膜也会造成一些外源性问题。本文简要介绍了人工瓣膜相关的一些重要问题。

（一）抗凝相关出血

早期机械瓣膜和支架生物瓣膜需要抗凝治疗才能正常发挥功能。抗凝治疗偶尔会导致内出血或外出血，从而导致患者死亡、脑卒中、再次手术和住院。患者的大出血风险为每年 1%～2%，在使用机械瓣膜患者中的风险更高[30, 31]。老年患者的出血风险更高。

（二）瓣膜血栓形成

机械瓣膜导致的血栓形成可能是急性心力衰竭、肺水肿或心源性休克急性发作时发生的灾难性事件。急性瓣膜血栓形成需要紧急溶栓治疗或急诊手术，但死亡率仍然很高。梗阻性瓣膜血栓形成的发生率为 0.3%～1.3%[30, 32]。

（三）血栓栓塞

所有的人工瓣膜都容易导致血栓形成，随后可导致血栓栓塞，并会引发脑卒中或其他器官功能丧失。发病率为 0.6%～2.3%[30, 33, 34]。血栓栓塞的危险因素包括机械瓣膜的使用、左心室功能不全、心脏肥大、心房颤动、高血压和吸烟。

（四）瓣膜毁损

在使用机械假体时，瓣膜毁损极少出现。然而，所有的生物瓣膜都容易造成瓣膜毁损并导致最终的失败。瓣膜毁损的危险因素包括植入时的年龄较小、使用老一代生物假体、肾功能不全、甲状旁腺功能亢进、高血压和左心室功能不全[30, 33, 35-37]。生物瓣膜毁损常见于植入后 7～8 年时。使用传统支架生物瓣膜，10 年后不发生瓣膜失效的概率为 70%～90%，15 年后的概率为 50%～80%。置入生物瓣膜后发生瓣膜毁损的概率与植入时患者的年龄密切相关。老年患者（70 岁以上）中，10 岁接受置换的患者中，生物假体瓣膜失效的发生率小于 10%，而 40 岁以下接受置换的话，生物假体瓣膜失效的发生率为 20%～30%[35-37]。

（五）人工瓣膜心内膜炎

人工瓣膜心内膜炎（PVE）是瓣膜置换术后最严重的并发症，死亡率为 30%～50%[30, 38]。PVE 的发生率为 0.3%～1%，5 年累积发病率为 3%，每年累积发病率为 5%[39]。患者发生 PVE 的风险终身存在。然而，在瓣膜植入术后的前 3 个月，患者发生感染的风险最高。之后会逐渐下降，术后 12 个月达到一个恒定的低水平[40, 41]。多数大型研究发现，无论使用机械瓣膜还是生物瓣膜，人工瓣膜心内膜炎（PVE）的发生率较为相似[42, 43]。然而，在植入后的前 3 个月内，使用机械瓣膜的患者似乎比使用生物瓣膜患者发生感染的风险更高[44]。

（六）瓣周漏

中度或重度瓣周漏很少见（1%～2%）。在术后早期，主要是由于技术故障和缝线裂开所致。在术后后期，可能与手术技术有关，但最常见的原因还是心内膜炎。

（七）溶血

机械瓣膜患者中有很大比例（50%～95%）会发生一定程度的血管内溶血[30]。然而，溶血引起的贫血很少发生，除非出现人工瓣膜反流。

（八）人工心脏瓣膜—患者不匹配

当假体功能正常、但相对于患者的心排血量要求太小时，就会出现人工心脏瓣膜—患者不匹配（PPM）[45]，也会导致术后跨瓣膜压力梯度异常升高。PPM 的定义和分级通常根据瓣膜有效开口面积或体表面积之比（EOA 指数）进行判断[34, 46, 47]。2%～10% 的患者会出现严重的 PPM，与症状和功能分级改善较少、运动能力受损，以及短期和长期死亡率较高有关[34, 48]。

（九）再次手术

所有的生物瓣膜都容易导致瓣膜毁损并导致最终的失败。瓣膜毁损的主要决定因素包括植入年龄和瓣膜假体类型。早期未经历抗钙化处理的生物瓣膜退化速度更快。应用机械瓣膜也有再次手术的风险，文献报道应用机械瓣膜后再次手术的风险为每年 0.3%～1.2%[31, 49]。与生物瓣膜相比，机械瓣膜再次手术的风险常较高。大多数应用机械瓣膜的患者会因血栓形成而需要再次进行紧急手术，死亡率为20%～24%[50, 51]。

九、心脏瓣膜替代物

在 20 世纪 50 年代，Harken 提出了人工瓣膜"十诫"[52]（表 14-3）。理想的人工瓣膜应该具有一些特性，包括具有惰性，耐用，不会诱导血栓形成，不会构成梗阻，功能正常，无造影，易于植入，容易获得，不需要抗凝，并且不会影响血液成分。此外，瓣膜还应该具有自我修复和生长的潜力。有许多人工瓣膜可供选择，但没有一种瓣膜符合上述所有标准。目前，机械瓣膜和支架异种瓣膜（生物瓣膜）是二尖瓣置换术中最常用的瓣膜假体。表 14-4 总结了机械瓣膜和支架生物瓣膜的优缺点和适用性。

表 14-3　**Harken 提出的人工瓣膜"十诫"**

SN	诫　条	SN	诫　条
1	不会构成梗阻	6	具有持久的物理和几何特征
2	具有惰性，不会影响血液成分	7	必须植入生理部位上（一般为正常解剖部位）
3	对生理性血流没有任何阻碍作用	8	能够永久固定在正常的解剖位置上
4	可以迅速关闭（小于 0.05 秒）	9	不得打扰患者
5	在心动周期的适当阶段，必须保持关闭	10	必须在技术上切实可行

表 14-4 用于置换二尖瓣的假体瓣膜

假体瓣膜的分类	优 点	缺 点	适合植入	不适合植入
机械瓣膜	持久性, 有功能, 容易获得, 易于植入, 很少需要再次手术	需要使用抗凝血药, 血栓栓塞, 瓣膜血栓形成, 严重的功能不全, 如果感染难以治疗, 瓣膜造影大, 体积较小不可用, 使得其他手术操作更加困难, 在某些瓣膜的 PI 值很低	可以应用抗凝治疗, 具有良好预期寿命的年轻患者	禁忌或不适合抗凝治疗, 有出血风险, 从事危险职业的患者, 潜在的不合规情况, 在偏远地区, 预期寿命较短的患者, 计划怀孕的患者, 活动性心内膜炎患者
生物瓣膜	功能正常, 容易获得, 易于植入, 无须长期抗凝治疗, 无重大故障	退行性病变, 再次手术, PI 值高, 旧瓣膜 PI 值低, 无法提供更小尺寸的瓣膜	禁忌或不适合进行抗凝治疗, 有出血风险, 从事危险职业的患者, 潜在不合规情况下, 在偏远地区, 计划怀孕的患者, 预期寿命较短的患者或老年人, 有共病的情况下	儿童、预期寿命好的年轻患者、钙代谢高的患者 (肾衰竭、甲状旁腺功能亢进)

(一)机械瓣膜

机械瓣膜是最常用的人工瓣膜 (图 14-12)。机械瓣膜的优点是易于使用且耐用。然而,置换机械瓣膜的患者术后需终身服用抗凝血药。因此,具有诱发抗凝并发症的风险。除此之外,血栓栓塞发作和心内膜炎的发病率也会增加。表 14-5 列出了常用的机械瓣膜。

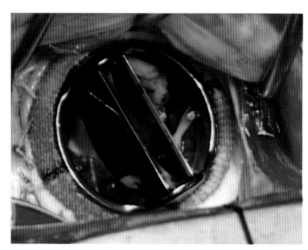

▲ 图 14-12 手术中视图
二尖瓣位置上为双叶人工机械瓣膜

表 14-5 常用机械瓣膜

类 型	常用瓣膜	说 明
笼球瓣膜	Starr-Edwards 笼球型机械瓣	不再可用。大量患者随访中
倾斜盘状机械瓣膜或单叶瓣膜	Medtronic-Hall 瓣膜, Omnicarbon 瓣膜, TTK Chitra 瓣膜	血流动力学功能不如双叶瓣膜。瓣膜血栓形成的结果更为灾难性
双叶瓣膜	St.Jude Medical 瓣膜、Medtronic ATS 瓣膜、On-X 瓣膜、Carbomedics (Sorin) 瓣膜	全球最常用的瓣膜

（二）支架生物瓣膜

有支架生物瓣膜（或支架异种瓣膜；图 14-13）是将猪的主动脉瓣或牛心包片缝制、固定在人工支架上，使其保持心脏瓣膜的形状。生物瓣膜的优点是在置换 3～6 个月后，患者不需再接受抗凝治疗。然而，根据植入时的年龄，生物瓣膜在 5～7 年后开始退化，瓣膜的平均寿命是 10～12 年。根据患者的年龄，有时需要再次手术。表 14-6 列出了常用的生物瓣膜。

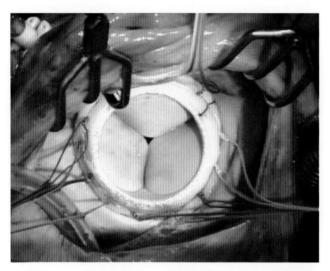

▲ 图 14-13　手术中视图。二尖瓣位置上为牛心包生物瓣膜

表 14-6　常用二尖瓣支架生物瓣膜

类　型	常用瓣膜	说　明
牛心包瓣膜	Edwards Perimount Magna 瓣膜，Carbomedics Mitraflow 瓣膜	抗钙化治疗延缓瓣膜的退行性病变
猪主动脉瓣膜	St. Jude Epic Medtronic Hancock 瓣膜，Medtronic Mosaic 瓣膜，Carpentier Edward Porcine 瓣膜，St. Jude Biocor 瓣膜	经过抗钙化的 St. Jude Epic 瓣膜和 Medtronic Mosaic 瓣膜

十、人工心脏瓣膜的选择

机械瓣膜引发的死亡以及并发症的发病情况常与抗凝治疗有关。另一方面，对于置换生物瓣膜的患者来说，如果存活的时间足够长，也会有再次手术的强制性风险。瓣膜假体的选择应基于患者的意愿（知情同意权）、预期寿命、华法林治疗的适应证和禁忌证、并发症、社会经济和教育背景、患者职业、瓣膜的可用性、成本、抗凝监测等因素，还需检测瓣膜功能和其他瓣膜相关并发症，以及再次手术的可能性。在各种指南中建议的瓣膜置换截止年龄[53, 54]是以西方人口的平均预期寿命为基础而做出的，在平均预期寿命要低得多的印度可能不适用。预期寿命不应仅仅取决于患者的年龄，还应考虑所

有生物因素和社会经济因素。如果患者的预期寿命低于生物瓣膜的平均寿命，就应该选择生物瓣膜。如果患者的预期寿命因心脏病（表14-7）或其他并发症而缩短，则应首选生物瓣膜。同样，如果不可能进行可靠的抗凝治疗（表14-8），则应考虑使用生物瓣膜。

表14-7 因心脏因素而预期寿命缩短的患者适用生物瓣膜

SN	心脏因素	SN	心脏因素
1	左心室功能不全	5	心脏肥大
2	严重肺动脉高压	6	高级功能分级
3	三尖瓣受累	7	冠状动脉疾病
4	心房颤动	8	主动脉瓣位置上存在机械瓣膜

表14-8 因社会经济因素增加抗凝难度的患者适用生物瓣膜

SN	社会经济因素	SN	社会经济因素
1	农村地区、欠发达地区、医疗服务卫生资源不足、缺乏监测能力	5	缺乏教育
2	女性	6	不可采用抗凝治疗
3	无收入家庭成员	7	精神疾病
4	社会经济状况较差		

人工心脏瓣膜的选择应是一个多方共同决策的过程，需考虑到患者的价值观和偏好，医生要充分讲解抗凝治疗的适应证和风险，以及再次手术的潜在需要和风险[54]。机械瓣膜在以下情况中更为适用：①患者了解后要求使用机械瓣膜，且无长期抗凝禁忌证；②患者已在接受抗凝治疗（机械瓣膜位于另一位置或血栓栓塞风险较高）；③患者存在生物瓣膜结构加速恶化的风险（年轻、甲状旁腺功能亢进、肾功能不全）；④预期寿命较长的患者。另外，在以下情况应首选生物瓣膜：①患者了解后要求使用生物瓣膜；②无法应用高质量的抗凝治疗（禁忌证或发病风险、依从性问题、生活方式）；③患者预期寿命有限；④有反复流产史，或想要怀孕的育龄妇女。

除上述因素外，某些病因或形态学因素也可以决定瓣膜假体的选择。对于左心室较小的老年患者来说，不太能接受一个带有高强度支架的生物瓣膜，则最好选择机械瓣膜。

声明

感谢印度新德里医学科学研究所（CTVS）系副教授 Palleti Rajashekar 博士为本章贡献的多组数据。

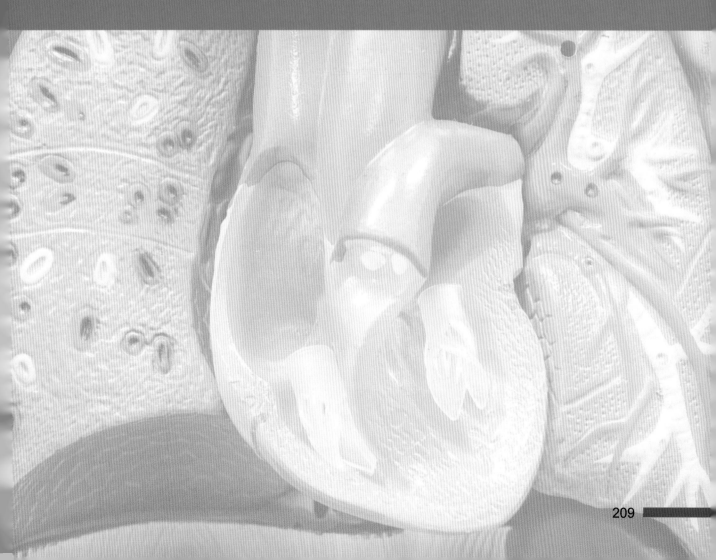

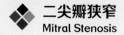
第四篇

特殊情况

Special situations

第 15 章　青少年二尖瓣狭窄
Juvenile mitral stenosis

Arima Nigam　　Ravi S. Math　著

一、概述

印度专家 Sujoy B Roy 提出了"青少年二尖瓣狭窄"一词，该词主要针对在 20 岁之前患有严重二尖瓣狭窄（MS）的患者[1]。Roy 等所出版的刊物具有里程碑意义，该书有以下观点。

① 风湿性二尖瓣狭窄将在 20 年内高发于印度。

② 危重症二尖瓣狭窄患者年龄普遍在 20 岁以下。

③ 严重的二尖瓣狭窄可以导致充血性心力衰竭（CHF），但不伴有活动性心肌炎。因此，对于印度的儿童及青少年而言，CHF 的临床表现不应默认为与活动性风湿热和心肌炎相同[1]。

在非洲和南亚的一些发展中国家，严重的二尖瓣狭窄发病年龄较轻[1-5]。一般来说，在发展中国家，25% 的二尖瓣狭窄患者年龄小于 20 岁，而 10% 的患者年龄则小于 10 岁[1, 2]。

文献中涉及青少年 MS 的流行病学、临床特征、血流动力学，以及病理学的有效数据，均来源于之前的超声心动图。而近年来有关 MS 的预防，文献中并未增加更多内容。

二、二尖瓣狭窄年轻化的原因

"青少年二尖瓣狭窄"这一术语应归于风湿性二尖瓣狭窄，这是因为在 Roy 等[1] 提出这一术语时认为，风湿病是所有二尖瓣狭窄的主要病因。以超声心动图为代表的现代诊断技术显示，先天性二尖瓣狭窄、癌症、系统性红斑狼疮、类风湿性关节炎、赫勒综合征、法布瑞氏症、惠普尔病，以及服用二甲麦角新碱等几乎不会导致青少年 MS。只要有以下证据，便可以确切地认为风湿病是二尖瓣狭窄的主要病因：

① 临床上有风湿热发病史。

② 有风湿病因（Aschoff 结节）的病理证据。

③ 良好的超声心动图检查，排除典型的先天性形态（即降落伞式二尖瓣或双孔二尖瓣）。

由于青少年的其他病因罕见，所以几乎所有的青少年二尖瓣狭窄都是风湿病导致，如果超声心动图排除先天性病因的情况下，即使没有风湿热发病史或病理证据，依旧可以判定风湿病是 MS 的主要病因。

某些超声心动图的特征提示风湿病为致病原因。二尖瓣小叶具有柔韧性，小叶尖端活动受限，导致胸骨旁长轴视野下二尖瓣前叶在舒张期出现隆起和"曲棍球棒"状外观。在胸骨旁短轴切面中，由于连接处融合，形成"鱼嘴"外观的二尖瓣形态。瓣膜下增厚和融合可能存在也可能不存在。能够有效识别两个乳头肌的位置。

三、风湿热导致青少年二尖瓣狭窄的证据

Roy 等[1]观察了 108 位患者，其中只有 71 例（66%）患者有风湿热发病史。Cherian 等调查显示[6]，仅有 53% 的患者存在风湿热发病史。ATS Paul[7]在匈牙利的讲座中提到，只有 55% 的患者存在风湿热发病史，而 59% 没有风湿热发病史的 MS 患者，在耳郭活检中存在典型的 Aschoff 结节。50% 有风湿热病史的患者耳郭活检呈阴性。因此，有病例存在既没有风湿热病史，耳郭活检也呈阴性。在 Paul 的病例中，有 16% 的患者发病原因不明。重要的是，在这些病例中，风湿热发病数量的增加并没有影响二尖瓣狭窄的发病率。

四、亚临床性心脏病

风湿热是一种临床诊断，诊断借助于修订版琼斯标准。心肌炎是其中的一个判断标准，即使没有出现临床心肌炎的情况下，存在其他主要或次要标准也可以诊断风湿热。风湿热可能存在于没有临床心脏病（心力衰竭、新发心脏杂音、心包摩擦等）的情况下。亚临床性心肌炎是指风湿病患者的心肌炎仅通过超声心动图诊断，但没有心肌炎的临床证据。亚临床心肌炎患者的临床表现与心肌炎患者类似。由于所有的风湿热患者（伴或不伴有心肌炎）都需要青霉素药物进行预防，其中亚临床性心肌炎的治疗意义在于青霉素药物的作用时间能持续多久[8-10]。

五、成人和青少年二尖瓣狭窄的差异

（一）风湿热和二尖瓣狭窄发病的时间间隔

发达国家的文献中指出，人们普遍认为，从心肌炎初始发作，到明确诊断二尖瓣狭窄需要经过几年时间。Paul Wood[11]指出，风湿热和严重二尖瓣狭窄之间的时间间隔一般为 19 年。Bland 和 Jones[12]在他们对急性风湿热儿童的 20 年随访研究结尾中表明，近 66% 的 MS 患者 10 年中没有表现出心肌炎的症状。因此，这些发达国家的病例实际上排除了年轻群体患严重 MS 的可能性。但是青少年二尖瓣狭窄的特征之一是风湿病症状出现与严重二尖瓣狭窄发生之间的时间间隔很短，这一点难以解释。Roy 等[1]对德里（印度首都）的患者进行了研究，结果发现，70% 具有风湿热病史的患者，第一次心肌炎发作都在 5 年内。一项对孟买（印度的一个城市）的患者进行的研究结果显示[13]，绝大多数风湿热患者第一次发作不足 3 年。

根据超声心动图的纵向研究，西方学者推断，瓣膜面积缩小速度达到每年 $0.09cm^2$ [14, 15]。相反，发展中国家的研究记录表明，MS 病情进展快速，严重者会导致青少年时期残疾，需要进行治疗 [2, 16, 17]。发展中国家缺少青霉素、人口密集、社会经济条件差，风湿热反复发作导致 MS 病情急速进展。

（二）二尖瓣狭窄为独立病变或单纯二尖瓣狭窄

Roy 等[1] 提出了青少年 MS 这一术语，根据他们的描述，青少年 MS 指的是患有单纯性 MS 或者严重 MS 的 20 岁以下的患者。研究不涉及患有严重二尖瓣反流（MR）和相关主动脉瓣疾病的二尖瓣患者。Vaishnava 等[18] 针对 133 名患者的报道中指出，青少年 MS 的患病率（不伴随 MR）为 26%。然而西方学者 Bland 等[19] 发现，只有 1.7% 的患者患有单纯性 MS，而 49% 的患者共患有 MS 和 MR。

（三）性别比

男性患者的患病率高于女性，其比例为 1.6∶1 [18]。ATS Paul [7] 在 Hunterian 演讲中指出，青少年 MS 患者男性与女性的比例为 1∶1。而成人 MS 中，女性患者更多，比例为 3∶1 或 4∶1 [11]。成人 MS 和青少年 MS 之间比例差异的形成原因尚不明确。Paul 认为尽管男女患风湿热的概率相同，但性激素对青春期后期女性影响很大。

六、青少年二尖瓣狭窄的病理学发现

（一）肺活检

肺活检的突出特点是：①肺小动脉、小动脉和小静脉内侧明显肥大和内膜增厚；②肺泡毛细血管硬化；③远端呼吸道平滑肌肥厚。Davidson 于 1905 年拍摄了一张照片，照片显示的就是所谓的"二尖瓣狭窄伴肺部肌肉纤维化" [1]。Paul Wood [11] 指出，二尖瓣狭窄的肺动脉高压的主要原因是肌肉痉挛。ATS Paul [7] 指出，肺部活检显示高血压出现的可能性仅有 10%（尽管研究发现临床上和手术时高血压发病率约为 70%），由于肺小动脉的改变仍然是可逆的，因此手术疗效显著。青少年手术过程中，微小孔出现的概率很高。

（二）左心房大小

Chadha 及其同事[20] 指出，在手术时超过 50% 的患者的 LA 和 LAA 尺寸不太理想，其中 8% 的病例带有肺部结节。在手术过程中，青少年更容易发生肺部结节撕裂。青少年左心房体积小，会使疾病快速发展。左心房扩张时间不足，背压的冲击落在肺血管上。

（三）瓣膜形态

Paul 指出，在手术过程中遇到过 6 种瓣膜形态 [7]。其中 4 种类型存在于成人患者中，但另外两种形态即弹性瓣膜和硬化瓣膜，只存在于青少年患者中。

1. 弹性瓣膜形态类似于印度橡胶

Paul 发现，这两种瓣膜形态偶尔会出现在早期成人病变中，也可能是由于早期疾病影响。

2. 密集型软骨硬化样瓣膜是儿童病例特有的表现

25% 的患者中存在瓣膜呈密集型软骨硬化，似孔状，纤维组织密集硬化，质地似软骨。即使在心室扩张状态下，这种瓣膜断裂与手指骨折和一般骨折一样。瓣膜断裂时类似于爆炸。而 700 名成人患者中均不存在这种密集型软骨硬化瓣膜。

七、症状

常见的临床表现为严重呼吸困难、充血性心力衰竭、心绞痛和咯血。冠状动脉粥样硬化一般不会导致青少年 MS 患者产生心绞痛的症状。由于青少年患者肺动脉高压的发病率较高，Wood 对心绞痛的看法是有据可循的[11]。Wood 认为，严重肺血管梗阻的 MS 患者由于心排血量限制而导致冠状动脉血流严重受损，导致心绞痛产生。血栓栓塞很罕见（1%）。咯血发生率为 10%。罕见心房颤动。原因可能是青少年 MS 患者左心房体积较小，尚未达到持续性心房颤动的发生阈值。

因此，青少年 MS 患者的症状一般是呼吸过速、呼吸困难及发育迟缓（表 15-1）。

表 15-1　不同症状的发生率[7]

症　状	Roy[1], N=108	Shrivastava 等[2], N=125（< 12 年）	Wood[11], N=300（成人）	Paul, N=100 （< 16 岁）	Cherian[6], N=126	Bhayana[21], N=140
呼吸困难（中度 - 严重）	78%	73.6%	80%	67%	75%	100%
PND	16%	24%	35%	8%	NA	20.7%
咯血	27%	16%	44%～50%	10%	18%	25%
胸痛 / 心绞痛	12%	9%	12%	16%	22%（1% 心绞痛）	19.3%
栓塞	2%	1%	13%	1%	1%	2.1%
风湿性活动	22%	NA	NA	56%（活检）	NA	NA
无症状	9%	1%	NA	NA	NA	0%
男 : 女	1.6 : 1	1.4 : 1	1 : 3	1 : 2	1.3 : 1	1 : 1
CHF	45%	23%	NA	NA	33%	17.1%
H/o 风湿热	66%	51%	68%	55%	53%	NA

CHF. 充血性心力衰竭；PND. 阵发性夜间运动困难；NA. 无数据

八、一般外观

青少年 MS 患者面容憔悴。严重肺血管梗阻患者由于面容极度苍白以及轻微发绀，导致面色暗沉。

青少年 MS 患者出现面色极度苍白（＞10 例患者）、心排血量减少，以及动脉血氧饱和度降低不超过 90%，Paul Wood[11] 称之为二尖瓣相。

九、青少年二尖瓣狭窄存在充血性心力衰竭

Roy 等认为，青少年 MS 和急性风湿病史是充血性心力衰竭的主要原因。Roy 指出，年龄不超过 20 岁的青少年 MS 患者会出现充血性心力衰竭，可能原因是二尖瓣狭窄，并不是急性风湿病。由于仅根据临床发现就判定患者手术，因此根据超声心动图显示，这一结论十分可靠。Srivastava 等[2] 指出，左心室舒张末期压（EDP）和左心室血管造影可提示左心室功能不全。存在整体左心室运动功能减退及局部室壁运动异常。Srivastava 认为，主要原因是风湿性心肌损伤、瓣膜下纤维化，或是继发于右心室容积负荷过重。

十、青少年二尖瓣狭窄产生严重肺动脉高压的原因

尽管发病过程持续时间较短，但大部分青少年 MS 患者都存在严重的肺动脉高压和肺血管阻力增加。肺血管疾病进展快速的原因有以下几种理论：

(1) 肺脉管系统对风湿疾病的过敏反应[1]。

(2) 对风湿热多次发作的组织反应[1]。

(3) 持续风湿性反应郁积[1]。

(4) 右心房凝块导致复发性肺栓塞[20]。

十一、青少年二尖瓣狭窄的超声心动图

除了以下几种情况，青少年 MS 患者的二尖瓣影像与成年 MS 患者几乎相同。通常不存在二尖瓣钙化；比较常见 0.5cm^2 的微小孔（图 15-1，视频 15-1 至视频 15-3）；可见更为严重的叶下疾病和小叶增厚。左心房不太可能扩张过多，这或许是心房颤动发生率较低和不存在左心房血栓的原因。由于严重的肺动脉高压，可能存在右心房和右心室扩张。通过测量三尖瓣反流射流速度，可见右心室收缩压。

十二、治疗

（一）经皮或手术干预的适应证

对于成人患者治疗干预的适应证的认识相对成熟，根据这些指南[22, 23]，所有有症状的严重 MS 患者（瓣膜面积小于 1.5cm^2），即使是无症状的非常严重的 MS 患者（瓣膜面积＜1cm^2），如果瓣膜形态良好且没有禁忌证（LA 血栓、明显的二尖瓣反流），也应进行 PTMC。2006 年 ACC/AHA 指南

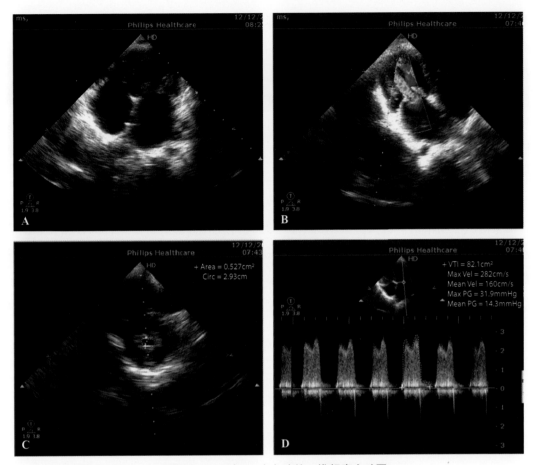

▲ 图 15-1 一名 11 岁女孩的二维超声心动图

身高 119cm，体重 12kg，BSA 0.66m²。A. 心尖四腔切面，左心房和右心房扩大，急性髓细胞白血病和 PMl 增厚；B. 胸骨旁长轴切面显示严重的瓣膜下疾病；C. 短轴切面显示双侧连合融合伴弥漫性增厚，MVA 0.5cm²，MVAI 0.75cm²/m²；D. 连续波多普勒穿过二尖瓣。平均阶差 14mmHg。BSA. 体表面积；LA. 左心房；RA. 右心房；AML. 前二尖瓣小叶；PML. 后二尖瓣小叶；MVA（I）. 二尖瓣区域（索引）（视频 15-1 至视频 15-3）

指出，MVA ＜ 1.5cm² 的无症状患者的肺动脉高压（定义为静止时肺动脉收缩压＞ 50mmHg 或运动时＞ 60mmHg）是 PTMC 的一级适应证，而 2014 年更新的指南中没有提及。

　　这些以二尖瓣面积的临界值为基础的 PTMC 患者选择标准可适用于年龄相对较大（＞ 14 岁）的青少年 MS 患者，但这些标准是否适用于年龄较小的儿童（＜ 12 岁）尚不明确。遗憾的是，年龄较小的儿童患者的治疗适应证尚不明确。通常儿童患者的体型瘦弱，二尖瓣面积较小。儿童患者的症状可能仅存在呼吸过速、呼吸困难以及发育迟缓。基于此，AHA 儿童干预指南建议儿童二尖瓣狭窄患者干预的适应证如下：①最高压力阶差≥ 20mmHg；②平均跨瓣压力阶差≥ 15mmHg；③肺动脉楔压；④二尖瓣瓣口面积＜ 1cm²/m²，伴有呼吸系统症状和发育不全。

（二）经皮经静脉二尖瓣分离术

　　优秀的医疗中心将经皮经静脉二尖瓣分离术（PTMC）合并 Inoue 技术（Inoue 球囊、Accura 球囊）作为治疗青少年 MS 的首要治疗方法，其次是二尖瓣置换术（MVR）以及经皮介入修复严重破坏的瓣膜形态。儿童患者的绝对禁忌证可能是双瓣钙化（儿童少见）。其他禁忌证包括严重 MR（＞等级 2/4）

和存在 LA/LAA 赘生物凝块。如果患者血流动力学稳定，PTMC 可以在抗凝 2～6 个月后进行。无特定的超声心动图显示 PTMC 禁忌证，尤其是儿童患者。

1. 儿童患者 PTMC 治疗

根据经验，如果青少年 MS 患者年龄超过 14 岁，并且身高达到 140cm，PTMC 的所有步骤，包括经房间隔穿刺，均可以按照常规完成（同成人）。可以提前治疗贫血症、感染，以及稳定心力衰竭的症状。然而，危重症儿童患者可能需要紧急干预。即使存在风湿性疾病，也可以进行 PTMC。尽管发生再狭窄的概率更高，但 PTMC 手术的成功率在 MS 患者中几乎是相同的[25]。

对于年龄超过 14 周岁的儿童，需要对常规（成人）PTMC 治疗步骤进行微调。如果儿童患者极度不合作，需要进行全身麻醉。但大多数情况下，该手术还是在局部麻醉下进行的，患者意识清晰。应密切注意血管通道，尽可能使用小的动脉鞘（4-5F），以避免损伤股动脉。理想情况下，经中隔穿刺术应在透视下按常规方式使用小儿经中隔置管。表 15-2 展示成人与儿童经中隔置管的不同。如果患者肺动脉压过高，将很难观察到中隔动脉搏动。据报道，探测卵圆窝更为安全，成功率高达 80%～90%。

表 15-2　成人和儿童房间隔穿刺设备的差异

	成 人	儿 科
Brockenbrough 房间隔穿刺针	长度 71cm，杆部 18G，尖部 21G	长度 56cm，杆部 19G，尖部 22G
Mullins 套管 / 房间隔扩张管长度	63/67cm	44/52cm
尺寸（单位：French）	7/8F	6F
最大导管直径	0.081cm（0.032 英寸）	0.063cm（0.025 英寸）

2. 球囊尺寸

对于成人患者而言，根据 Hung 公式［球囊直径（mm）= 身高（cm）/ 10+10］选择球囊尺寸。然而，患者身高与二尖瓣瓣口直径的关系是非线性的，这个公式在儿童患者中未得到证实。如果将该公式应用于儿童患者，为避免严重的二尖瓣反流，最好选择比计算结果小 2～4mm 的球囊[26]。Inoue 球囊的最小尺寸为 20mm（有效范围 18～20mm），而 Accura 球囊的最小尺寸为 22mm（有效范围为 19～22mm）。Inoue 气球和 Accura 气球的长度分别为 70 和 80cm，轴直径分别为 12F 和 11F。建议采用逐步膨胀技术，应先以最小直径扩张，逐渐增加 0.5～1mm。逐渐膨胀以后，利用超声心动图观察 MR 和瓣膜交界处分裂。对于儿童患者而言，PTMC 成功的标准为 MVA > $1cm^2/m^2$ 和（或）MVA 增加率 > 50%，并且没有任何严重并发症发生。

总而言之，儿童 PTMC 操作步骤与成人相似（图 15-2，视频 15-4 至视频 15-7）。由于儿童患者 LA 较小，因此 PTMC 操作或许会面临一些挑战，儿童较小的 LA 或许无法承受细长的 Inoue 球囊（长度为 4cm）。另外，短粗的 Inoue 球囊（长度 2.5cm）轮廓较大，并陷入心房间隔中，球囊部分短粗可能有益[27]。此外，由较小的 LA 可能会阻止球囊向下延伸，LV 进入可能会受到阻碍，尝试进一步撤回球囊可能会导致球囊卡在心房间隔。为了克服这个问题，可以尝试双回路技术[27] 或线上技术[28]。

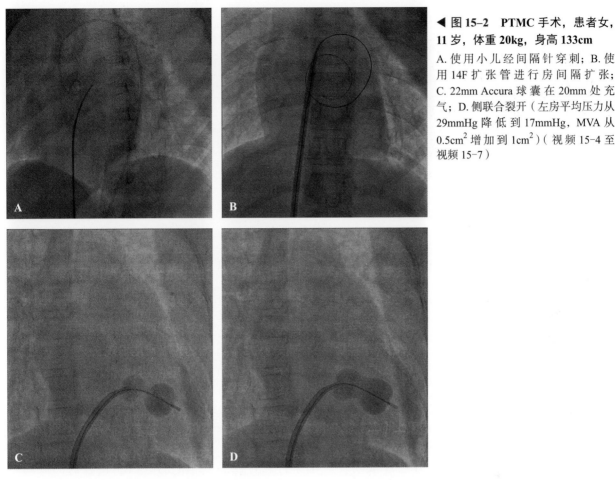

◀ 图 15-2　PTMC 手术，患者女，11 岁，体重 20kg，身高 133cm

A. 使用小儿经间隔针穿刺；B. 使用 14F 扩张管进行房间隔扩张；C. 22mm Accura 球囊在 20mm 处充气；D. 侧联合裂开（左房平均压力从 29mmHg 降低到 17mmHg，MVA 从 0.5cm^2 增加到 1cm^2）（视频 15-4 至视频 15-7）

3. PTMC 对于青少年二尖瓣狭窄的疗效

目前，文献中已有大量关于青少年 MS 患者 PTMC 的中、大型系列研究[28-37]。这些研究可分为年龄小于 20 岁的患者和儿童患者（＜ 12 岁）两类。年龄小于 20 岁的患者的 PTMC 疗效显示，治疗效果比成人更好，至少疗效相当。成功率在 93%～100%，死亡率几乎为零（表 15-3）。Karur 等研究指出，31 名青少年 MS 患者的治疗效果比二尖瓣面积较大且没有明显并发症的成人要好。根据 Gamra 研究得出，由于青少年 MS 患者的左心房尺寸小且瓣膜柔软，因此青少年 MS 的治疗效果更佳。严重 MR 的发病率为 3.8%～6%。

尽管前一组数据略低，但年幼的儿童（＜ 12 岁）PTMC 成功率依然很高（93%～94%）。这可能是由于疾病的侵袭性导致严重的锁骨下畸形。报道死亡率为 0%。

令人担忧的是，对于青少年 MS 患者，PTMC 预后再狭窄率较高，这可能是由于青少年患者的风湿性疾病郁积或风湿热复发导致。中期随访（平均随访 34 个月）的再狭窄率为 16%，长期随访 [平均随访时间为（8.5 ± 4.8）年] 为 26%。因此，结果与成年患者相同。回声分位数才是再狭窄的预测因素，而年龄不是。

在具有良好瓣膜形态的儿童和青少年中可以看到最佳的即时和长期结果。在印度的 100 名 12 岁以下的儿童中，1 岁、3 岁和 5 岁儿童的无病生存率分别为 97.1%、91.4% 和 88.5%[26]。来自沙特阿拉伯的 57 名 18 岁以下的患者中，10 岁、15 岁和 18 岁的无病生存率分别为 87%±6%、62%±1%

表 15-3　PTMC 患者的结果

作者，年份	病例数	国　家	年龄（范围）	成功率（%）	死亡率（%）	心脏压塞（%）	重度 MR(%)	脑卒中/栓塞（%）
年龄＜ 20 岁								
Karur 等，2014[31]	40	印度	10–20（16.98 ±3.22）	95	0	0	5%	0
Fawzy 等，2008[33]	57	沙特阿拉伯	10–18（15.3 ±2.4）	98.3	0	1.7	0	0
Harikrishan 等，2006[30]	66	印度	18.1+2.1	93	0	1.5	6%	0
Fawzy 等，2005[34]	84	沙特阿拉伯	10–20（16.7+ 3.3）	98	0	1.2	0	0
Gamra 等，2003[32]	110	突尼斯	＜ 20（16±2.8）	100	0	0	0	0
Yonga 等 ，2003[35]	45	肯尼亚	9–20（14 ± 2.6）	100	0	0	0	0
Joseph 和 Bonhoeffer，1997[29]	107	印度	10–18（14.5 + 2.3）	98%	0	0.9	0.9	0
年龄＜ 12 岁								
Shrestha 等，2015[36]	100	尼泊尔	7–15（13+1.6）	94%	0	0	0	0
Kothari 等，2005[26]	100	印度	7–12（11+1.2）	94%	0	0	4%	0
Krishnamoorthy 等，2003[37]	13	印度	＜ 12	93%	0	0		0

和 20%±2%[33]。多次 PTMC 治疗已经成功在解剖条件较好的患者中进行，已获得较高的成功率（85%～100%）。然而，由于瓣膜的解剖条件不佳，对于 MVR 的需求也随着再狭窄率的升高而增加。

十三、儿童和青少年患者二尖瓣置换

晚期二尖瓣疾病伴有严重的纤维化和畸变，二尖瓣置换术往往更适用于儿童和年轻患者。用假体替换损坏的二尖瓣会产生抗凝、心室功能欠佳，以及生存率降低等风险[38]。生物人工瓣膜的退化率高，情况并不比机械瓣膜好。植入小型假体的儿童受限制的血流动力学风险增加，并且儿童肯定会超过假体[39]。

预后长期对年轻 MVR 患者不利。MVR 患者在 10 年和 14 年晚期再次进行手术的可能性分别为 88% 和 73%。而血栓、栓塞和出血在手术后 10 年和 14 年出现的概率分别为 63% 和 45%[40]。MVR 对于儿童而言依旧是高风险手术，在确保手术技术可行的前提下，应尽量保存儿童患者自身瓣膜功能。

十四、急性风湿热在南亚更严重？

人们普遍认为，急性风湿热在印度地区高发，导致严重后遗症，但这一说法尚存争议。Desilva[41] 和 Padmavati[42] 强调，斯里兰卡和新德里的儿童很少出现严重的类风湿表现。另外，Roy 等的报道指出，该地区心肌炎和先天性心脏病的发病率更高。然而，这些都是回顾性研究。北印度前瞻性研究指出，随着预防干预的实施，印度儿童 RF 后遗症的流行率、发病速度、疾病进展，以及临床表现与西方儿童没有显著差异。研究证实了预防措施的重要性，从长远来看，有助于降低青少年二尖瓣狭窄的发病率。

　　总而言之，青少年 MS 在发展中国家流行广泛，患病率高达 25%。在风湿热初期发作后，疾病进展迅速，患者可能在 3～5 年内发展为严重的二尖瓣狭窄。这些患者出现晚期功能障碍，并且伴有严重的肺动脉高压。大多数青少年 MS 患者罕见持续性窦性心律和血栓栓塞。若瓣膜形态适宜，首选 PTMC。PTMC 提供了良好的短期和长期的效果。最后，随着社会经济条件的改善以及适当的卫生保健服务，青少年 MS 的发病率会逐渐降低。

十五、视频

（一）11 岁严重 MS 女性患者的二维超声心动图（MVA 0.5cm[2]）

　　视频 15-1（https://youtu.be/DaRSwP8nveY，对应图 15-1）：胸骨长轴视图显示严重的瓣下疾病。

　　视频 15-2（https://youtu.be/3doVhkoCSeU，对应图 15-1）：顶端四室视图，LA 和 RA 扩张，AML 和 PML 增厚。

　　视频 15-3（https://youtu.be/8eE4-BxS2Vs，对应图 15-1）：短轴视图显示双侧交界处融合与弥漫性增厚。

（二）11 岁女性患者，体重 20kg，身高 133cm，PTMC 手术视频

　　视频 15-4（https://youtu.be/0ygI9hlfOkw，对应图 15-2，由 Jayaranganath M 教授和 K.H.Srinivasa 教授提供）：使用儿科 Brockenbrough 经肠针 TSP。

　　视频 15-5（https://youtu.be/ICbePAGZ7sE，对应图 15-2，由 Jayaranganath M 教授和 K.H.Srinivasa 教授提供）：使用 14Fr 扩张器进行间隔扩张。

　　视频 15-6（https://youtu.be/r2tc_fvWiEc，对应图 15-2，由 Jayaranganath M 教授和 K.H.Srinivasa 教授提供）：LV 条目。

　　视频 15-7（https://youtu.be/pBpYbh645nM，对应图 15-2，由 Jayaranganath M 教授和 K.H.Srinivasa 教授提供）：PTMC 与 Accura 22 气囊充气至 20mm，横向连合裂开。

第 16 章　妊娠合并二尖瓣狭窄
Pregnancy and mitral stenosis

Raghav Bansal　Preeti Yadav　Sivasubramanian Ramakrishnan　著

一、概述

怀孕时期心脏的血流动力学负担加重，导致产妇心脏疾病恶化，威胁产妇和胎儿生命健康[1]。尽管风湿性心脏病（RHD）在西方发达国家的发病率降低，但它仍是发展中国家临床上常见的心血管问题。单纯的二尖瓣狭窄（MS）或合并其他瓣膜疾病仍然是怀孕期间最常见的瓣膜疾病。孕期对于严重的 MS 耐受性更差，死亡率高达 5%。认真选择具体的治疗策略、合理安排治疗时间，对于保护产妇和胎儿安全，仍是最重要的步骤。本章讨论怀孕期间 MS 的病理生理学、评估方式、治疗干预和疗效，特别强调经皮干预是最佳的治疗方式。

二、流行病学

在过去的几十年中，由于社会经济条件的改善，发达国家 RHD 的患病率显著下降。孕期心脏疾病的患病率也同样降低。一项研究对 562 例妊娠期心脏病患者进行的前瞻性分析结果发现，只有 14% 的患者患有瓣膜性心脏病[2]。然而，在亚洲、非洲和南美地区，RHD 仍是棘手的健康问题[3]。由于育龄女性患病率较高，MS 仍然是怀孕期间最常见的风湿性瓣膜病变[4]。在印度 486 名妊娠期 RHD 患者中，63% 的患者只有一个瓣膜损伤，90% 的患者存在 MS[5]。另一项印度的病例研究显示，88% 的妊娠期合并心脏病患者存在 MS，已被转诊至三级医院[6]。

三、正常妊娠期间的心血管生理学

从妊娠第 6 周，血量开始增加。前 20 周血流速度增加最快，血量最大，之后逐渐减慢[7]。在妊娠 32 周时达到最大血量，血容量较之前增加 50%[7-9]。血容量增加导致体液分配异常，间质液和细胞外血管内容积增加不成比例[10]。红细胞数量增加（17%～40%），但血容量没有增加，导致妊娠期生理性贫血，对铁的需求增加 500mg[11]。

心排血量（心率和每搏量的乘积）增加高达 50%，在妊娠 25～35 周时达到峰值。怀孕初期这种增加主要是由于心排血量增加所致，在妊娠 20 周左右达到峰值，然后进入高原期。随后，在孕晚期，心率成为导致心排血量增加的主要原因[12]。平卧位时妊娠子宫压迫下腔静脉，血液回流受阻，心脏前负荷突然降低[13]。妊娠期间血压的变化主要是由全身血管阻力（SVR）的变化所导致的。SVR 自妊娠第 5 周开始下降，在第 20 周降到最低（低于标准的 35%），随后保持恒定，直到第 32 周，之后略有轻微增加。妊娠期间，氧消耗量逐渐增加，妊娠足月时达到峰值，比之前增加 20%～30%[14]。

　　分娩过程中，突然的体液转移以及血流动力学的变化对心血管系统构成巨大压力。每次子宫收缩约有 500ml 血液进入母体循环，进一步增加心排血量（在孕早期增加 50%，孕中期增加 50%，分娩时达到峰值）[15, 16]。分娩后，由于下腔静脉受压解除，子宫血液经自体输血回到体循环，回心血量增多，静脉回流增加。分娩后，心排血量增加 60%～80%，分娩结束 10min 后心排血量开始降低[15, 16]。分娩后 24～72h，自体输血持续进行，这时患者有可能发生二尖瓣狭窄继发性肺水肿[15, 16]。妊娠期间血流动力学变化在分娩后 6～12 周内恢复基础水平。

四、妊娠期二尖瓣狭窄的病理生理

　　MS 的特点是在舒张期梗阻左心房（LA）到左心室（LV）的血流，限制心脏前负荷，从而限制心排血量。为了克服阻力，左心房压力上升，导致肺静脉充血。心率增加缩短了舒张期时间，进一步导致左心室充盈不足，影响心排血量。因此，由于出现肺充血和心动过速，妊娠期 MS 患者通常在妊娠中期会出现症状恶化。这说明先前无症状的患者开始出现症状，或已有症状的患者功能恶化。这种情况并不罕见，患者失代偿并发肺水肿可能成为首发症状。

　　妊娠期间，左心房压力和体积逐渐增加。这伴随着发生心房颤动的风险，尤其是在妊娠后期。随着 AF 的发生，心房强力收缩的减少可能导致快速失代偿，从而引发肺水肿。此外，LA 压力增加导致肺循环压力增加，引发肺动脉高压（PAH）。长期 PAH 反应性变化导致肺循环异常，肺血管阻力（PVR）病理性增加。由于 PVR 增高，妊娠期间 PAH 容易危及生命，并且在妊娠后也可能导致右心室衰竭。妊娠期间，心房颤动和左心房瘀滞的高凝血状态也增加了患全身性血栓栓塞的风险。

　　分娩期间通常会导致严重的 MS 失代偿和肺水肿。子宫收缩引起疼痛，导致心动过速，并且自体输血会导致肺充血。由于分娩期间状态活跃，心脏工作量也会增加，所有这些因素都可能导致肺水肿的发生。值得注意的是，由于持续的自体输血，肺水肿风险在产后早期仍然存在。

五、二尖瓣狭窄的母婴结果

　　尽管妊娠期 MS 可能导致并发症（包括肺水肿、右心衰竭、房性心律失常和全身栓塞）发生，但妊娠结束后不会改变 MS 的发展过程。1931—1943 年，Chesley 对 134 名严重 MS 的妊娠期女性进行了研究[17]。由于这些病例研究出现在现代医疗之前，因此该研究说明了 MS 的发展过程。再次妊娠的女性生存率与没有再次妊娠的女性相同，因此妊娠并不会影响 MS 的长期发展结果。

　　肺水肿和 AF 仍然是 MS 在妊娠期间最常见的并发症。在 80 名妊娠期 MS 患者中，肺水肿和心律失常的发生率分别为31%和11%。在这些患者中，危重MS（瓣膜面积小于1cm^2）患者肺水肿和心律失常的发生率分别增加为56%和33%[18]。严重MS产妇的并发症发生率为67%，中度MS为38%，而轻度MS为26%[18]。因此，MS的严重程度仍然是预测母亲预后的重要因素。另一个重要的原因是功能异常[19]，症状最轻的MS产妇死亡率＜1%。症状严重的MS患者死亡率上升到5%[20]。心脏病专家认为，在规划治疗时，应密切注意胎儿情况。胎儿和新生儿伴有严重的左心梗阻时，死亡率高达4%[2]。然而，NYHA（纽约心脏病协会）Ⅳ级症状的患者，胎儿和新生儿的死亡率高达30%[21]。尽管如此，只要通过现代医疗技术避免产妇失代偿，都可以保证胎儿的健康状况。

六、妊娠前咨询和风险评估

所有患有心脏病的育龄女性，包括患有瓣膜性心脏病的女性，都应该接受良好的妊娠前咨询检查。包括对于妊娠期间风险的评估，以及妊娠后结果的说明，通过详细的讨论后，再做出合适的选择。另外，这也是改善心脏状态的绝佳机会。对于那些决定不怀孕的女性而言，安全避孕十分重要。

各种风险预测工具可用于评估妊娠期心脏疾病的风险。根据CARPREG研究，确定导致不良事件的4个风险指标[2]：①功能不全（NYHA Ⅲ或Ⅳ级）或发绀；②左心室射血分数＜40%；③左心梗阻；④妊娠前心脏疾病。修订版WHO（世界卫生组织）风险分类系统是使用最广泛的风险预测工具，应用于多项研究，真实可靠，将心脏病变分为Ⅰ～Ⅳ级。Ⅰ级病变：产妇没有或有轻微发病风险；Ⅱ级病变：产妇发病率中度增加或有轻微死亡风险；Ⅲ级病变：产妇发病率和死亡率风险显著增加；Ⅳ级病变：高风险病变，禁忌妊娠[23]。即使是无症状的严重MS也属于Ⅳ级病变，风险极高，会产生不良后果。因此，建议所有患有严重MS的女性在妊娠前进行治疗，缓解梗阻。评估心脏功能十分重要，获取12导联心电图来排除心房颤动，利用经胸超声心动图确定瓣膜病变的严重程度。瓣膜面积约1.5cm^{2}的无症状MS患者可进行风险评估和运动测试。运动测试有助于评估血流动力学对压力的耐受力、二尖瓣梯度和有无肺动脉高压。心脏功能不全或患有PAH的患者应接受干预治疗，以缓解妊娠前梗阻。另外，由于华法林是致畸性药物，妊娠前咨询也是为了对接受华法林治疗的患者进行安全抗凝。

七、严重程度的诊断和评估

由于怀孕期间特殊的血流动力学变化，给妊娠期MS的临床诊断带来了困难。许多妊娠期女性患有呼吸困难、疲劳、心悸、静脉压力增加，以及下肢水肿等症状，与MS的临床表现相似。妊娠期间也存在心率增加和高动力循环等症状。评估时应注意这些症状，超声心动图是重要的评估工具，在诊断困难时参考超声心动图确诊。约25%的MS女性患者由于妊娠而首次出现症状[24]，对这些患者进行早期诊断十分重要，以便及时治疗和预防并发症发生。

多普勒技术常用于评估瓣膜的严重程度，但在妊娠期间使用不便。由于心排血量增加，瓣膜流动量增加，因此压差往往虚高。瓣膜面积的评估更为准确，尽管妊娠期间也存在不确定性。Rokey等利用压力降半时间法和连续方程法比较了妊娠期间的瓣膜面积[25]，他们发现连续方程法的结果更为准确，压力降半时间法低估了瓣膜的狭窄程度[25]。由于瓣膜阶差的不准确，因此妊娠期间测定瓣膜面积尤为重要。尽管瓣膜面积的测定仍然取决于医生的操作，但测定方法通常使用二维平面法。

八、医疗管理

医疗管理至关重要，是所有存在症状患者的第一道防护线。手术或经皮治疗仅适用于难治性病例。所有患者应持续接受青霉素预防，因为复发性风湿热发作可能导致病情恶化。磺胺嘧啶由于其致畸性而成为禁忌药品。需进行持续的补铁以预防贫血发生。由于妊娠期间二尖瓣流量限制，妊娠期 MS 医疗管理的目的是为了平衡妊娠期间引起的心排血量增加。严重 MS 患者往往需要限制产妇体力活动，通过减少心脏负荷和控制产妇心动过速，维持心脏平衡状态，从而延长舒张充盈和维持心排血量。利尿药仍然是严重妊娠期 MS 患者必不可少的药物。在妊娠期间，托塞米（FDA B 类）比呋塞米（FDA C 类）可能更为安全。环利尿药必须与口服补钾药物一同服用，并且醛固酮拮抗药在妊娠期间严禁服用。虽然没有证据证明利尿药会导致畸形，但是仍然存在风险，可能导致血容量减少、子宫胎盘灌注不足、从而引起宫内生长发育迟缓。或许对胎儿产生有害的神经发育影响，导致电解质失衡。因此应谨慎给药，仔细监测血容量状态和血清电解质是必需的。每日体重监测可能是评估利尿药反应的最佳方法。

β 肾上腺素受体拮抗药是用于治疗有症状的严重 MS 患者的基础药物[26]。该药物通过提高心排血量来降低充盈率。Al Kasab 等进行了一项研究发现，25 名严重妊娠期 MS 患者服用 β 受体拮抗药后，发生肺水肿的风险降低，且对胎儿没有产生显著不良影响[27]。研究同样证实，妊娠期间心脏功能出现显著恶化，服用 β 受体拮抗药后症状有明显改善。根据欧洲心脏病学会关于妊娠期心血管疾病管理指南（2011 年）显示，所有有症状的或肺动脉压大于 50mmHg 的严重 MS 患者都应接受 β 受体拮抗药治疗[23]。尽管 β 受体拮抗药的确存在 IUGR、胎儿心动过缓和新生儿低血糖的风险，但通常情况下药物是安全的，其益处远远超过风险。优先使用选择性 β₁ 受体拮抗药，避免非选择性药物带来的不良反应。与阿替洛尔相比，美托洛尔的 IUGR 发病率较低，仍然是妊娠期间首选的 β 受体拮抗药[28]。

对于慢性 AF 患者而言，地高辛和 β 受体拮抗药适用于控制心率。药物抗凝会增加全身栓塞风险，非抗凝性药物是绝佳选择。在妊娠前 3 个月，胎儿暴露于华法林可能导致胚胎病变，包括骨点状（软骨发育不良）、鼻发育不全、视神经萎缩，以及智力发育迟缓。然而，这与服用计量息息相关，日剂量小于 5mg 可以忽略不计[29]。每日剂量小于 5mg，可在妊娠前 3 个月服用华法林。否则，在妊娠前 6 周一直到 13 或 14 周胚胎发育完成时，应改为服用低分子肝素（LMWH）。患者可在妊娠中期以及妊娠后期服用华法林，在 36 周时改为 LMWH，防止分娩期间产妇和胎儿发生出血并发症。关于妊娠期间抗凝药物应用的讨论，在此不做赘述。应考虑到急性发作性心房颤动及随后失代偿患者的心脏复律。应避免胺碘酮导致 IUGR 和胎儿发生甲状腺疾病的风险。

九、关于产科管理的说明

严重 MS 的妊娠期女性应 24h 配有专业的产科医生、心脏病专家和麻醉师。应强调持续心电图监测和液体平衡监测的重要性。尽管血流动力学监测不是常规监测，但应对肺水肿发病高风险的产妇进行血流动力学监测，监测输液治疗时和服用利尿药时的状态[30]。紧急情况下可进行大剂量静脉注射 β 受体拮抗药，控制心率，维持心排血量[30]。在妊娠期间，催产剂可选择性给药，以保证分娩能在预产期内进行。为避免子宫过度刺激和心脏失代偿，最好给低剂量前列腺素诱导分娩。与正常分娩相比，剖腹产时母体承受更大的压力，不应为了避免心血管疾病发生而选择剖腹产。剖腹产仅仅是产科适应证[30]。然而，分娩过程遇到困难时，可考虑剖腹产。

成功管理 MS 患者至关重要的一点在于最大限度地减少心血管压力[30]，可以通过使用局部麻醉（硬膜外镇痛）和缩短第二阶段分娩时间来减少疼痛。可以使用镊子或真空吸引器来辅助分娩。阴道手术助产也可以尽可能减少血流动力学和血压突然变化带来的影响。产后立即发生的体液改变导致肺动脉压力突然上升，导致肺水肿发生风险增加[30]，因此应在产后立即给予利尿药，并在产后 72h 内密切监测。

十、手术与经皮干预的结果

尽管提供了各种形式的医疗管理，但 NYHA Ⅲ 或 Ⅳ 级，或肺动脉压力大于 50mmHg 的患者仍然需要其他的治疗方式。包括闭合二尖瓣切开术（CMV）、开放二尖瓣切开术（OMC）、二尖瓣置换术（MVR）和经皮经静脉二尖瓣分离术（PTMC）。

1952 年，有关 CMV 的报道首次发布，随后又发表了几篇相关研究[31]。CMV 的平均产妇死亡率为 1.7%，胎儿为 5%～15%[31]。然而，近期接受 CMV 的 8 名严重妊娠期 MS 患者在临床上都获得了有效的治疗，没有任何发病率或死亡率[32]。OMC 和 MVR 用于患有严重顽固性疾病的患者，这些疾病伴有左房血栓或二尖瓣钙化，患者无法接受 PTMC 治疗。由于需要心肺转流术，它们存在产妇高死亡率（1.5%～5%）和流产率（16%～3%）的高风险[33]。

多项研究证实 PTMC 治疗并发症发病率最低[34-41]。表 16-1 中列出了最近公布的病例数据。总之，PTMC 对于妊娠期间的治疗成功率高达 89%～100%，术后二尖瓣反流（0%～5%）风险和产妇死亡率（0.2%）较低。各项研究指出，PTMC 的胎儿流产率低，介于 0%～8%。Esteves 等报道了 71 名患者妊娠期间进行 PTMC 后的长期随访结果，早产率 13%，足月分娩的胎儿中，88% 的婴儿出生时体重正常。在 44 个月的随访中，产妇的无事件生存率为 54%，所出生的婴儿生长发育正常[35]。妊娠期间进行的 PTMC 和 OMC 手术的成功率均为 95%。PTMC 针对胎儿效果更佳，胎儿流产率为 5%，而 OMC 的胎儿流产率为 33%[42]。因此，PTMC 是严重妊娠期 MS 的首选手术，其胎儿并发症发生率更低。然而仍要牢记的是，在提供任何干预措施之前，应尽可能地提供医疗管理，因为任何干预措施都存在风险。

十一、经皮经静脉二尖瓣分离术的最佳时机和技术方面

理想情况下，手术进行的最佳时间是在受孕之前。在妊娠早期出现严重症状的 MS 患者，经皮经

表 16-1 关于妊娠期 PTMC 结果的多个研究摘要

研 究	患者人数	平均年龄（岁）	平均胎龄（周）	手术成功率	严重 MR 占比	产妇死亡率	胎儿流产率
Mishra 等 [34]	85	23±4	25 ± 5	94%	1.2%	0%	0%
Esteves 等 [35]	71	27 ± 6	24 ± 7	100%	4.6%	0%	4.2%
Nercolini 等 [36]	44	28 ± 6	23 ± 6	95%	0%	0%	8.1%
Farhat 等 [37]	44	29 ± 6	26 ± 6	97.7%	2.3%	0%	0%
Routray 等 [38]	40	23 ± 5	24 ± 5	95%	0%	0%	2.5%
Gupta 等 [39]	40	24 ± 5	21 ± 11	97.5%	2.5%	2.5%	3.4%
Kalra 等 [40]	27	25 ± 3	22 ± 4	96.3%	3.7%	0%	3.7%
Esteves 等 [41]	13	26 ± 7	25 ± 6	100%	0%	0%	0%

静脉二尖瓣分离术（PTMC）手术的时间可能会延迟至胎儿器官发育完成，即妊娠 12～14 周，避免在妊娠早期辐射到婴儿。在这种情况下，进行 PTMC 的最佳时间是妊娠 14～22 周[43]。在妊娠早期胎儿体型较小，对导管操作的影响也最小。另外，胎儿体型较小，更容易让胎儿远离辐射。然而，当血容量扩张到峰值时，许多患者在 20 周时才出现症状。针对这种情况，PTMC 治疗应推迟到妊娠 26～30 周，以便胎儿意外早产后可以保证胎儿的生存能力[43]。由于子宫变大导致静脉压迫，干预导管操作，在妊娠晚期，手术进行的困难加大。在妊娠晚期，产妇并发症的发病风险也增加。然而，即使患者在妊娠最后 3 个月出现症状，也应该进行 PTMC。

在妊娠期间进行 PTMC 的要求更高，必须尽快完成，以尽可能地减少辐射暴露。因此，手术应在具有足够专业知识和经验的医疗中心进行，如果术后二尖瓣反流严重，应提供足够的医疗援助。Inoue 球囊导管是首选技术，因为它的手术时长最短[43]。为缩短透视时间，应避免右心导管和左心室造影。二维超声心动图用于指导 PTMC 和评估手术是否成功，以及监测并发症的发生。需要注意的是，在妊娠期间由于子宫的推动，子宫间隔膜升高，房间隔可能向水平方向推动。因此，在进行间隔穿刺之前，需要准确判断房间隔的位置。另外，妊娠期子宫压缩下腔静脉，操作导管和间隔扩张器时会产生疼痛。因此，置管时应轻柔缓慢。最后，需提防产妇低血压的风险。低血压的发生主要有两个原因，第一，由于仰卧位时子宫压迫下腔静脉导致静脉回流受阻，心排血量下降，通过手术过程中给予静脉输液来缓解；第二，低血压发生于穿过二尖瓣球囊扩张时，因此球囊扩张时应尽快进行。产妇低血压可能导致胎儿窘迫，从而转为剖腹产，应尽量避免产妇低血压的发生。需要牢记的是，手术结果并不是追求瓣膜完全扩张，而是为了实现良好的妊娠结果。由于严重二尖瓣反流引起的并发症可能需要紧急手术或引发前期并发症的发生，因此不应过分强调球囊大小，应从小体积球囊开始，逐步使用球囊扩张技术。

十二、胎儿辐射照射的风险

妊娠期间的安全辐射剂量一般是 5 rad 左右。如果辐射剂量超过 10 rad，考虑到不良结果的高风险，应终止妊娠。辐射对胎儿的影响可分为三个阶段[44]。在胚胎植入阶段（妊娠 0~9 天）时，辐射可能导致自然流产而不是畸形。在胚胎发生阶段（妊娠 9 天至 12 周）是最脆弱的时期，辐射可能导致严重的畸形。200rad 剂量的辐射可以导致先天畸形，而 10rad 剂量产生畸形的风险达到 6%~11%。虽然在妊娠中期和妊娠后期先天畸形的风险可以忽略不计，但在这期间，儿童白血病和其他恶性肿瘤的风险高发。目前的研究结果显示，每 10 万个婴儿中有 2~6 个婴儿受到过辐射影响[45]。报道显示，在妊娠中期和晚期，大脑对辐射仍然敏感，容易发生智力迟钝和小头畸形[46]。

在 PTMC 治疗阶段，所有患者应在腹部前部和后部都佩戴防辐射服（从膈肌到耻骨联合）。此外，透视检查应使用较低的帧速率和充分准直的 X 线束（最大限度地使用百叶窗），以尽量减少辐射照射。各项研究表明，平均透视时间都少于 10min，其中 Mishra 等花费 3.6min[34]，Farhat 等花费 16min[37]，Routray 等花费 5.5min[38]，Gupta 等花费 7.8min[39]，Kalra 等花费 5.6min[40]。在 PTMC 治疗期间，总辐射剂量小于 0.2 rad，通常这种剂量才是安全剂量。在 PTMC 治疗之后的随访调查中也出现了同样的情况，并且婴儿在儿童时期没有发现明显不良反应[35]。

妊娠 25 周后，胎儿甲状腺发育，碘对比剂暴露对于导致胎儿甲状腺功能减退的风险很小。然而，由于在当前 PTMC 操作过程中没有左心室血管造影，因此 PTMC 治疗期间使用的对比剂量可以忽略不计，不会造成任何不良影响。

十三、结论

症状严重的 MS 会对母体和胎儿产生不良影响。因此，在进行适当治疗缓解梗阻之前，严重 MS 是妊娠的禁忌证。当妊娠期女性出现 MS 时，应在有充足经验及配有心脏病专家、产科专家和麻醉师的医疗中心进行护理。在医疗管理中，利尿药和 β 受体拮抗药的应用仍是首要选择。尽管医疗管理充分，但仍然需要为症状严重（NYHA Ⅲ 或 Ⅳ 级）的 MS 患者制定干预措施。外科手术干预导致胎儿不良结果的风险很高。经证实，在妊娠期间 PTMC 是安全有效的治疗方法，妊娠中期是进行 PTMC 的最佳时间。剖腹产是保留措施，在分娩过程中应选择局部麻醉和辅助分娩措施来诱导分娩。

第17章 Lutembacher 综合征
Lutembacher syndrome

Kikkeri Hemannasetty Srinivas　Anand Subramaniam　著

一、概述

Lutembacher 综合征通常是指房间隔缺损（血液由左向右分流）伴二尖瓣狭窄。法国心脏病专家 René Lutembacher 在 1961 年针对一位 61 岁卵圆窝大缺损合并二尖瓣狭窄女性患者进行研究。然而，Corvisart 最早在 1811 年就正式描述了该病变。100 多年来，该定义发生了许多变化。Lutembacher 综合征是指房间隔缺损（ASD）合并二尖瓣狭窄 [2]（二尖瓣狭窄、二尖瓣关闭不全或合并病变）。同时，经皮经静脉二尖瓣分离术中，经中隔穿刺继发的医源性 ASD 也被泛泛地纳入 Lutembacher 综合征中。总的来说，ASD（先天性或医源性）和二尖瓣狭窄（先天性或继发性）的任意组合都被称为 Lutembacher 综合征，但这个定义被所有人认可。然而，该范畴内不包括拉伸的卵圆孔未闭以及单纯的二尖瓣反流，任何一种组合也没有出现过特殊的血流动力学反应来表现这种症状。

二、患病率和病理学

Lutembacher 综合征的确切患病率尚不清楚。在风湿性心脏病高发的发展中国家患病率较高。由于继发性房间隔缺损和风湿性 MS 常见于女性，因此女性发病率更高。尽管发病年龄有所不同，但常见于 20—30 岁的人群。房间隔缺损伴二尖瓣狭窄的发病率约为 4%[3-5]。0.6% 的二尖瓣狭窄患者并发房间隔缺损 [3-5]。球囊二尖瓣切开术反复经隔穿刺一般会产生小的缺损，通常在血流动力学上的影响不明显 [6]。未来，Lutembacher 综合征的发病率更低，这不仅是因为风湿性心脏病的发病率降低，还因为更多儿童开始进行校园健康筛查，大多数房间隔缺损的儿童在幼儿时期就接受了房间隔缺损封堵术的治疗。有意思的是，尽管医疗中心有大量接受过 PTMC 或 ASD 封堵术的患者，但在接受 ASD 封堵术后，极少数二尖瓣狭窄患者的病情会再次发展。在进行 ASD 封堵术后，仅有 3 位患者需要再次接受 PTMC 治疗。对于这些患者而言，间隔穿刺难度更大。

对二尖瓣狭窄的病理学研究认为，风湿病是其主要的致病原因。Vaideeswar 等 16 年来对 44 名患有 Lutembacher 综合征的尸体进行解剖研究指出 [7]，54.4% 的二尖瓣狭窄患者都未见风湿病、未见明显的炎症后变化或慢性风湿病变，仅有 2 名患者有风湿热病史，这说明并非所有的二尖瓣狭窄都是风湿性的。这 44 名患者中仅有 18 名在临床诊断中患有房间隔缺损，其中一部分为静脉窦缺损，二者在临床上并没有太大区别。他们也调查了风湿性和非风湿性病因的患者术后的表现。由于右心室容量过载导致左心室形状发生变化，瓣膜之间摩擦导致 Lutembacher 综合征。

三、血流动力学

Lutembacher 综合征的血流动力学和临床表现受到 ASD 的大小、肺血管阻力和 MS 严重程度的影响。在 Lutembacher 综合征的最初描述中，ASD 通常被认为是大且无限制，为左心房的血液出口提供了另一种途径。三尖瓣分流的程度取决于一侧 MS 的严重程度、肺动脉压力、三尖瓣疾病和右心室顺应性。越来越多的血液通过 ASD 转移到右心房，对肺静脉施加的压力越来越小，从而避免了肺静脉充血。这会进一步导致右心室扩张，最终可能导致右心衰竭。患者自述容易疲劳，而非呼吸困难，这是由于轻微的肺静脉充血导致，左心室的血流量减少。可以有各种不同的组合，如较小 ASD 伴严重 MS、较大 ASD 伴轻中度 MS、较大 ASD 伴严重 MS。

卵圆窝缺损和严重二尖瓣狭窄患者的临床表现与单纯的风湿性二尖瓣狭窄没有差异。同样地，患有较大的二尖瓣缺损和轻度二尖瓣狭窄的患者表现为单纯的房间隔缺损。

严重的继发性缺损和严重的二尖瓣狭窄导致了血流动力学相互影响，对每种情况的影响都不同。ASD 作为二尖瓣狭窄的高血压的通风口，因此不存在像呼吸困难、正压呼吸或阵发性夜间呼吸困难等肺静脉充血的症状。ASD 分流增加导致右心和肺动脉进一步扩大。左心室充填不足和分流分数的增加都会导致劳累性呼吸困难、疲劳和心悸。虽然这会改善二尖瓣狭窄的症状，适当增加运动耐量，提高生存率，但也会产生负面结果。早期的肺动脉高压和右心房肥大会导致肺静脉高压。肺静脉高压会导致心房颤动，对双室功能有所损害，增加发生血栓栓塞的风险。重要的是，这强调了右心室和肺循环的顺应性，损伤的二尖瓣具有这种优势。ASD 进展到二尖瓣狭窄的损伤可能是心排血量进一步下降。

总之，单纯的二尖瓣狭窄存在肺静脉充血，并伴有劳累性呼吸困难，如果诊断不及时可能进展为端坐呼吸。由于心排血量减少，长期严重的二尖瓣狭窄会导致疲劳。静息时心悸导致心房颤动。左心耳中血栓形成，导致血栓栓塞后遗症。

单纯的房间隔缺损通常是无症状的，直到成年后才表现出来。由于右心血流负荷过重以及心排血量相对减少，导致产生心悸和疲劳。由于右心高度顺应性，罕见肺动脉高压，轻中度和劳累性呼吸困难并不常见。

Lutembacher 综合征具有房间隔缺损的表现，这些表现比较明显且出现在疾病早期。心悸和疲劳是主要症状，但由于分流分数较大，也可见劳累性呼吸困难。由于血流量增大减少了肺静脉充血的压力，因此端坐呼吸和阵发性夜间呼吸困难并不常见。

四、临床表现

二尖瓣狭窄的临床表现并不明显。另外，严重的二尖瓣狭窄可能不存在严重 ASD 的临床表现。相反，ASD 的临床表现明显，随着时间的推移，症状会更加明显。

即使没有出现肺动脉高压，颈静脉脉搏也会呈现凸起的 a 波。在 ASD 患者没有显著肺动脉高压的情况下，凸出的 a 波可能指示 Lutembacher 综合征。在这种情况下，a 波反映左心房压力升高，缺损变大，压力传递到右心房和颈静脉。存在三尖瓣反流的情况下，可以看到凸出的 v 波。

由于右心室扩张和左心室未充满，v 波的顶点出现在右心室。肺动脉高压患者可能会出现胸骨下垂。肺动脉扩张产生第二肋间的脉动。在左胸骨上缘的心脏底部常可触到收缩性颤动。由于右心室血流湍急，产生突出的肺动脉脉动和心底收缩期颤动（心底射血收缩期杂音）。由于二尖瓣流速过低，在心尖不常出现舒张期颤动。

第一心音可出现于左下胸骨边界和心尖之间，如二尖瓣狭窄时。然而，第一心音由三尖瓣发出。第二心音，声音广泛且固定。在心尖处，可听见肺部声音。由于 ASD 从左到右分流增加，肺动脉瓣上的射血收缩期杂音和三尖瓣上的中期舒张期杂音更为明显。由于血液流过狭窄的二尖瓣孔并且左房压力不是很高，所以往往听不到开瓣音。尽管二尖瓣狭窄的心尖舒张中期杂音不太明显，但必须进行 Lutembacher 综合征的临床诊断。舒张期中期杂音的长度缩短，与二尖瓣狭窄的程度无关。由于通过三尖瓣（从 ASD）的血流增加，中期舒张期杂音和心尖处的中期舒张期杂音分辨不清，导致从胸骨下边缘到心尖部能长期听到舒张期杂音。对于合并二尖瓣反流的患者，在心尖部可听到广泛的收缩期杂音。然而，收缩期杂音的出现更常见于三尖瓣反流，并且出现于胸骨下边缘。在少数情况下，有限的房间隔缺损合并严重的二尖瓣狭窄，瓣膜压力阶差存在于整个心动周期。在胸骨边缘可听到连续杂音，对应右心房的部位。在这个位置，连续杂音几乎没有区别，右心房 Valsalva 窦破裂和右心房冠状动脉瘘，前者声音响亮尖锐，但在收缩期，右心房冠状动脉瘘出现突出的连续杂音。

心电图显示窦性心律患者双心房肥大，罕见心房颤动。右心室肥大出现心电轴右偏（V_1 中的 qR 或 QR）。与单纯的 ASD 相比，右心室肥大的患者右心室优势（完全或不完全的右束分支阻滞）更为明显。

房间隔缺损和二尖瓣狭窄在胸部 X 线片上有很多相似之处（图 17-1）。两者都有不同程度的心脏增大。左心房增大和肺静脉充血可以区分二尖瓣狭窄与 Lutembacher 综合征。同时存在右心肥大和肺动脉扩张。肺充血反映了从三尖瓣分流的肺部血流量过多。与单纯的二尖瓣狭窄患者相比，肺静脉充血的表现不太明显。

二尖瓣的超声心动图特征（图 17-2 和图 17-3，视频 17-1 和视频 17-2）包括小叶和脉络膜增厚、脉络膜融合，二尖瓣后叶活动性降低、二尖瓣前叶舒张性隆起，孔口面积减小。肺静脉压差过低，不能用来评估二尖瓣狭窄的严重程度。使用多普勒压力减半时间法评估二尖瓣面积（MVA）是不准确的，往往会高估了 MVA（从左到右分流的大小成比例）。瓣膜面积应通过测面积法和连续性方程式计算得出。肺动脉高压和瓣膜面积用于评估二尖瓣狭窄的严重程度。可能存在一定程度的二尖瓣反流。二维超声心动图和彩色多普勒显示房间隔缺损存在从左到右的分流、右心房扩张，以及肺动脉高压。极少数情况下二尖瓣狭窄伴随静脉窦缺损。重要的是，需要排除肺静脉异常和三房心。其他瓣膜疾病可能存在风湿病因。

超声心动图作为诊断和治疗的重要证据，需尽早进行诊断。然而，如果需要进行经导管治疗，可能要注意一下特殊的表现。通过血氧测定可以得到房间隔缺损的分流分数，肺动脉压力往往升高。由

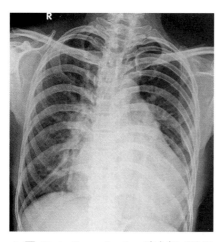

▲ 图 17-1　Lutembacher 综合征（风湿性二尖瓣狭窄和巨大房间隔缺损）患者的胸部 X 线片显示右心房扩大，主肺动脉突出，左心边界变直，右心室心尖轮廓轻度增大，右肺动脉增大

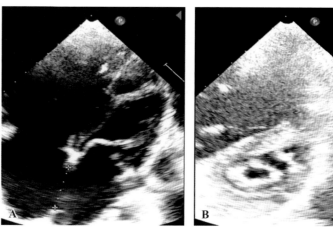

▲ 图 17-2　A. 二维超声心动图与心尖四腔切面，显示大的卵圆窝 ASD，扩张的右侧房，二尖瓣前叶在舒张中隆起；B. 二尖瓣水平的二维短轴视图显示狭窄的孔（视频 17-1 和视频 17-2）

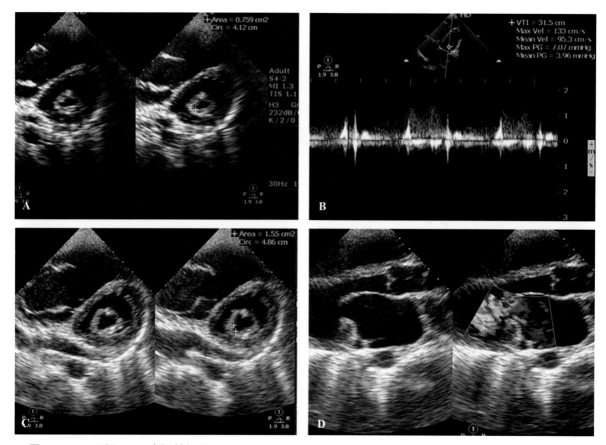

▲ 图 17-3　A. 面板 2D 回声短轴视图，显示了 Lutembacher 综合征患者的狭窄二尖瓣孔；B. 二尖瓣连续多普勒显示，由于 ASD 的减压作用，同一患者的二尖瓣血流梯度被低估；C.BMV 后的短轴视图，显示孔面积增加；D. 同一患者 BMV 术后胸骨旁长轴切面显示二尖瓣口舒张期穹窿和层流，伴有轻度亚显微湍流（视频 17-1 和视频 17-2）

于房间隔缺损过大且没有限制，右心房压力描记图显示 a 波和 v 波振幅相等。左心房和右心房压力相当，通常振幅不大，除非出现严重的肺动脉高压。肺舒张压增加将导致右心室舒张末期心房压力增加。穿过二尖瓣后，同时记录左心室和右心房的压力。由于跨 ASD 压差降低，左心室舒张末期压力和平均左心房压力差降到最低。

五、治疗

ASD 的大小和 MS 的严重程度决定了个别情况下的治疗策略，治疗必须个性化。尽管具有适宜瓣膜形态的 MS 很容易通过 PTMC 治愈，但了解 ASD 以及边缘形态有助于制订治疗方案。如果不能准确评估 MS 的严重程度可能是致命的。如果在 ASD 封堵术时未能治疗严重的 MS，患者术后将会发展为急性肺水肿。

（一）轻度限制性 ASD 伴中重度 MS

瓣膜形态适宜时，通常仅需要 PTMC 治疗。如果瓣膜形态不佳，不适合进行 PTMC 治疗，可以考虑开放二尖瓣切开术（OMV）或二尖瓣置换术（MVR）手术闭合 ASD。

（二）中度至重度 ASD 伴轻度 MS

可以通过 OMV 手术闭合 ASD，也可不进行 OMV 手术。

（三）严重 ASD 伴中度至重度 MS

可以按如下方式进行治疗，包括 OMV+ASD 手术闭合、PTMC+ASD 手术闭合和 PTMC+ASD 机械闭合。

传统的治疗方法包括开放或封闭的二尖瓣连合术与房间隔缺损的手术闭合。经导管治疗也是一种治疗方式，但 PTMC 存在自身问题，特别是患者患有严重 ASD 的时候。由于在房间隔缺损的情况下，Inoue 导管系统缺乏支持，特别是房室或静脉下边缘存在缺损时，穿过二尖瓣十分困难，必须采用经球囊技术来跟踪球囊穿过瓣膜的途径[8]。由于左心室腔的尺寸相对较小，球囊很可能脱垂回左心房。

尽管边缘足够的严重 ASD 可以通过导管技术关闭[9, 10]，但当二尖瓣狭窄的治疗不理想时，需要谨慎考虑这个选择。治疗手法是手术治疗，通过机械闭合后，无须进行二尖瓣再狭窄的经导管治疗。

有些情况下，即使患者存在严重的 ASD，PTMC 仍可以挽救危重症肺水肿患者的生命。ASD 可以在救治后再进行选择性关闭。除非二尖瓣狭窄已得到缓解并经过数年随访，否则不能闭合房间隔缺损。经皮经静脉二尖瓣分离术在术后 20 年内是特别重要的阶段，因为在随后的几年里可能会出现疾病进展和发生再狭窄，需要再进行重复手术。同时，如果患者选择在手术中接受经导管治疗，可以进行有利于解剖结构的 ASD 和 PTMC 机械闭合。

患者需要利尿药和 β 受体拮抗药等药物，治疗继发于 MS 的肺静脉充血以及心力衰竭。

六、结论

Lutembacher 综合征是 ASD 合并严重 MS，常见于风湿性心脏病发病率高的发展中国家。ASD 的大小和 MS 的严重程度决定了血流动力学和在特定情况下给予正确的治疗方式。当出现左胸骨上缘的收缩性震颤，异常、响亮、传播广泛的延迟性舒张杂音，心电图显示双侧心房扩大，应怀疑存在 ASD 合并 MS。颈静脉压差通常不准确，所以需要依靠孔口面积来评估 MS 的严重程度。经导管 PTMC 治疗的适应证是拥有良好瓣膜形态的严重 MS 以及限制性 ASD。不管 ASD 大小如何，PTMC 都作为危重症肺水肿患者的救命手段。边缘不清晰的严重 ASD 最好通过手术闭合和 OMV 治疗。尽管并不提倡这种治疗方式，但在 PTMC 成功之后，边缘清晰的 ASD 可以通过机械闭合。

七、视频

视频 17-1（https://youtu.be/EUt_3KMJG6k）：心尖四室视图与彩色多普勒显示严重的二尖瓣狭窄（MVA 0.7cm^2）。

视频 17-2（https://youtu.be/HZFem_QzpLA）：彩色多普勒心尖四腔切面显示大面积 21mm 继发孔口房间隔缺损和中度三尖瓣反流。

第18章 心房颤动和其他心律失常
Atrial fibrillation and other arrhythmias

Neeraj Parakh　Vivek Chaturvedi　著

一、概述

心房颤动（AF）几乎可作为任何类型心脏疾病的并发症。值得注意的是，心房颤动与风湿性二尖瓣疾病关系密切。18 世纪，法国科学家 Jean Baptiste De Senac 提出，二尖瓣疾病引起的心悸是 AF 的主要临床表现。1902 年，James Mackenjie 在他的经典著作《脉搏分析》中写道，"随着不规则脉动的发生，二尖瓣狭窄（MS）患者收缩期前杂音和收缩期前 a 波消失"。1906 年，William Einthoven 发表了首份描述 MS 中 AF 症状的报道，称为"不规则脉搏"[1]（图 18-1）。MS 患者出现 AF 后，发病率和死亡率会显著增加。这类患者高发血栓栓塞和脑卒中，存在长期抗凝并发症[2]。AF 导致心房强力收缩消失，进一步导致已经受损的血流动力学再度恶化，症状进一步加重。在某些情况下可能发生其他室上性心动过速，如左心房扑动、异位房性心动过速、多灶性房性心动过速、心房异位频繁症状。有时，AF 会继发于这些心律失常[3]。

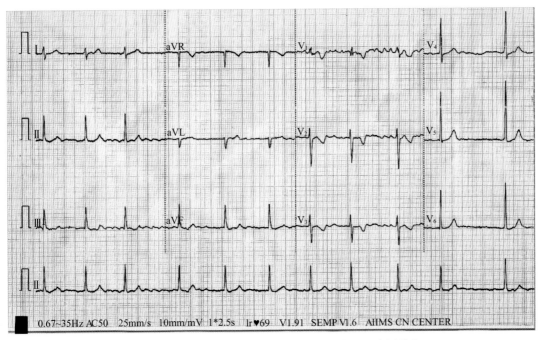

0.67-35Hz AC50　25mm/s　10mm/mV　1*2.5s　lr♥69　V1.91　SEMP V1.6　AIIMS CN CENTER

▲ 图 18-1　伴有心房颤动和心室率得到控制的二尖瓣狭窄

二、流行病学和危险因素

症状性 MS 出现心房颤动的风险为 40%～75%[4]。之前研究发现，21—30 岁年龄段症状性 MS 患者发生心房颤动的风险为 17%，31—40 岁年龄段为 45%，41—50 岁年龄段为 60%，50—60 岁年龄段为 80%[5]。全球 MS 患者中，AF 的发病率为 1.51%。AF 和 MS 患者的 5 年生存率为 64%，而窦性心率患者为 85%。因此，AF 与死亡率增加 40% 有关[6-8]。有一项研究对窦性心率 MS 进行了回顾性分析，结果发现，AF 的每年发病率为 3.5%，如果左心房（LA）体积大于 47mm，则每年发病率增加到 6%[9]。

年龄和 LA 的体积大小是 AF 最重要的危险因素（表 18-1）。研究显示，平均体积为 43～57mm 的 LA 是 AF 发展的危险因素[5, 10, 11]。涉及多个瓣膜也是重要的危险因素之一。超声心动图左心房应变和血流速度、左心室射血分数和右房压也与 AF 有密切关系[12]。AF 与 MS 严重程度的关系尚未明确。针对大多数研究而言，二尖瓣面积不是 AF 唯一的危险因素[13-16]。然而，Moreyra 等发现，瓣膜面积缩小、LA 压升高和肺动脉压升高都与 AF 患病率密切相关[17]。对于轻中度无症状 MS 患者，斑点追踪 LA 应变或许能早于常规 2D 超声心动图，通过检测新房功能障碍来预测 AF 的发展[18]。二尖瓣血流速度时间积分（A-VTI）的心房收缩成分降低，被证实是预测严重 MS 患者发生 AF 风险的最有效方法。A-VTI 是测定心房泵功能的标志物。心房泵功能的降低是 AF 发展的前兆。A-VTI 占总 VTI 的比例为 9% 以下，对预测 1 年内出现 AF 的敏感度为 84%，特异度为 80%。NT-proBNP 和 CRP 等其他生物化学标记物对 AF 也具有预测作用，但目前关联性尚未明确[9]。

表 18-1　使二尖瓣狭窄患者心房颤动发生风险增加的危险因素

- 已确定的危险因素
  - 年龄
  - 左心房大小
  - 多瓣膜参与
- 可能的危险因素
  - 二尖瓣狭窄的严重程度
  - LA 赘生物速度
  - 左心房拉伸
  - A-VTI, A-VTI/VTI
  - 低压喷射分数
  - LV 舒张末压
  - 右心房压力
  - 肺动脉压力
- 相关标记
  - NT-ProBNP, BNP
  - Hs CRP

a-VTI. 心房速度时间积分；BNP.B 利钠肽；CRP.C 反应蛋白；LA. 左心房；LV. 左心室

三、二尖瓣狭窄中心房颤动的病理相关性

发作性 AF 是来源于绝大多数患者肺静脉（PV）引起的自主活动，该说法已被证实。心房颤动是通过结构和电生理改变引起的[20]。风湿性心脏病（RHD）患者 PV 的血管造影和尸检研究显示，PV 的

形态与早期非风湿性 AF 的研究几乎相似。然而，PV 大小与非风湿性 AF 的关系并没有十分密切，也有证据表明 RHD 患者存在 PV 组织炎症[21-23]。

心房压力的长期升高和拉伸导致 LA 腔扩张，从而促进纤维化形成。风湿性炎症也会导致心肌紊乱和纤维化。来自风湿性 MS 患者的左心房活检标本通常显示，在某些情况下类似 Aschoff 结构的内膜增厚和病变恶化。尽管是否存在与风湿性心脏病有关的具体变化值得商榷，但心房颤动的出现与二尖瓣手术时切除的左房组织中的心肌细胞变性、炎症、纤维化和细胞肥大等更严重的病理表现有关。对二尖瓣狭窄手术时切除的 LA 组织进行电镜分析显示，AF 患者的心钠素（ANP）颗粒增多，两组心房压相似。在 AF 患者中，收缩因子（Z 带）耗竭、糖原颗粒积聚和线粒体增加在心肌细胞中更为常见。病情严重时，可见广泛的肌浆空泡形成和髓鞘样及线粒体聚集。大多数 AF 患者可见间质中以胶原束形式出现的广泛纤维化[24-26]。MS 伴 AF 可出现晚期糖基化终产物受体的表达（RAGE），这些受体可导致心肌纤维化增加，它们的表达程度与 MS 的严重程度成正比。RAGE 与肾素 - 血管紧张素（RAS）通路在组织层面上关系密切，它们可能对于 AF 和纤维化的未来治疗产生重要影响[27]。晚期钆增强 MRI（LGE-MRI）评价左房基底膜重构与组织学结果有一定的一致性，可作为评价 AF 患者左房基底膜重构的工具。LGE-MRI 用于评估纤维化的程度，可以很好地展示心房颤动时胶原在左心房的沉积情况[28]。单核细胞（尤其是 M1 巨噬细胞）对 LA 组织的浸润和 NLRP3 炎症小体的过度激活可能在心房炎症中起到积极作用，进而促进血栓形成。中性粒细胞比率、C- 反应蛋白（CRP）、肿瘤坏死因子 -α（TNF-α）、白细胞介素（IL）-2 和 IL-6 等各种炎症标志物，均与 AF 栓塞相关[29-32]。对 MS 的 CD40：CD40 配体比值（一种血小板活化标志物）的研究表明，无论其潜在的心律如何，MS 中都有显著的血小板活化。这个比例与 MS 成正比，因而与二尖瓣狭窄激活血小板也密切相关[33]。

四、电生理异常

心房的病理变化导致其电生理特性发生显著变化。研究显示，经皮经静脉二尖瓣分离术的患者电生理显示明显异常，显示低电压和无电压信号；局部和整体传导异常表现为分次电图、双电位和传导时间延长；有效的不应期正常或延长。针对电刺激而言，这些患者更容易发展为严重的心房颤动。两个心房都存在这些异常现象，相比而言，LA 比 RA 更为明显[34]。慢性心房牵张还导致方向依赖性传导减慢，各向异性会促进心房纤颤[35]。伴 AF 的 MS 的二尖瓣切开术降低了左房有效不应期的电各向异性，但心房传导特性保持不变[36]。

五、心房颤动引起血流动力学紊乱

MS 的 AF 会产生以下血流动力学紊乱现象：①平均心房压力、平均肺静脉压差增加，LA 增大；②严重的 MS 心房收缩增加了 30% 的肺静脉压差，AF 导致心肌强力收缩消失，从而导致心排血量减少 20%[37]；③心率增加和不规则心率导致舒张早期充盈期减少，降低左心室功能，引发心动过速。

AF 的血流动力学变化导致功能受损、运动能力减弱，以及生活质量下降[38]。

六、血栓栓塞和脑卒中

系统性栓塞的主要表现是脑卒中，是心房颤动最严重的并发症，发生于二尖瓣狭窄合并右冠状动脉病变时。相比于 AF（每年 5%），窦性心律 RHD 患者的栓塞发生率显著降低（每年 0.7%）[39]。心房颤动患者的脑卒中发病率与二尖瓣病变、左心室大小、左心室血栓、左心室功能不全、血栓栓塞既往史密切相关[17, 40-42]。在针对 53 例风湿性二尖瓣狭窄患者的研究中，Akdemir 等发现，存在 25% 的无症状脑梗死。LA 扩大与心房颤动的发生增加了无症状脑梗死的发生率（40%）[43]。在中重度 MS 患者中，Holter 检出亚临床心房颤动发生率为 27%。研究显示，亚临床心房颤动导致脑卒中和全身栓塞的风险增加 5 倍[44]。Framingham 数据库显示，在年龄一致的对照组中，RHD 伴 AF 导致脑卒中风险增加 17 倍，每年发病率为 4.5%[45]。

脑卒中的危险因素

对于 MS 合并 AF 的患者，年龄和脑卒中既往史是脑卒中发作的重要危险因素[46]。约 12% 的 MS 合并 AF 患者，脑卒中在 2 周内会再次发作[47]。其他危险因素，如 MS 的严重程度、LA 大小、自发回声对比（SEC）、LA 血栓、LA 赘生物收缩力降低和主动脉瓣反流等，也与脑卒中有一定的联系（表 18-2）。研究发现，SEC 是血栓栓塞的独立预测指标，与心律和 LA 大小无关[48, 49]。在一项对 534 名患者的前瞻性研究中，PTMC 对 MS 合并心房颤动患者的脑卒中有负预测价值。窦性心律、二尖瓣面积、LA 血栓和主动脉反流等因素均可作为血栓的预测因素。MS 中左心耳（LAA）的收缩力下降可能导致 LA 血栓的形成，成为脑卒中的危险因素。然而，一旦血栓形成，在左心室血流速度与收缩能力相对平衡时就有可能发生栓塞[50]。$CHADS_2$ 评分对于心房颤动患者脑卒中风险的预测准确，但是对于瓣膜性心脏病的预测还未被证实。有关 RHD 中 $CHADS_2$ 分数有效的数据很少。在 RELY AF 调查表中，$CHADS_2$ 分数是 RHD 脑卒中发作的良好预测因素，建议常规危险因素（心力衰竭、高血压、年龄 > 75 岁、糖尿病、脑卒中既往史以及全身血栓栓塞）足以成为 RHD 脑卒中发作的危险因素[51]。另一项研究指出，对于 130 名 RHD 合并脑卒中的患者（82% 伴有 AF），脑卒中的复发率更高，每年为 13.6%。RHD 脑卒中发作的死亡率增加 2 倍，脑卒中再复发率几乎是 100%。$CHADS_2$ 评分 2 或 3 指示 AF 合并 RHD 有出现血栓栓塞的风险。CHA_2DS_2VASc 包含了更多的变量计算脑卒中风险，但在 RHD 中的准确性尚未定论。有关 MS 患者窦性心律的代表性研究显示，CHA_2DS_2VASc 分数大于 2 预测存在左心房 SEC（脑卒中风险指标），敏感度为 71%，特异性为 82%。需要更多的研究证实 $CHADS_2$/CHA_2DS_2VASc 分数对于 MS 的作用[54]。有几项研究报道了心率控制对 MS 合并心房颤动患者血栓形成的影响。这些研究表明，控制心室率可减弱伴有心房颤动的 MS 患者的血栓形成前状态，其益处不仅仅是改善血流动力学[55, 56]。

七、诊断评估

（一）症状

心悸和 MYHA 类的恶化是 AF 发展最常见的临床表现。有些患者可能会自诉疲劳、虚弱或头晕，

表 18-2　使二尖瓣狭窄患者血栓栓塞发生风险增加的因素

- 已确定的危险因素
  - 年龄
  - 血栓栓塞既往史
  - 心房颤动
- 可能的危险因素
  - LA 尺寸＞ 5.5cm
  - 二尖瓣狭窄的严重程度
  - 多瓣膜参与
  - LA 赘生物凝块
  - LA 回声对比
  - LA 赘生物收缩性
  - PTMC 既往史（负预测）
- 相关的炎症标志物
  - Hs CRP
  - TNF-α
  - IL-2、IL-6

CRP. C 反应蛋白；LA. 左心房；PTMC. 经皮经静脉二尖瓣分离术

也可能在常规临床检查中发现。有时，脑卒中或外周血栓栓塞可能是 AF 的首发症状。通常，持续的高心室率可能导致心动过速或心力衰竭。由于心房收缩降低和心率控制不佳，MS 中 AF 的发展可能会恶化或加重心力衰竭。心室率过快可能导致头晕或晕厥。

（二）临床检查和调查

在临床检查中，心率不规则，脉搏明显不足（＞ 10），每分钟跳动次数和心音变化都可成为 AF 的指标。心室激活不规则，其速度由房室结的传导特性决定。可变传导产生特征性"不规则脉冲"。心电图作为 AF 的诊断工具（图 18-1），心电图显示正常但不规则的 QRS 波；没有 p 波，但基线可能显示不规则的纤颤波（f 波）。f 波频率为 300～600 次 / 分，振幅、形状和时间上都是变量。有时，AF 的大小是通过 f 波的振幅决定的（V_1 或 Ⅱ ＞ 1mm）。最初认为 f 波振幅是 LA 放大的标记，但随着目前对心房颤动心房电激活认识的加深，这种标准在临床上的实用性有限，而 f 波形态可能只是反映 LA 电压图。轻度 AF 可指示 LA 中存在低电压区域[57, 58]。由于每搏心跳的减弱，AF 中快速的心率（＞ 170 次 / 分）呈现正常心率的假象。有时，左心房扑动或左心房异位性心动过速所呈现的心律可通过心电图识别（图 18-2 和图 18-3）。这些心律的临床特征与 AF 相同。阵发性 AF 需要通过 24h 动态心电图和心脏活动记录仪确诊。这些患者需要更多综合评估，包括超声心动图评估二尖瓣、心房血栓及瓣膜的其他形态。MS 合并 AF 中常见严重心房血栓，需要进行早期手术。

八、治疗

需要强调的是，必须进行防止血栓栓塞并发症的抗凝治疗。控制心率和部分患者需调节为窦性心律，也是适当的治疗方式。

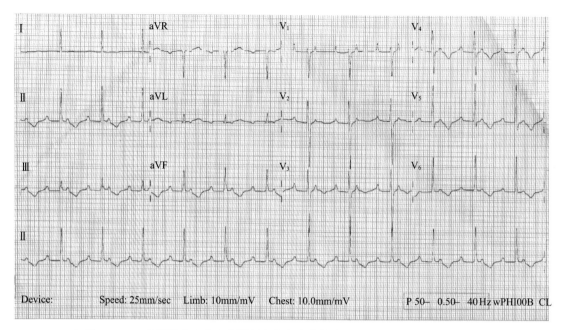

▲ 图 18-2　二尖瓣狭窄患者心电图显示左心房异位房性心动过速，房室传导为 2∶1

请参阅 aVL 中的负 p 波和 V₁ 中的尖锐峰值正 p 波

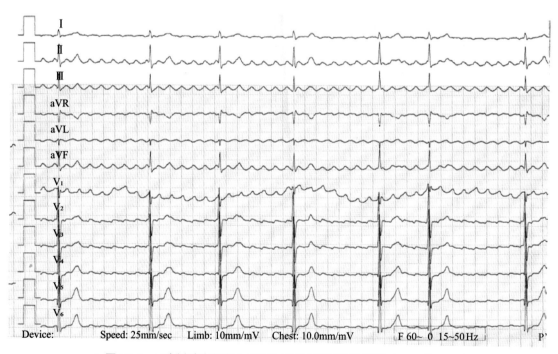

▲ 图 18-3　二尖瓣狭窄伴左心房扑动和可变房室传导阻滞（2∶1 和 3∶2）

导联 V₁ 显示明显的颤振波

（一）血栓栓塞的预防

口服抗凝血药（维生素 K 拮抗药；VKA）是预防风湿性 AF 的重要治疗方式。有关 AF 中抗凝治疗作用的随机试验尚不充分，非瓣膜性心房颤动试验的观察研究和推断支持抗凝治疗对于风湿性 AF 的作用。最近重点关注的 ACC/AHA 指南给出了 I 类建议，在 AF 患者中使用 VKA 的证据等级为

B–NR[59]。华法林的使用降低了风湿性 AF 并发血栓栓塞的风险，从每年 5.5% 降低到 0.7%[11, 40, 60, 61]。抗凝治疗是否对正常窦性心律的 MS 患者有益存在较大争议。脑卒中既往史、年龄增长、LA/LAA 血栓、大体积 LA（> 55mm）和 SEC 均为脑卒中的危险因素，但仅推荐 OAC 用于 LA/LAA 血栓和既往脑卒中。在其他情况下，是否适用 VKA 值得商榷[62-64]。由于社会经济限制以及 VKA 获取困难，因此 VKA 治疗风湿性 AF 比较困难，而且 INR 监测不佳，导致 VKA 疗效较差，出血风险增加。INR 在治疗范围内的百分比也较差（< 40%）[51]。由于风湿性 MS 常见于年轻女性，但华法林的致畸性对于妊娠女性也是十分值得注意的。对于非瓣膜性 AF，新型口服抗凝药（NOAC）更为安全有效，但瓣膜性 AF 应选择性地进行 NOAC 试验。20 000 多名患者的回顾性研究显示，NOAC 或华法林在治疗 MS 患者的出血症状时是没有差异的[65]。INVICTUS 试验正在研究利伐沙班对于风湿性 AF 的作用[66]。截至目前，中重度 MS 的风湿性 AF 不建议使用 NOAC 治疗。单独应用抗血小板或联合应用 VKA 的作用均未得到证实。Pérez–Gómez 等对 NASPEAF 的研究指出，在 MS 和 AF 患者亚组中，抗血小板治疗效果呈现有利趋势。这种影响可能与猝死和心肌梗死发病率降低有关，是否能使用抗血小板治疗和预防风湿性 AF 脑卒中发作仍需要进一步评估[67]。

（二）心律与心率控制

大多数非风湿性 AF 的研究显示，通过比较心律控制策略和心率控制策略，发现心律控制策略生存率更低。尽管心律控制下运动耐受性更好，但患者仍需要频繁出入医院，非心血管疾病的死亡率增加。这些数据主要针对非风湿性 AF 患者，多数患者都需要进行药物治疗[68-70]。这些数据与风湿性 AF 患者无关，风湿性 AF 常见于年轻患者，存在结构性心脏疾病、高发栓塞和脑卒中。伴有心房颤动的 MS 患者难以维持窦性心律。这些患者有限的数据显示，心律的控制是更为重要的[71]。尽管对大多数 AF 患者进行直流电复律可瞬间恢复为窦性心律，但复发率极高，特别是在维持抗心律失常治疗或非药物治疗时[72]。另外，当存在体积较大的 LA（> 55~60mm）时，心脏复律难以成功[73]。目前可用的抗心律失常药物的效果还远不理想，研究发现死亡率依然在增加[74]。PTMC 或外科矫正手术导致二尖瓣面积变大、肺静脉压差减少和 LA 压力减小，但作为一种独立的治疗方法，这些方法在恢复心房颤动患者窦性心律方面效果不佳。然而，这些干预措施可能会增加复律成功率，维持窦性心律[75]。PTMC 或其他组织 NSR 患者 AF 发展的外科手术效果尚不稳定[76]。

风湿性 AF 的心律控制策略很大程度上受到瓣膜手术的干预，目前为止，结果尚令人欣慰。随着导管技术的逐渐细化和不断发展，风湿性 AF 的治疗策略着重于导管消融术，已取得令人满意的效果，同时 PTMC 治疗也得到大力发展[77, 78]。如果 AF 持续超过 24h，在心脏复律之前通常需要 3 周的抗凝治疗。另外，经食管超声心动图排除心房血栓的存在，可在静脉注射肝素抗凝后，立即进行心脏复律。

（三）风湿性心房颤动心律控制的手术方法探讨

1987 年，Cox 等[79] 提出了针对 AF 的 MAZE 治疗。Kosakai 等[80] 认为，对于控制 MS 的 AF，MAZE 疗效显著。对于恢复窦性心律而言，二尖瓣手术合并 MAZE 或者合并修复手术，每年的成功率为 75%，而不合并 MAZE 则只有 26%[81]。30 天内死亡率、心脏起搏器植入、脑卒中，以及栓塞发作等因素没有差异。传统的 MAZE 手术过程中需要大的 LA 切口缝合，延长旁路时间。因此，传统的 MAZE 全过程带来术后并发症风险，如出血、心输入量低和病窦综合征等症状。冷冻消融术和射频消融术替代传统切口缝合术，大大减少了旁路时间，有助于保持心房的机械功能。这些技术在恢复窦性心律方面同样有效。采用盐水灌注导管消融术（SICTRA）的外科导管消融术可有效地恢复 MVR 时的窦性心律。在术后 6 个月，在 MVR 时使用 SICTRA 进行 Cox MAZE 手术，与术后 6 个月 RF 环向 PVI 进行 Cox MAZE 手术的对比研究表明，Cox MAZE 联合 SICTRA 能更有效地恢复窦性心律[82]。有二尖瓣手术指征且有慢性心房颤动的患者应考虑同时进行心房颤动手术。LA 体积过大（> 60mm）、AF 持续时间过长、LA 纤维化、术后早期 AF，以及术后二尖瓣功能障碍持续时间过长等因素，均是 MAZE 成功的负向预测因子[83, 84]。目前技术的改进，如射频导管技术和冷冻消融术，大大缩短了 AF 手术所需的额外时间。PVI 的影响较小，早期的成功引起了不小的关注，AF 消融术和进一步研究都对此报以极大的热情。

（四）风湿性心房颤动心律控制的药理研究

胺碘酮与 PTMC 联合应用，可以治疗约 40% 的风湿性 AF 患者，电复律的成功率增加 87%。AF 持续时间仍然是是否取得长期成功的评判标准[71, 72, 85]。CRAAFT 研究人员指出，电复律将恢复和维持 36% 的 RHD 合并 AF 患者的窦性心律。添加胺碘酮将成功率提高到 69%。这说明，与控制心率对照组相比，恢复和维持窦性心律对于患者而言更为有益，并且改善了症状、提高了 QQL 分数和运动耐力，从而降低了死亡率。胺碘酮以其"心脏安全性"著称，但是它对于风湿性 MS 年轻患者会产生器官影响，并不是最佳选择。

尽管药物治疗在短期内取得了满意疗效，但其结果可能无法长期维持。大型非风湿性 AF 研究表明，所有抗心律失常药物都存在潜在的不良反应，甚至在使用它们之后，将会面临更高的死亡率。由于可用性差、成本较高，以及对于心律失常的恐惧，缺乏 RHD 伴 AF 的 IC 类药物的临床数据。在 RHD 患者中使用这些药物不太可能发生心律失常，因为缺血底物很少或没有，这是导致心律失常的主要原因。

（五）风湿性心房颤动的心律控制：导管法

肺静脉射频消融术（PVI）是治疗非风湿性 AF 的有效治疗方式，但是风湿性 AF 的导管消融术的临床经验非常有限。2001 年，Nair 等认为，冠状窦附近区域是最早的心房活动部位，这个部位的消融成功地抑制了大多数患者的心律失常[78]。研究表明，导管式 PVI 对 PTMC/MVR 术后风湿性心房颤动有良好的疗效[77, 86]。Derejko 等对 14 例二尖瓣成形术后患者进行了 25 次手术，包括 PTMC、外科瓣膜切开术和 MVR。心房颤动和房性心动过速是最常见的心律失常。PVI 是治疗 AF 最有效的手段。以激活和标测的方式来治疗心房扑动和心动过速。尽管独立手术成功率为 35%，但近 3/4 的患者在手术后 2 年内依然维持窦性心律[87]。Machino 等认为，PTMC 合并 RFA 用于治疗 AF 的可行性和安全性更高，成功率一年可达到 90%[88]。

鉴于 PVI 导管技术成功恢复非风湿性心房颤动的窦性心律，以及外科 PVI 与瓣膜手术相结合取得满意的疗效，PVI 导管技术能够有效维持风湿性二尖瓣狭窄伴慢性心房颤动患者 PTMC 中的窦性心律，需要进一步研究评价。

（六）心率控制

心室率的妥善控制可以缓解心率过速带来的血流动力学负面影响。关于永久性 AF 患者心率管理指南尚没有明确定义。尽管目前没有合适的心率控制研究，但人们普遍认识到控制心房颤动的心室反应有利于改善患者症状，特别是改善疲劳与呼吸困难。长期的心室率过快会导致快速心律失常性心肌炎，并且可能导致临床充血性心力衰竭。控制心室率最好考虑到患者休息时、正常活动期间以及剧烈运动时的心率。在休息时，心率最好低于 70 次 / 分。正常活动期间合理的心率区间应该是＜ 80 次 / 分，决不能＞ 90 次 / 分。正常活动期间，心率应该在 90～115 次 / 分，在峰值运动时，比特定年龄段预测的最大心率低 20%～30%[89]。β 受体拮抗药、非二氢吡啶类钙通道阻滞药和地高辛是目前最常用的房室传导阻断药，β 受体拮抗药是最有效的房室传导阻断药。地高辛与 CCB 和 β 受体拮抗药具有协同作用，但单独使用时对心率的控制效果不佳。静脉注射地尔硫䓬、维拉帕米或 β 受体拮抗药可有效地控制心率，应用于症状严重的患者。房室结点梗阻和起搏一般不需要控制心率。

九、结论

MS 合并 AF 的死亡率和发病率极高。抗凝仍然是预防血栓栓塞并发症的主要治疗方法。利用房室节点阻断剂控制心率仍然是目前最有效的做法，然而，心律控制也已经成为新兴的治疗方式。

第 19 章　先天性二尖瓣狭窄
Congenital mitral stenosis

Danny Manglani　Saurabh Kumar Gupta　著

一、概述

先天性二尖瓣畸形代表了一组异质性疾病，通常与其他先天性心脏病（CHD）有关，有临意义的异常是罕见的，影响了 0.4% 的 CHD 患者[1, 2]。然而，轻微二尖瓣异常并不少见，0.5%～1% 的健康学龄儿童可发生形态或功能的改变[3, 4]。二尖瓣异常患病率与轻度畸形有关，反流合并狭窄比单纯反流或狭窄更常见[5]。本章将着重探讨二尖瓣异常及严重二尖瓣狭窄（MS）。

二、二尖瓣的胚胎和形态学

本章暂不对二尖瓣的发育和形态进行详细讨论。然而，对于先天性 MS 的病理和处理进行简要的讨论却非常重要。

（一）正常二尖瓣

二尖瓣的命名来源与主教的 "miter." 相似，二尖瓣由二尖瓣环、前瓣、后瓣、腱索和乳头肌组成。二尖瓣环呈鞍形，外侧和内侧铰链点低于前后铰链点两个瓣中，前（主动脉）瓣比后（附壁）瓣更宽，前瓣和后瓣分为三个部分。瓣膜沿着一条线闭合。闭合线的两端，位于前侧和后侧，称为连合。因此，二尖瓣的两个连合位于前外侧和后内侧。然而，一些作者认为，二尖瓣是双叶的，只能有一个连合，即曲线并线[5, 6]。这些瓣膜附着于两个乳头肌上，通常位于腱索的前外侧和后内侧。与三尖瓣不同，二尖瓣不附着在心室隔膜上。

（二）胚胎学

先天性 MS 导致二尖瓣器官发育不良。二尖瓣约在妊娠的第 4 周形成。在妊娠第 6 周，心内膜垫融合术将房室管分为左右两个交界处[7]。正常情况下，主动脉瓣或前瓣是由左侧上下垫并置而来，除了通过乳头肌外，与心室肌没有附着。另外，附壁或后瓣是由一片房室心肌突入并生长到心室腔而形成的，随后在其表面形成瓣膜间质[8, 29]。在妊娠第 8 周，孔口形状似月牙形，其两端与左心室小梁肌的致密柱相连。这些柱形成一个肌肉嵴，其前部和后部成为乳头肌[7]。嵴肌向乳头肌的转变是通过分层进行的，这是肌肉逐渐松弛的过程。同时，除了在将来的腱索插入处，缓冲组织与嵴的心肌失去接触。免疫组织学分析证实，瓣膜和腱索起源于缓冲组织，而乳头肌则来自心室肌[7, 8]。

　　二尖瓣血流模式的改变是通过改变血流动力学模式[9]和局部基因表达改变二尖瓣的发育[10]。因此，先天性二尖瓣异常很常见，包括左心室、室间隔和心室流出道畸形[5]。

三、先天性二尖瓣疾病的分类

　　二尖瓣病变分为狭窄及反流，但该说法并不准确，因为大多数异常会导致狭窄合并反流，形态变化增加了复杂性。结合生理和形态异常进行更详细的分类。相比于二尖瓣狭窄，二尖瓣反流更为常见，3/4 的先天性二尖瓣异常都存在二尖瓣反流[11]。

（一）形态学分类

　　1971 年，Davachi 等首次提出了二尖瓣疾病的分类[12]。前几种分类相对复杂，包含狭窄和反流。Ruckman 和 Van Praagh 首次将先天性 MS 进行分类[13]，将先天性 MS 分为四类，即典型的先天性二尖瓣狭窄、发育不良型二尖瓣狭窄、二尖瓣上环和降落伞式二尖瓣。1994 年，Moore 等修改了 Ruckman 的分类标准，并将发育不良型二尖瓣狭窄分为典型乳头肌对称和非典型乳头肌不对称[14]，增加了二尖瓣双节流孔的分类。发育不良型二尖瓣狭窄是最常见的类型，见于 74% 的患者，而双孔二尖瓣畸形是最不常见的类型[11]。

（二）手术分类

　　尽管形态分类有助于详细描述二尖瓣病理，但对手术修复影响不大。1998 年，Carpentier 等根据梗阻的位置，将先天性 MS 分为正常乳头肌的严重瓣膜病变和异常乳头肌的严重瓣膜下病变[15]。尽管这种分类方法简单，但它提供了病理解剖学的见解，并指导了外科修复。

　　临床上，相关性更高的分类方式是结合形态和手术来分类的先天性二尖瓣狭窄（表 19-1）。然而，在某些情况下，梗阻分为多个级别，不存在准确的分类。在某种情况下，描述性分类更合适。

表 19-1　先天性二尖瓣狭窄的临床分类

受损部位		形态变异
1.	瓣膜	二尖瓣上环 双孔二尖瓣畸形
2.	二尖瓣环	发育不良型二尖瓣
3.	张肌	弓形二尖瓣（吊床型二尖瓣）
4.	乳头肌	降落伞式二尖瓣（Parachute mitral valve） "降落伞样"二尖瓣畸形（Parachute-like mitral valve）

四、临床表现

先天性二尖瓣狭窄在男性中更常见（男女比为 1.5：1）[16, 17]。临床表现不稳定，不仅与反流的程度有关，且还受相关畸形和严重程度的影响。临床表现包括无症状二尖瓣狭窄儿童患者的意外检出、婴儿早期营养不良、生长发育迟缓、心力衰竭及复发性呼吸道感染。单纯的 MS 很少导致心源性休克。需要查出导致心室流出道梗阻的心脏畸形。

尽管其生理改变与风湿性 MS 类似，但临床表现有所不同（表 19-2）。这些差异形成的主要原因是由于先天性 MS 瓣膜下结构的不同导致。瓣膜的运动受限阻碍了第一心音和开瓣音的出现。体格检查时，心尖部出现有一个低音调的舒张中期杂音，但没有或仅有轻微收缩期前加强。存在肺动脉高压时，肺部第二心音声音响亮。

表 19-2　风湿性和先天性二尖瓣狭窄的差异

	风湿性 MS	先天性 MS
病理学		
联合融合	是	无
瓣膜下病理	+	++
钙化	正常	正常
合并 CHD	罕见	正常
临床表现		
年龄组	青少年和成年人	儿童
男 / 女	常见于女性	常见于男性
开瓣音	+	−
S1 响亮	+	−
收缩前加重	表现	没有
ECG		
心房颤动	常见（青少年 MS 少见）	罕见
超声心动图		
M 模式评估	可靠	多数不可靠
压力减半时间法	可靠	不可靠
二尖瓣平面测量	可靠	困难（偏心孔）
治疗		
BMV	首选	并发症发生率高，成功率低
综合切除术	良好的效果	仅作为瓣膜成形术的一部分
瓣膜成形术	罕见	首选
二尖瓣置换术	环形的	环形或上环形

S1. 第一心音；ECG. 心电图；BMV. 二尖瓣球囊成形术；CHD. 先天性心脏病

存在连合病变，临床表现极为复杂。左向右分流合并三尖瓣疾病导致肺静脉血流增加，高估二尖瓣狭窄程度。如果左向右分流的儿童患者舒张期杂音比预想的还要响亮，应该怀疑合并 MS。同样地，症状或肺动脉高压不能判定左向右分流的严重程度，应评估 MS[17, 18]。

五、诊断评估

（一）心电图

轻度狭窄可能显示完全正常的心电图（Electrocardiogram），而左心房扩大可能是提示中度狭窄的唯一证据。右心室肥大、右轴偏差和右心房扩大提示存在继发于严重 MS 的肺动脉高压。与青少年和成人风湿性 MS 不同，心房颤动对于患先天性 MS 儿童是罕见的[17, 18]，这可能与疾病持续时间较短有关。

（二）胸部 X 线片

胸部 X 线片对轻度或中度 MS 的诊断效用有限，因此并不作为常规检查。即使对于严重 MS 的儿童，胸部 X 线片也不是一种有价值的检查工具。严重的 MS 在血流动力学上可能存在左心房增大和肺静脉高压等影像学征象。心脏增大和右心房扩大提示肺动脉高压和右心室功能障碍。

（三）超声心动图

通过提供形态和生理学信息，超声心动图可完整评估二尖瓣病理状态。几乎可以提供完整的血流动力学和形态学信息，以此安排临床治疗时间及制订治疗方案。延长的 EF 斜率、二尖瓣后叶的反常前向运动、风湿性 MS 的典型 M 型特征，对于诊断先天性 MS 的价值有限[17, 19]。

心脏断层超声检查是了解先天性 MS 病理生理学的独特诊断工具。更重要的是，超声心动图可以检测出较轻微 MS，在合并 CHD 时具有重要意义。所有患 CHD 的儿童，特别是那些圆锥动脉干异常及左心室流入、流出道梗阻（Shone 综合征）的患儿，应接受二尖瓣评估。一旦超声心动图初步评估为MS，应重点关注血流动力学和形态异常。

1. 病情严重程度的评估

与成人风湿性 MS 不同，儿童 MS 严重程度并不是基于面积测量法进行评估的，这是由于大多数情况下，儿童瓣口偏心，狭窄不在瓣膜合瓣区二尖瓣形态的整体外观（包括腱间在内），决定了 MS 的严重程度。利用脉冲多普勒定位梗阻的最大部位。当存在左向右分流或二尖瓣反流时，应注意观察跨瓣膜压力阶差。由于儿童心率较高且存在其他相关病变，无法应用压力减半时间法作为诊断工具[19]。三尖瓣和肺动脉射血分数用于评估右心室和肺动脉压力，相反，也有助于评估二尖瓣狭窄的血流动力学意义。

2. 形态评估

形态评估是先天性 MS 超声心动图评估中最重要的方面。由于二尖瓣解剖复杂，需仔细评估每个部位，操作者应意识到需遵循"从心底到心尖"或"从心尖到心底"的检查顺序，因为通常不可能遵循儿童标准成像顺序。值得注意的是，节段法在确定静脉 – 心房、房室和心室 – 动脉连接异常及相关畸形方面的重要性，怎么强调都不过分。

对大多数患者而言，二维（2D）超生心动图是最佳的评估手段。然而，对所有异常方面的完整评估仍然有困难。无法证明手术透视增加了 2D 超声心动图的局限性。三维（3D）超声心动图通过提供"手术视图"和二尖瓣及相邻心脏结构的三维视角，改进了原有可视化的局限性，也可以更好地了解疾病的病理解剖学。三维彩色多普勒有助于定位梗阻部位。双平面超声心动图利用三维回波探头和三维重建技术，特别是多平面重建模式（MPR），定位二尖瓣短轴位置，可准确测量二尖瓣面积。目前，超声心动图的快速在线和离线功能进一步提高了 3D 超声心动图在临床实践中的可接受性[11, 17, 19–21]。

详细的形态学评估可快速改善手术技术、调整手术方案。尽管有些专业术语经常应用于临床实践中，但还不足以指导现代手术修复技术。另外，对二尖瓣的每个部位进行详细分析，可为外科医生提供个性化修复方案[11, 22–25]。

（四）磁共振成像

磁共振成像（MRI）对于先天性 MS 的评估作用有限，高质量的超声心动图几乎提供了所有相关信息。学习认识时间过长，还需要对儿童患者进行全身麻醉，导致 MRI 的应用并不广泛。然而，MRI 检查提供了先天性 MS 并发畸形的宝贵血流动力学信息。二尖瓣和左心室（LV）的血流量和容积分析为疑似 LV 发育不全的双心室修复手术提供了关键信息[22]。

（五）心导管插入术和心血管造影

由于现代超声心动图和无创性心脏成像的发展，常规的心导管插入术已被取消。心导管插入术已成为经皮干预治疗的一部分。然而，仍然需要通过血流动力学来评估室间隔缺损（VSD）并发动脉导管未闭（PDA）儿童患者的手术可操作性。MS 的存在，通过引起毛细血管后肺动脉高压，似乎可以保护这些患者，使其免于发展成不可逆的肺血管疾病[26, 27]。

六、导致先天性二尖瓣狭窄的病变

先天性 MS 的病理异常具有异源性和复杂性。各种病理形式存在很大的模糊性，不同的作者对相似的形态异常使用不同的术语描述。外科医生和心脏病专家描述的差异也增加了复杂性。

（一）发育不良型二尖瓣

针对这种形式的先天性 MS，由于二尖瓣发育不良，二尖瓣所有部位都存在畸形。小叶增厚，室间间隙消失，乳头肌变形（图 19-1）[13, 14, 16, 28–29]。这些病变是先天性 MS 最常见的病因，且皆会导致单纯的畸形或左心发育不全等症状。小叶增厚和卷曲的游离边缘存在非合流区，说明同时存在反流。

（二）二尖瓣上环

二尖瓣上环是二尖瓣环纤维膜附近的一种纤维环。该环位于左心耳的远端，与三房心不同。周围受累的程度决定了症状的发作情况和严重程度[30]。根据环的位置可分为两个不同的亚型，较为严重的是二尖瓣内环同时伴瓣膜病变，症状较轻的是二尖瓣上环且瓣膜正常[30]。二尖瓣内环型中，纤维膜附着在小叶上，而在二尖瓣上环中，纤维膜附着于二尖瓣环上。

超声心动图提供了纤维膜的良好视图，对二尖瓣上环有更好的诊断价值（图 19-2）。有时，太靠近小叶的非圆周环可能使检查更具挑战性。得出诊断后，手术切除二尖瓣上环。另外，除了切除纤维环，二尖瓣内环型还需修复其他二尖瓣畸形[17, 30]。尽管手术切除了纤维环，若是未能诊断和治疗其他类型梗阻，仍会导致 MS 残留。幸运的是，残留的 MS 一般不严重，大多数儿童都不必再手术[17]。

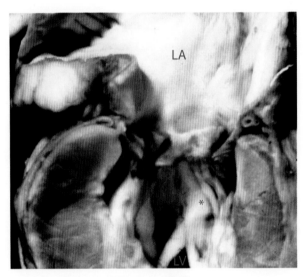

▲ 图 19-1 典型 MS

二尖瓣发育不全、发育异常、增厚，乳头肌增厚、变形，在左心室发育不全的情况下，室间隔消失（＊）（由 Prof. Robert H Anderson，Institute of Genetic Medicine，Newcastle University, UK 提供）

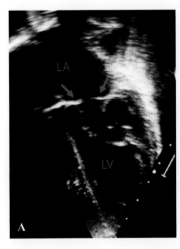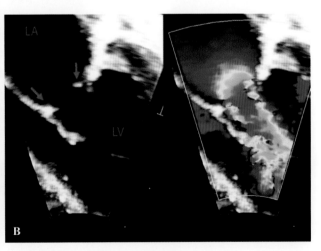

▲ 图 19-2 经胸超声心动图显示二尖瓣上环

A. 典型的二尖瓣上环；B. 二尖瓣变异。注意，面板 B 中的湍流开始于靠近吸收线的位置（视频 19-1）

（三）弓形二尖瓣（吊床型二尖瓣）

这种罕见的病变是由于腱索错误肌型化导致的。腱索融合，难以区分腱索和乳头肌（图 19-3）。通常存在两个以上的乳头肌，额外的乳头肌附着于后瓣上。左心室（LV）后游离壁上的次级腱索也附着于小叶中部。这种有缺陷的腱索和乳头肌的结合会导致小叶固定和腱索间隙变小。其结果导致二尖瓣反流，狭窄程度会产生变化。病理学家认为此为弓形二尖瓣，而外科医生则认为它是吊床型二尖瓣[11, 17, 29, 31]。

超声心动图显示，二尖瓣孔口大小正常，二尖瓣形态较短、厚，分化不良的腱索直接连接到狭窄的乳头肌，不存在腱间空间（图 19-4）。弓形二尖瓣重建术较为复杂[32]。手术技术包括在腱索开窗、切除次级腱索和（或）副乳头肌。

（四）降落伞式二尖瓣

降落伞式二尖瓣指的是两个瓣膜附着于一个乳头肌上。Shone 等最初认为这种情况出现在单一乳头肌的心脏[33]。但更多的情况是，存在两块紧挨着的乳头肌融合（图 19-5）。一般情况下，出现前外侧肌肉发育不良，后内膜乳头肌较为粗壮。在定义 PMV 组成时产生了巨大争议。Rosenquist[34] 和 Carpentier[15] 等认为应包含融合的乳头肌。而 Ruckman 和 Van Praagh[13] 等则认为它们不应包含于 PMV 的定义中。从实际情况来看，这些情况都存在相似的血流动力学和外观。通常，单一乳头肌畸形的儿童被认为是 PMV，而其他存在两个对称或不对称融合肌的儿童被称为"降落伞样"二尖瓣畸形（PLMV）[35]。这种区别对于瓣膜重建手术是十分重要的（见后文）。

超声心动图，特别是 3D 重建技术，提供了所有相关形态学细节。中间腔水平的胸骨短轴视图显示单个或两个融合乳头肌。在心尖或肋下长轴视图中，与乳头肌中央相连的两个瓣膜的对称圆顶，呈"梨形"外观，左心房形成基底，二尖瓣小叶位于心尖，与乳头肌相连形成中央柄（图 19-6）[36]。

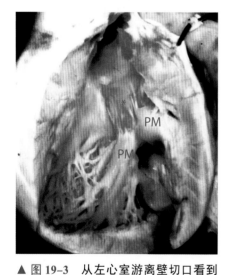

▲ 图 19-3　从左心室游离壁切口看到一个吊床型二尖瓣的儿童心脏标本

腱索与微小的腱间间隙融合在一起（由 Prof. Robert H Anderson，Institute of Genetic Medicine，Newcastle University，UK 供）

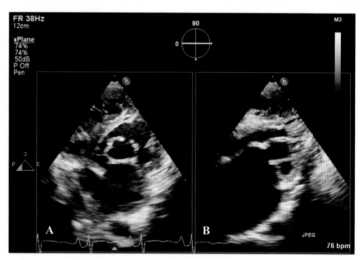

▲ 图 19-4　双平面超声心动图显示正常的二尖瓣口（A），短而粗的腱索直接附着在乳头肌上（B）

由 Prof. Shyam S Kothari，All India Institute of Medical Sciences，New Delhi，India 提供

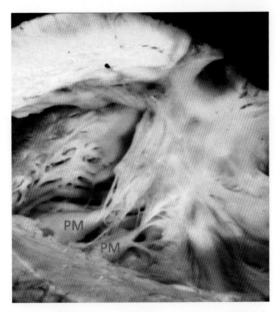

▲ 图 19-5　"降落伞样"二尖瓣畸形（PLMV）的婴儿心脏样本

注意两个紧靠在腱索上的乳头肌（PM）（由 Prof. Robert H Anderson，Institute of Genetic Medicine，Newcastle University，UK 提供）

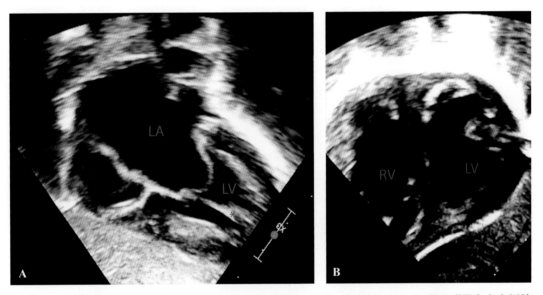

▲ 图 19-6　胸骨下长轴超声心动图（A）显示呈"梨形"外观（视频 19-2）；B. 显示附于左心室侧壁的单个乳头状肌（*）

　　幸运的是，尽管存在明显的超声心动图和病理异常，但大多数儿童只表现轻微症状，甚至无症状，在近十年内不需要进行手术[37, 38]。手术取决于相关病变的程度，手术修复包括腱索开窗、乳头肌分裂和合并[22-25, 38]。相对于 PLMV，左心室发育不全更常见的是 PMV，无须双室修复。

（五）双孔二尖瓣畸形

　　双孔二尖瓣畸形（DOMV）在房室间隔缺损中常见。有时会见于正常心脏。正常房室连通中，每个孔口都有腱索和乳头肌支撑。Trowitzsch 等根据瓣膜下位置不同将 DOMV 分为完全桥型、不完全桥型和孔型[39]。在大多数情况下两个孔口不相同，出现两个相同孔口的概率是 15%[40]。在胸骨旁或肋下短轴视图中可以清楚地看到 DOMV 的两个孔口。DOMV 不是正常的二尖瓣椭圆形状，而是舒张期时展开的两个圆（图 19-7）[6]，但仅仅出现两个孔口不足以诊断为 DOMV，需两个孔口顺流。二尖瓣反流出现的风险为 43%，二尖瓣狭窄为 13%，而狭窄合并反流的情况为 6.5%。37% 的患者出现 DOMV，并不影响血流动力学[40, 41]。

七、治疗

MS 合并其他病变时，根据联合病变的严重程度和复杂程度制订治疗方案。单纯的先天性 MS 中，梗阻的严重程度和发生机制决定了治疗策略。如前所述，并非所有的二尖瓣畸形都存在显著的血流动力学影响，仅需要仔细随访就可以。轻、中度狭窄患者不需要干预治疗，这可能受益于心率的控制和利尿药的应用，但需要注意的是，应避免激进的利尿和控制心率。先天性 MS 是一种进行性疾病，因此所有患者都应定期随访，监测梗阻和二尖瓣反流的进展情况，并寻找可能出现的其他并发症，如发育不良、复发性下呼吸道感染和肺动脉高压的发展[17]。

严重 MS 患者需要通过经皮球囊二尖瓣成形术或二尖瓣成形术或二尖瓣置换术来缓解梗阻。尽量避免使用人工二尖瓣。在选择任何治疗策略之前，必须仔细评估瓣膜成形术和双室修复的可行性。严重发育不全的二尖瓣，z 评分 < 3，左心室容积指数 < 25ml/m²，存在严重的心内膜弹力纤维增生症，以及相关的升主动脉发育不良，无法进行双心室修复[22]。在确定先天性 MS 的严重程度时，必须仔细阐释相关病变对 MS 严重程度评估的影响。先天性 MS 治疗流程见图 19-8。

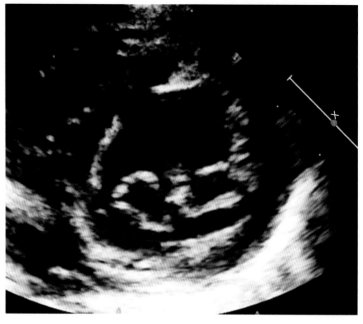

▲ 图 19-7　胸骨旁短轴位经胸超声心动图显示二尖瓣两个大小相等的孔

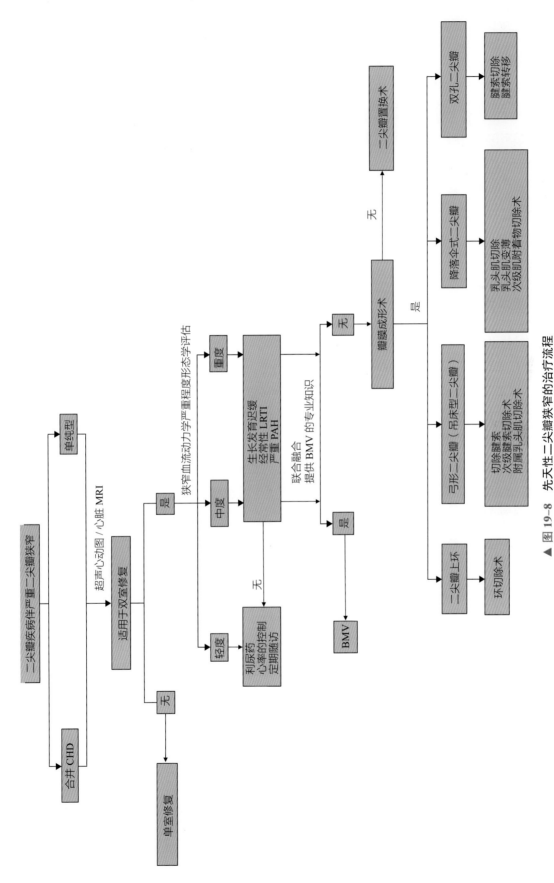

▲ 图 19-8　先天性二尖瓣狭窄的治疗流程

CHD. 先天性心脏病；MRI. 磁共振；PAH. 肺动脉高压；LRTI. 下呼吸道感染；BMV. 球囊二尖瓣膜成形术

（一）经皮球囊二尖瓣交界分离术

经皮经颈静脉二尖瓣交界分离术（PTMC）是风湿性 MS 的最佳治疗方式，可很好地缓解梗阻 MS。虽然综合切除术可以缓解风湿性 MS 的狭窄，但如何缓解先天性 MS 尚不清楚，这可能是由于瓣膜撕裂和肌肉破坏造成的。因此，应优先考虑球囊二尖瓣瓣膜成形术（BMV），其次为 PTMC。此外，不同于风湿性 MS，BMV 是针对性的，它只推迟了先天性 MS 的手术修复时间。

McElhinney 等认为，接受 BMV 的 64 名儿童中，超过 50% 的儿童都无须接受再干预治疗。40% 行 BMV 的患者 5 年内都免于再治疗 [42]。然而，28% 的严重 MR 儿童患者，需要进行二尖瓣置换术。对于婴儿患者复杂的二尖瓣解剖，BMV 的结果并不理想。另外，BMV 易导致二尖瓣不受控制的断裂，增加外科手术修复风险。一般来说，考虑到并发症高发及需要再干预治疗，BMV 并不是大多数儿科心脏病专家的首选 [17]。

（二）手术管理

先天性 MS 的异质性、相关病变的存在及罕见性使手术管理更为困难。严重的左心室和二尖瓣发育不全需要仔细评估双室修复的可行性。在临界病例中，二尖瓣修复术可能会导致严重 MS 残留和肺动脉高压，增加儿童未来进行单心室姑息手术和心脏移植的可能性。因此，需要了解在这种高风险的情况下，手术修复失败的可能性增加。在新生儿时期需要意识到早期房间隔切除加肺动脉环扎术可以为将来的单心室姑息治疗做好准备 [17, 22]。

如具有适宜的瓣膜解剖，应及时进行双室修复和二尖瓣瓣膜成形术。狭窄的机制决定了其他手术方式和结果。如果存在不适合手术修复的瓣膜，应由人工瓣膜替代。与成人的环形假体置换 MV 不同，儿童的假体常常被放置于二尖瓣环上 [43]。即使在没有瓣膜功能障碍的情况下，假体的环上位置限制了 LA 的顺应性，也会导致肺动脉高压 [43, 44]。相比环形置换术，发病率和死亡率增加 [44]。Tierney 等针对 118 名年龄超过 5 岁二尖瓣置换术后的儿童患者进行调查，其中有 32% 的患者进行过瓣膜假体置换术。环上二尖瓣置换术的儿童生活质量下降，56% 的患者需再行二尖瓣置换手术 [45]。目前，大多数的人工二尖瓣置换都放在环形位置。

最近的报道表明，手术效果得到改善，压差降低 60%～70%，医院内死亡率约为 10% [46]。生存率和无再干预的情况正在稳步提高，一些医疗中心报道的 1 年和 5 年生存率分别为 98% 和 95.7%。10%～25% 的患者再次进行二尖瓣成形术和二尖瓣修复术。最好的手术结果是在小叶上方有一个孤立的二尖瓣上环，而 PMV 的手术效果最差 [46]。除了并发心脏畸形和二尖瓣病变外，介入治疗的年龄越小，再干预的风险就越大。与瓣膜成形术相比，BMV 后再干预治疗的概率更大。

八、总结

各种类型的畸形导致了单纯的 MS 或并发其他心脏异常的 MS。超声心动图的形态和血流动力学改变的详细评估是决定治疗时间和治疗策略的关键。手术治疗是最佳选择，只有在无法进行瓣膜修复术的情况下，才进行二尖瓣置换术。

九、视频

视频 19-1（https://youtu.be /Y9wTkvoXMDU）：彩色超声心动图显示二尖瓣内环及从环开始的血流紊流。

视频 19-2（https://youtu .be/ge1136bSrXk）：单乳头肌。

第 20 章 退行性二尖瓣狭窄

Degenerative mitral stenosis

Neeraj Parakh 著

一、概述

退行性二尖瓣狭窄（MS）是二尖瓣环的慢性退行性病变，导致二尖瓣钙化（MAC）和老年二尖瓣狭窄。随着人口老龄化、高血压、辐射和左心室肥大等危险因素的不断增加（特别是在发达国家），退行性 MS 的患病率也在增加。退行性 MS 的基本病理变化是二尖瓣纤维环的缓慢进行性钙化，可能发展为严重的环状钙化、MS 和（或）二尖瓣反流（MR）[1]。

二、流行病学和危险因素

MAC 和退行性 MS 的患病率因人群特征、所使用的成像方式和所用的定义而有所不同。在一项以社区为基础的研究中，随机选择的未患先天性心脏病的成年人（45—84 岁）的 MAC 患病率为 9%[2]。在老年患者（62—65 岁以上）中，患病率上升到 42%～55%[3, 4]。然而，严重的 MAC 导致 MS 相对少见，发生于 6%～8% 的 MAC 患者中[5]。在日本超声心动图研究中，退行性 MS 的患病率为 0.22%，在 > 90 岁的老年人群中，其患病率为 2.5%[6]。欧洲心脏病研究中，超声心动图显示退行性 MS 占所有 MS 患者的 12.5%。如果将年龄考虑在内，在 60—70 岁、70—80 岁和 > 80 岁年龄组中，退行性 MS 分别占所有 MS 病例的 10%、20% 和 30%[7]。其他研究报道显示，退行性 MS 可能占所有 MS 病例的 26%[8, 9]。

MAC 的危险因素包括高龄、女性、慢性肾脏病、糖尿病、高血压、血脂异常、体重指数增加、主动脉瓣狭窄和左心室肥大[2, 10]，胸壁放射也被认为是 MAC 的危险因素。其他相关因素包括白种人、吸烟、高 C 反应蛋白和多态性相关的炎性基因 *IL1F9*[11-14]。

退行性 MS 是一种缓慢退行性的疾病。研究显示，每年二尖瓣阶差在退行性 MS 中的发展速度为（0.8±2.4）mmHg[15]。瓣膜面积较小及缺乏 β 受体拮抗药的使用导致发展速度进一步增加。另一项研究显示，每年二尖瓣阶差的平均增加速度为 2.0mmHg[16]。与主动脉钙化不同，退行性 MS 无法进行长期的前瞻性研究。只有一项大型回顾性研究评估了 1004 名退行性 MS 患者，平均随访时间为（3.5±2.8）年[17]，平均年龄为（73±14）岁。1 年、5 年和 10 年存活率分别为 78%、47% 和 25%。5 年死亡率是美国普通人群预期死亡率的 3 倍。退行性 MS 程度较为严重的生存率较低。因此，退行性 MS 的预后很差。

MAC 或许会导致动脉粥样硬化，因为它通常与冠状动脉和主动脉钙化有关。在一项研究中，MAC 对严重冠状动脉疾病有 92% 的阳性预测价值[18]。在另一项针对 65 岁以上患者的研究中，27% 的患者并发了主动脉钙化和 MAC[3]。MAC 被描述为心血管事件的独立危险因素，如心血管死亡率、卒中、心肌梗死、心房颤动[19-21]。

三、病理生理学

MAC 是一个钙磷异常的多因素过程。动脉粥样硬化和血流动力学可能会进一步导致钙化过程。MAC 通常存在二尖瓣纤维环，后环比前环受到更多影响，涉及整个纤维环的病例仅占 1.5%[22]。二尖瓣环结构类似鞍形，为心房和心室肌提供重要的结构支撑。二尖瓣环运动通常由心房和心室收缩和舒张决定。可分为三种类型的二尖瓣环运动：①向左心室（LV）心尖的平移运动；②周向收缩；③横穿心肌间轴的折叠运动。LV 收缩期时，折叠运动可防止瓣膜在收缩期时发生变形。因此，由于 LV 收缩压增大，折叠运动降低了瓣膜闭合压力。二尖瓣孔口和 LV 收缩压是二尖瓣环形压力的两个主要决定因素。由于 LV 收缩压增加（反过来导致二尖瓣闭合压力增加）、二尖瓣环应力过度增加，导致纤维张力和创伤。环状创伤的部位是营养不良钙化的病灶，导致 MAC[23]。钙化过程可能延伸到瓣膜小叶的底部，很少会进一步延伸到小叶，尤其是前叶，这限制了它的活动性。很少涉及心室肌和乳头肌。与风湿性 MS 不同，退行性 MS 中不存在交界融合[24]。

二尖瓣的几何畸变、钙化突出、舒张期二尖瓣环的正常扩张减少、二尖瓣前叶的活动性受损，是 MAC 诱发 MS 的可能机制[25-27]。

干酪钙化是 MAC 一种罕见的病变。回声致密的粗大圆形肿块，位于中央回声区，可能需要进行心脏探查。由钙、脂肪酸和胆固醇混合物组成，似牙膏般稠密，容易误认为是肿瘤[28, 29]。干酪样环状钙化回声密度较低，非接触式增强 CT 可以很好地识别。

四、临床特征

患者常主诉劳累性呼吸困难、疲劳及运动不耐受。常见肺动脉高压和心房颤动。舒张中期杂音是 MS 的标志，比风湿性 MS 更难识别。

五、诊断

超声心动图仍然是诊断退行性 MS 的主要成像模式[30]。二尖瓣环和小叶底部钙化是突出的表现。超声心动图可识别钙化，其回声密集，声影明显。然而，超声心动图不能区分钙化致密的胶原蛋白，因为其组织特征较难辨别。瓣膜小叶变厚，二尖瓣前叶偏移减少，未见交界融合。可通过评估二尖瓣面积及平均静脉压差，判断 MS 的严重程度[30]。评估二尖瓣面积可通过多种方法，如面积测量法、压力减半时间法、连续性方程和近端等速表面积法。尽管风湿性 MS 利用这些方法进行评估，但是在退行性 MS 中，血流动力学研究未经手术证实。平面测量法可以通过二尖瓣孔的二维或三维检查来进行。二尖瓣解剖结构的扭曲和钙化给胸骨旁短轴视野和评估二尖瓣面积带来了很大困难。从某种程度上讲，可以通过三维超声心动图来克服。由于老年患者 LV 顺应性下降，压力减半时间法可能会高估瓣膜面积。尽管连续性方程式法最适合退行性 MS，但这种方法十分耗时。另外，可能存在反流病变，导致结果偏差。

通过多普勒超声心动图评估平均静脉压差，有助于量化 MS 的严重程度。在风湿性 MS 中，平均压差为 10mmHg 代表严重 MS。尽管未经验证，但风湿性 MS 和退行性 MS 有相似的判断标准[30]。必须注意的是，静脉压差受心率、二尖瓣流量、合并 MR 及房室顺应性的影响。

超声心动图评估应包括视觉表现、钙化、增厚、小叶活动性、吸收程度、二尖瓣面积、压差和 MR 的严重程度。钙化程度最好在胸骨短轴（或等效 TEE）视图中查看。

当超声心动图评估不准确时，心导管插入术是黄金标准。冠状动脉评估是心导管插入术的另一个金标准。透视检查也提供了钙化程度的评估（图 20-1）。

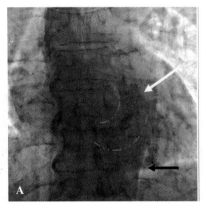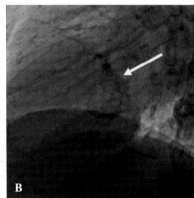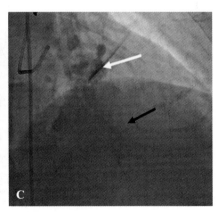

▲ 图 20-1　二尖瓣环钙化（白箭和虚线间）伴心肌扩张（黑箭）的荧光成像
A. 正位；B. 侧位；C. 右斜位

计算机断层扫描（CT）是评估钙化程度的最佳方式。它为超声心动图提供了补充数据。心电图门控 CT 也可以用于通过平面计算法计算二尖瓣面积。CT 还提供有关冠状动脉、心脏解剖、心腔容积、心内血栓、射血分数和室壁运动异常的信息。

先进的成像技术，如三维心内超声心动图或与 CT 的融合成像，可以打破传统超声心动图和 CT 评价 MAC 的局限性。

六、治疗

退行性 MS 的治疗主要是通过服用利尿药和心率控制（通常使用 β 受体拮抗药）等治疗方式[31]。目前，没有治疗方式可阻止 MAC 发展。对于那些存在症状的患者，尽管有各种治疗方法，但选择治疗方案仍是十分困难的。经皮或手术切除术对退行性 MS 没有帮助。尽管技术上具有挑战性，但二尖瓣置换术仍是一种不错的治疗方案[31, 32]。

（一）二尖瓣置换术

中老年患者存在环状钙化及多种并发症，这使手术治疗更具挑战性。MAC 会影响手术过程中二尖瓣环的重建、缩小和重调。另外，还会影响瓣膜缝合线的放置。二尖瓣环钙化清创重建是退行性 MS 的标准手术方法。二尖瓣环清除术可能导致心室破裂，损伤左回旋冠状动脉或导致心房和心室分离[33, 34]。部分外科医生应用超声粉碎对 MAC 进行脱钙处理[35]。钙化环条周围的环周深缝可用于固定人工二尖瓣，但会增加对左旋动脉的损伤和瓣旁漏的概率[36]。瓣膜旁漏是重要的并发症，可见于超过 10% 的 MVR 退行性 MS 患者[37]。手术风险极高的患者应提供姑息治疗或新型治疗方案，如经导管 MVR（TMVR）或二尖瓣旁路术。

（二）左心房至左心室顶端导管（二尖瓣旁路）

二尖瓣旁路是退行性 MS 的试验性治疗，包括在左心房（LA）和左心室之间放置带瓣膜的导管，而不涉及钙化的二尖瓣环。导管的 LA 侧缝合至 LA 附件，LV 侧在心尖处缝合。为导管提供了最短的缝合路径。将生物人工瓣膜或机械瓣膜尽可能地放置在心尖低压处的导管中。如果 LA 附件先前已结扎或非常脆弱，则导管缝合至左心房切开部位。相比高风险人群的标准 MVR，二尖瓣旁路并发症少，技术更安全。然而，长期预后效果不好。该技术可缩短心肺转流术和主动脉阻断时间。该技术存在一些罕见的并发症，如导管血栓形成或导管扭结[38]。

（三）经导管二尖瓣置换

二尖瓣处也可使用经导管主动脉瓣技术，因此称为经导管二尖瓣置换（transcatheten mitral valve replacement，TMVR）。应用 SAPIEN XT 瓣膜和直流瓣膜，取得良好治疗效果。在 TMVR[39] 的退行性 MS 伴球囊扩张瓣膜（$N=64$）的全球标准中，人工二尖瓣通过经心房（15.6%）、心尖（43.8%）、顺行（经静脉 – 间隔）或改良顺行（40.6%）植入。改良的顺行入路包括通过典型的顺行入路将瓣膜展开，导管外接于经皮放置在左心室的鞘内。72% 的病例手术成功，30 天全因死亡率为 29.7%。平均二尖瓣压差从（11.4±4.4）mmHg 下降到（4±2.2）mmHg。17.2% 的病例需要再植入第二个瓣膜，9.3% 的病例发生 LV 流出道梗阻。令人惊讶的是，没有发生明显的腔旁泄漏。TMVR 的其他并发症有瓣膜栓塞、左心室穿孔或肺静脉穿孔[31]。正在进行的二尖瓣（经导管二尖瓣植入）试验将确定这种方法的可行性和安全性[40]。

可利用专用的 TMVR 系统，部分仍处于开发中。然而，这些系统已被用于治疗严重的 MR。需要开发专门针对退行性 MS 治疗的系统。开发这种系统需要面临特殊挑战，如钙化环内的锚定装置、难以抓住小叶，以及无法将螺钉置入环内。最近，由于左心室流出道梗阻很常见，以及退行性 MS 常存在左心室肥大，因此 TMVR 设置中需要考虑间隔复位。可行手术切除或酒精间隔消融术，以扩充足够的 LV 流出道[41]。

Eleild 等提出了根据 MAC 程度的治疗方案[41]。

(1) 等级 1：（轻度）非连续钙化，涉及的面积小于二尖瓣总面积的一半，没有任何二尖瓣环外钙化。药物治疗和标准 MVR 是最合理的治疗选择。

（2）等级 2：（中度）密集连续钙化，面积涉及超过总二尖瓣环面积的一半，但小于 3/4，存在 / 不存在后瓣和（或）前瓣钙化。如果不涉及瓣膜，可行标准 MVR。相反，可以考虑 TMVR 或 LA–LV 导管（如果＜中等 MR）。

（3）等级 3：（严重）密集连续钙化，且从连合处延伸到及前环，完整的钙化，面积涉及超过 3/4 的二尖瓣环。钙化可能延伸到瓣膜小叶、乳头肌或心室心肌。TMVR 或 LA–LV 导管（如果＜中度 MR）是合理的治疗选择。

七、结论

退行性 MS 仍然是难以治疗的疾病。新型的治疗方案（如 TMVR）有希望成为主要治疗模式。需要进一步研究开发预防二尖瓣钙化的治疗方案。

第 21 章　二尖瓣生物瓣功能障碍
Mitral bioprosthetic valve dysfunction

Neeraj Parakh　著

一、概述

在过去数年中,生物瓣膜的使用率明显增加。临床上发生这种改变的主要原因是接受瓣膜置换术的老年患者数量增加、新一代生物瓣膜性能的改善,以及机械瓣膜容易发生血栓栓塞事件和固有的抗凝相关出血问题[1]。而随着生物瓣膜使用的增加,加上其耐久性相对较差及需要更换瓣膜人群的预期寿命增加,导致生物瓣膜功能障碍 / 失败的概率也大幅增加[2, 3]。

二、生物瓣膜

生物瓣膜主要来源于猪的主动脉瓣或牛心包,安置于金属支架上,用作二尖瓣生物瓣。这些瓣膜放置于戊二醛中,以保护胶原纤维,降低抗原性和细胞活力,这将提高瓣膜的耐久性。生物瓣膜的优势是植入后 3～6 个月不需要抗凝。然而,根据植入患者的年龄,生物瓣膜在 5～7 年后开始退化,瓣膜的平均寿命为 10～12 年。早期的生物瓣膜密封于戊二醛中,破坏了组织的正常结构,将导致这些瓣膜在早期发生退化。新一代的瓣膜放置时压力为 0mmHg 或更低,这增强了瓣膜的耐久性[4],改进的瓣膜设计、抗矿化和表面活性剂处理进一步提高了生物瓣膜的耐久性[5](常用的生物瓣膜见第 14 章, 表 14-6)。Hancock Ⅱ 型猪瓣膜和 Carbontier Edwards Perimount 瓣膜的随访数据超过 20 年[6],而 Carbontier Edwards Magna 瓣膜、Mosaic 猪瓣膜和 Carbomedics Mitroflow 心包瓣膜的数据持续了 10～15 年[7, 8]。

三、瓣膜功能障碍和耐久性的定义

各种不同概念的提出已用于概括瓣膜功能障碍。然而,根据心脏瓣膜干预术后死亡率和发病率的报道来看,最被广泛接受的定义是 "通过重新手术、尸检或临床调查所确定的,瓣膜功能障碍或恶化。" 这不包括因感染或血栓形成而重新手术。瓣膜耐久性最好的标准是,其生命期内无须再手术或死亡前无须再手术[9]。生物瓣膜的耐久性取决于三个主要因素:①瓣膜的固有耐久性;②植入时患者的年龄;

③患者的预期寿命。重新手术的时机也取决于患者和医生的相关因素。比较评估各种生物瓣膜的耐久性很难确定，因为无法进行相同的随机试验。观察研究有其局限性，因为本质上的异质性、对瓣膜耐久性使用了不同的定义、无法随访及相对较小的样本量和定义不清的统计方法[10]。Grunkemeier 等汇编了 70 项研究，包括 24 000 多个组织瓣膜和 132 000 的年随访量。他们得出的结论是"不能从这些信息中确定新瓣膜是否具有扩展的可变性"，目前的观点是，选择第二代或第三代生物瓣膜应该基于外科医生的选择，无须数据结果的支持[8]。一名 50 岁接受生物瓣膜置换术的患者再次手术的风险约为 45%，手术时患者年龄每增加 5 年，风险约减少 10%，75 岁时约占 5%[10]。

四、生物瓣膜功能障碍的危险因素和机制

生物瓣膜失效的最重要危险因素是患者年龄[8]。除了植入时年龄较小外，其他因素如肾衰竭、甲状旁腺功能亢进症、左心室肥大、左心室功能不全、高血压、术后高压差、患者与瓣膜错配等，均可能导致二尖瓣位置与组织瓣恶化的风险增加[11, 12]。二尖瓣生物瓣的退变率高于主动脉瓣，可能与二尖瓣位置较高的关闭压力有关（通常 > 100mmHg vs. 主动脉位 < 100mmHg）。与主动脉瓣相比，另一个因素是二尖瓣假体的闭合时间更长，可能导致二尖瓣假体的变形率增加[13]。

瓣膜组织的进行性变性导致结构功能障碍和生物瓣膜功能衰竭，以下描述了生物瓣膜功能障碍的主要病理生理机制[13]。

(1) 钙化瓣膜尖端的钙化受钙磷止血、脂质介导的炎症和免疫反应的调节。除了瓣叶组织的内在钙化外，外部钙化也可能发生于附着的瓣膜组织中。瓣叶钙化降低瓣膜流动性，导致撕裂。钙化开始于瓣膜尖端的交界处和基底部位，可能进一步延伸到瓣膜。

(2) 胶原蛋白变质。由于胶原蛋白变质，导致生物瓣膜假体撕裂，心包瓣膜植入失败。除了撕裂、穿孔、拉伸、增厚外，瓣膜尖端脱垂也导致瓣膜功能障碍。退化的组织瓣叶显微镜检查显示血浆液体和脂质不充盈、组织肿胀、组织丢失、胶原纤维磨损、瓣叶结构变形。

(3) 血管翳形成、血栓和瓣膜旁漏是其他与内在瓣叶障碍无关的因素。

由于生物瓣膜功能不全导致的瓣膜狭窄，是钙化、增厚、血栓形成或血管紧张素形成所致，而瓣膜反流则是由于瓣叶撕裂、穿孔和瓣膜旁漏所致。在二尖瓣生物瓣中，反流是瓣膜功能不全的主要原因（49%），其次是狭窄（21%）和连合病变（30%）[14]。

五、诊断

超声心动图是评估二尖瓣生物假体功能障碍的主要工具。虽然超声心动图检查的原理与原发性瓣膜相同，但针对生物瓣膜时，检查者应格外留意。超声心动图应确定假体类型，评估瓣叶形态和活动性（厚度、钙化、脱垂等），检查缝合环的完整性和稳定性，评估心腔大小、左心室肥大、左心室功能和肺动脉收缩压（PASP）。经食管超声心动图（TEE）更常用于评估生物瓣膜，因为声学窗的评估可能不是最佳选择，而且多普勒超声心动图（TTE）很难评估[15]。

（一）生物瓣膜的正常超声心动图表现

二尖瓣生物瓣膜有三个瓣叶。瓣叶结构较薄，运动不受限制。二维超声心动图显示在舒张期呈盒状外观。缝合环和三个支柱回声密度更强，导致无法准确评估瓣叶。有时薄，轻度回声，丝状结构有数毫米（最长 30mm），在心动周期中，有时独立于人工瓣膜。丝状结构存在于 6%～45% 的病例中。这些是纤维蛋白或胶原结构，其临床或治疗意义尚不清楚[16]。二尖瓣反流的小中心喷流（＜ 1ml）（在并置点或接近连合处）通常存在于"生物瓣膜"中，并且在牛心包瓣膜中更为常见。压力减半时间法尚无法计算二尖瓣假体的瓣膜狭窄面积。除了人工瓣膜面积，PHT 还取决于初始舒张期压力阶差及 LV和左心房的顺应性[17]。然而，如果 PHT 明显延迟或在连续测量中显示明显延长，尽管心率相似，PHT可能是有用的。根据人工瓣膜的设计初衷，本身瓣膜面积就很小。表 21-1 列出了二尖瓣位置各种生物瓣膜的正常参考值。

表 21-1　二尖瓣位置生物瓣膜有效孔口面积的正常参考值（mm²）[18]

瓣膜尺寸（mm）	25	27	29	31	33
Medtronic mosaic	1.5 ± 0.4	1.7 ± 0.5	1.9 ± 0.5	1.9 ± 0.5	—
Hancock Ⅱ	1.5 ± 0.4	1.8 ± 0.5	1.9 ± 0.5	2.6 ± 0.5	2.6 ± 0.7
Carpentier-Edwards Perimount	1.6 ± 0.4	1.8 ± 0.4	2.1 ± 0.5	—	—

（二）病理性瓣膜梗阻

瓣叶运动受限、增厚和钙化是退行性生物瓣膜常见的改变，二维和三维超声心动图可准确诊断（图21-1）。平均压差＞ 5mmHg，心率相似，提示病理性瓣膜狭窄。显示人工二尖瓣梗阻的其他多普勒参数是 PHT ＞ 130，峰值速度＞ 1.9 m/s，在负荷超声心动图上平均压差增加＞ 5mmHg（图 21-2）。病理性瓣膜狭窄孔口面积的有效参考值是 0.25cm²[15]。诊断瓣膜狭窄的标准是 PHT ＞ 200，达到峰值速度＞ 2.5m/s，平均压差＞ 10mmHg，有效孔口面积为 0.35cm²。患者假体错配会造成人生物假体狭窄的假象。比较术后即刻值可以区分这两种情况。

如果 TEE 不能确定，可以考虑用计算机断层扫描（CT）对瓣膜尖部（瓣叶增厚、钙化或血栓）进行成像。CT 可有助于区分血栓和血管。心脏磁共振有助于显示瓣膜限制程度及计算瓣膜孔口面积[19]。

六、治疗

再次行二尖瓣置换术（MVR）是二尖瓣生物瓣膜功能障碍的标准治疗方案。由于重复手术存在风险，特别是针对老年人和手术风险高的人群，经导管二尖瓣置换（TMVR）等新型治疗方式应用广泛。瓣膜形态适宜时，可应用经皮球囊二尖瓣瓣膜成形术（BMV）[20]（图 21-3 和视频 21-1）。研究表明，BMV 应用二尖瓣生物假体可能导致瓣叶撕裂和破裂[21]。然而，针对交界融合但没有明显尖端变性和钙化的患者，BMV 可能是最适宜的姑息治疗方案。

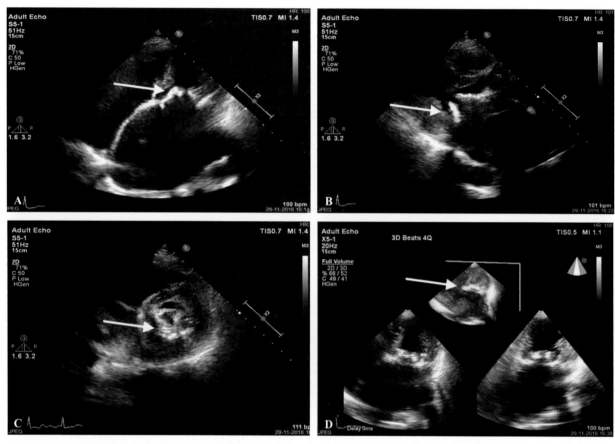

▲ 图 21-1　生物瓣膜的心尖四腔（**A**）、胸骨旁长轴（**B**）、短轴视图（**C**）和三维超声心动图（**D**），显示早期退行性改变的高回声环和支柱（箭）

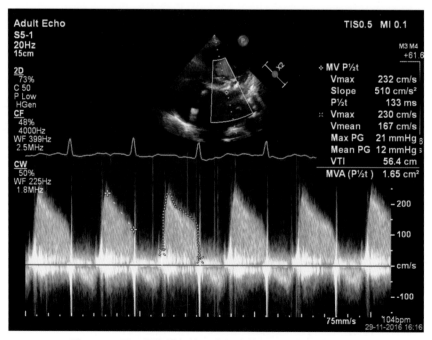

▲ 图 21-2　显示早期退行性改变的生物瓣膜压力半衰期和压差

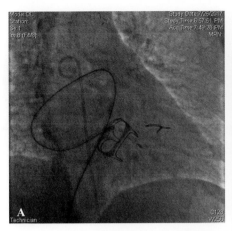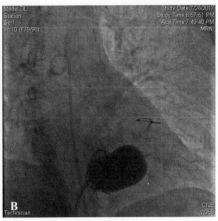

▲ 图 21-3　二尖瓣狭窄生物瓣的二尖瓣球囊扩张术

A. 左心室入路与反向环路；B. 球囊充气通过瓣膜（视频 21-1）（由 Dr. Sunil K Verma，Department of Cardiology，AIIMS，New Delhi，India 提供）

经导管二尖瓣置换术或瓣膜二尖瓣置换术

对于重复 MVR 的高手术风险人群，TMVR 已成为伤害性最小的手术治疗。对于生物假体退化的高危患者，提供可接受的手术效果。最初用于主动脉瓣，这些设备并不作为二尖瓣适应证。对于逆行（经鼻）TMVR 入路，Sapien 主动脉瓣必须反向安装在球囊导管上[22]。

最近公布的 TMVR 标准指出[23]，248 名患者的胸外科医师协会平均得分为 8.9% ± 6.8%，2009—2017年，176 例患者接受二尖瓣内瓣膜（ViV）治疗，72 例患者接受环内瓣膜（ViR）治疗。在 ViV 组中，36% 患有单纯 MR，36% 患有单纯 MS，28% 有连合病变。ViR 组中罕见 MS，4% 的患者患有 MS，18% 的患者存在连合病变。经间隔入路和球囊扩张瓣膜术分别占 33.1% 和 89.9%。由于之前二尖瓣环修复时不存在 MS，因此我们只关注 ViV 的结果。然而，在一般情况下，ViV 手术效果比 ViR 更好，并发症发生率比 ViR 更低。ViV 组的手术成功率为 96%，而 2.8% 的患者需要二次瓣膜植入。设备成功率为 89.2%，重复干预病例占 7.4%。术后二尖瓣压差为（5.8 ± 2.7）mmHg。6.8% 的患者存在严重 MR，2.3% 存在危及生命的出血症状，4.0% 存在急性肾损伤，2.3% 存在 LVOT 梗阻。30 天和 1 年的全因死亡率分别为 5.75% 和 12.6%。经间隔 ViV 手术常见的问题是在导管术后出现一个巨大的房间隔缺损，12.2% 的病例需要放置经皮封堵装置。单变量分析显示，与 1 年全因死亡率相关的因素有年龄、MR 的严重程度、左心室射血分数、二尖瓣环成形术手术失败和术后 MR 加重。多变量分析后，只有年龄和二尖瓣成形术失败与 1 年全因死亡率相关。此标准的作者得出结论，尽管存在高手术风险和多个并发症，但研究对象对二尖瓣生物退化的患者进行 TMVR 手术和临床结果是可以接受的。

Onorati 等对 260 名再次接受手术的患者（需要进行 TMVR）进行了前瞻性分析，他们确定高龄、极高的 EuroSCORE – Ⅱ 或 STS 评分、术前严重的左心室收缩功能障碍、严重的肺动脉高压、透析时肾衰竭及既往 CABG 都是重做 MVR 的高危因素。这些患者可能受益于 TMVR[24]。

总而言之，TMVR 仍是一个不断发展的技术，需要更多的经验和创新才能将 TMVR 作为一种决定性的治疗选择，有必要为 TMVR 提供专用的二尖瓣装置、技术和标准化的患者选择标准，以及适当的培训总结经验和评估 TMVR 术后抗血栓治疗的需求。

七、结论

在发达国家，由于生物瓣膜使用量的增加和人口的老龄化，二尖瓣生物瓣功能障碍已成为二尖瓣狭窄的一个重要原因。截至目前，MVR 再次手术已经成为治疗这类高危人群的主要选择，经导管二尖瓣置换术仍在迅速发展阶段，有希望成为未来主要的治疗方式。

八、视频

视频 21-1（https://youtu.be/eJ0PyffdLZU，对应图 21-3，由 Dr. Sunil K. Verma，AIIMS，New Delhi 提供）：狭窄生物瓣膜的球囊扩张。

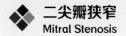
第五篇

其 他
Miscellaneous

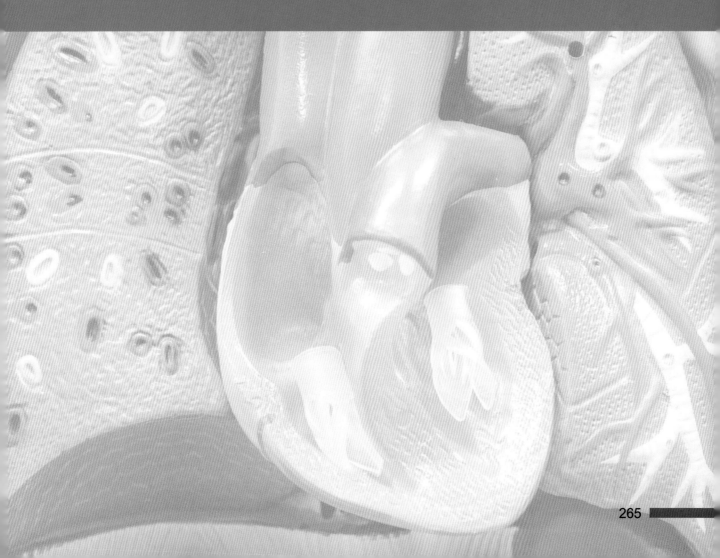

第22章 二尖瓣狭窄伴肺动脉高压

Pulmonary hypertension in mitral stenosis

Ravi S. Math 著

一、概述

肺动脉高压（PH）的存在通常使二尖瓣狭窄（MS）过程变得更为复杂。明显影响 MS 的临床表现和远期预后。肺动脉高压与左心房压力（LAP）升高不成比例，指示肺血管阻力（PVR）上升。Paul Wood 认为，肺动脉阻力可能是二尖瓣狭窄最主要的生理表现，并且在很大程度上决定了疾病的过程和形式[1]。

二、定义

肺动脉高压是指右心导管术测量静止时的平均肺动脉压力（PAP）≥ 25mmHg[2, 3]。WHO 将 PH 进行分类，瓣膜性心脏病（包括 MS）合并肺动脉高压被归类为 2 组[2]。在该组中，肺毛细血管楔压（PCWP）升高（＞ 15mmHg）。（从医学技术上讲，术语肺动脉高压应归于第 1 组；在本综述中，除非特殊情况，术语 PH 会被认为是第 2 组。）PVR 是评估 MS 合并 PH 的重要手段。正常 PVR 的上限是 2 Wood 单位（WU），在血流动力学定义 PH 时，使用 3WU 作为血流动力学定义的一部分[3, 4]。然而，动脉型肺动脉高压（PAH）的一般定义中不包含 PVR[4]。

三、机制

MS 继发的 PH 机制可能是被动的或者是反应性的[5-7]。被动发生时，左心房和肺静脉压力升高，血液被动逆行到肺动脉血管系统中，导致肺动脉高压。此时，平均 PAP 和平均 PCWP 升高，而 PVR 在正常范围内（＜ 3WU）[3]。经肺压差（TPG = 平均 PAP – 平均 PCWP）和舒张期肺压差（DPG = 舒张期 PAP – 平均 PAWP）不升高（分别是＜ 12mmHg 和＜ 7mmHg）[3]。PAP 升高与左心房压力升高成正比，左心房压力可能达到极高水平。这种类型 PH 也被认为是毛细血管后 PH，通过立即解除二尖瓣梗阻（通过瓣膜切开术或瓣膜置换术）来缓解。

反应性 PH 的致病机制有两个：①肺动脉血管收缩导致肺静脉高压；②肺血管系统的形态变化。

PAP 平均值和 PCWP 平均值升高。PVR 升高到 3WU 以上[3]。PAP 的升高（或左心房压力）和 PCWP 的升高不成比例[5]。TPG 和 DPG 也升高（分别是 > 12mmHg 和 > 7mmHg）[3]。这种类型的 PH 被认为是合并毛细血管前和毛细血管后的 PH[3]。反应性 PH（即血管收缩）的第 1 种类型是可逆的，在缓解梗阻后数周至数月内缓慢降低。第 2 种类型（形态变化）通常被认为是顽固的，MS 缓解后仍然存在，并且可能或不可能发生逆转[8]。

四、患病率和自然史

PH 的患病率取决于 MS 的严重程度、患者的症状及研究发表的时间段。数十年来，用于标定中度和重度 PH 的截止值，随着数值的逐渐降低而改变。对于 10%～20% 的严重 MS 患者，PAH 正常[9-11]。50%～60% 的患者有轻度 PH[10, 12]（平均 PAP 25～40mmHg，PASP < 50mmHg），而另有 20%～30% 的患者有中度 PAP 升高[10, 12]（平均 PAP 41～55mmHg，PASP 50～79mmHg），5%～10% 的患者出现严重和极端 PH[12-14]（平均 PAP > 55mmHg，PASP > 80mmHg）。如前所述，严重 PH 的患病率与很多因素相关。当 PASP 出现下限值时（超过 50～60mmHg），严重 MS 患病率升高到 23%～40%[9, 11]。28% 的患者 PVR 升高超过 4WU[15]。在 500 名严重 MS 患者中，16% 的患者出现较高 PVR（6～10WU），12% 的患者出现极高 PVR（> 10WU）[16]。青少年 MS 患者的 PH 发展更快速[17]。2/3 的患者由中度发展为重度，并且 2/3 的患者也具有严重异常 PVR[17]。

PH 患者的生存能力较差。Ward 和 Hancock[13] 随访 48 例伴有严重 PH（PASP > 80mmHg 和 PVR > 10WU）的二尖瓣疾病患者。未接受手术的患者平均存活时间为（2.9±0.5）年。其中 1/4 的患者在导管插入术后 6 个月内死亡，50% 的患者在 12 个月内死亡。Olesen[18] 指出，心电图出现右轴偏差和（或）肝门斑纹增加（暗示肺动脉高压）的未接受手术患者，存活率明显较差（10 年生存率分别为 14% 和 5%，而没有这些特征的患者为 38% 和 49%）。经证实，PVR 可能会在 2～3 年内增加 4～10 倍[19]。另外，PVR 增加可能突发生于病程的任何时段，这种增加不一定与 MS 的严重程度或 LAP 的增加相一致。此外，在许多晚期 MS 和 LAP 升高的患者中，PVR 未再升高。因此，尽管持续的左心房高血压会导致 PVR 升高，但这种异常反应也需要其他因素触发[19]。

五、病因学

MS 的严重程度（针对二尖瓣面积和跨瓣压差方面）是反应性 PH 发展的一个重要决定因素[20]。轻度 MS 未见反应性 PH[5]。不同 PH 发展仅见于中重度 MS[12, 21]。值得注意的是，并非所有重度 MS 患者都会表现出严重的 PAP 升高。有一组严重 MS 患者，其中 PAP 是正常值或只是轻度升高（仅见于被动 PH 和无反应性 PH）[5, 9-12]。因此，肺血管对慢性 LAP 升高的反应有明显的变异性。

发展为严重 PH 的患者通常为女性[22, 23]（这个男女比例甚至比正常的 MS 更偏于女性），严重 PH 更趋向于窦性心律[22, 24]，症状更为明显[14, 23]，表现更严重的瓣下纤维化[14]，跨瓣压力阶差更高[14, 23]。没有发现左心室大小与 PAP 之间的相关性。相反，左心房增大可以对增高的 LAP 起到缓冲作用[20]。

被动 PH 转变为反应性 PH 的时间范围是高度可变的[25]，这与 LAP 升高的程度和发展时间无关[25]。因此，患者的年龄及症状的持续时间都不是重要因素[16, 19]。是否与种族、遗传或环境因素相关尚未定论。Roy 等认为，在印度，PH 和极端 PVR 常见于 < 20 岁的年轻人中，甚至更频繁。他推测，严重 PH 伴严重肺血管变化发生于年轻患者的原因可能是肺血管系统对于暴发性风湿过程产生过敏反应，或者是对风湿热或持续风湿性活动的反复发作产生组织反应[17]。然而，这一结论目前缺乏试验证据。

Jordan 认为，一旦 LAP 超过血浆胶体渗透压（25mmHg），液体就会进入肺泡壁，使其由于水肿和纤维化而变厚[26]。由于静水压力升高，这种反应对于下肺部的影响高于上肺部。这导致相邻肺泡之间的顺应性产生差异，通气量：灌注比降低、肺泡缺氧。离开肺泡的肺静脉血液中的氧张力下降，化学感受器敏感，导致小肌肉肺动脉反射收缩感受器。在没有 PVR 升高的条件下，血流量从肺中部转移到上肺部。最终，肺泡增厚向上扩散，涉及整个肺部，导致 PVR 增加。

Wood 最初推测存在血管收缩因子导致反应性 PH[1]。他认为，肺内注射乙酰胆碱后 LAP 和心排血量升高，PAP 和 PVR 显著降低[16]。严重 MS 伴 PH 的女性患者吸入一氧化氮后，TPG、PAP 和 PVR 同样降低[27]。因此，他认为，内皮依赖性血管张力在 MS 患者的 PVR 升高中起到重要作用。最后，MS 伴 PH 患者的内皮素 -1 水平升高[28, 29]，与平均 PAP、平均 PCWP 和 PVR 存在相关性。内皮素 -1 是一种有效的血管收缩药和丝裂原，参与 PH 的血管收缩和血管重塑。肺毛细血管内皮素 -1 水平是二尖瓣狭窄矫正术后 PCWP 消退的独立预测因子[29]。

六、病理学[5, 30, 31]

反应性 PH 患者的肺血管系统和肺实质发生形态学变化。这导致反应性 PH 的顽固性。大肺动脉（主干和分支 PA）表现脂肪条纹和明显的动脉粥样硬化。最主要的变化见于小肌肉动脉、小动脉和小静脉。肌肉动脉表现内膜增厚、介质肥大及弹力层断裂。动脉管腔严重狭窄，有时表现血栓栓塞。体内光层相干断层扫描显示肺动脉壁增厚[32]。3 级以上肺血管变化（Heath-Edwards 分类法）并不常见[33]。印度的病例报道显示，有 4% 的患者表现为扩张性病变（Heath-Edwards 5 级，静脉状肺动脉分支和血管瘤样病变）[31]，少见坏死性动脉炎（Heath-Edwards 6 级）[5]。MS 伴严重 PH 患者中未见丛状病变（Heath-Edwards 4 级）[34]。小动脉表现为肌型化和内膜增厚。主静脉扩张，小静脉内侧肥大。淋巴管扩张。肺泡壁增厚且纤维化，肺泡毛细血管内膜增厚。重要的是，印度报道的病例中，大多数毛细血管肺泡系统的肌肉组织肥大[31]。70% 的病例出现含铁血黄素沉积症。PVR 升高程度与肺部病理变化无关，这说明血管收缩对于 MS 伴 PH 患者十分重要[30]。然而，中层平滑肌细胞肥大与 PAP 水平成正比[31]。

七、血流动力学

随着二尖瓣狭窄到一定程度，LAP 随之增高。最初这种升高只发生于运动期间，但随着 MV 进一步缩小，即使在休息期，LAP 依然会升高。LAP 升高影响肺静脉，进而影响肺毛细血管（导致 PCWP

增加），最后影响肺动脉，血管之间的串联导致彼此影响。在最初阶段，被动性 LAP 升高导致 PAP 升高，整个肺部的正常压差保持不变。PAP 的升高程度与 LAP 升高程度相同。因此，TPG、DPG 和 PVR 都在正常范围内。通过缓解 MS，这种被动性 PH 完全是可逆的。当 LAP 缓慢升高到 20～25mmHg（约等于血浆胶体渗透压），PAP 不再维持被动性升高。一旦 LAP 超过 20～25mmHg[20, 26]，PAP 压力开始不成比例上升，TPG、DPG 和 PVR 同样升高。需要强调的是，PAP 的这种反应性上升是可变的。如前所述，对于具有相同高度的 LAP 患者，PAP 的上升程度不同。这种反应性 PH 可能是可逆的，也可能是固定的。有关引发患者不成比例上升的原因一直是研究和争论的重点。

一个重要的原因是升高的 PAP 和 PVR 之间的关系。在 Wood 最开始的研究中[1]，当 PASP > 100mmHg 时，PVR 一直升高，而当 PASP > 25mmHg 时，则 PVR > 6WU。此外，PVR 与 TPG 呈线性相关，当 TPG 处于 20～30mmHg 期间，PVR 为 6～10WU，而当 TPG 处于 30～70mmHg 期间，PVR 为 10～30WU[1]。

右心室（RV）最先受累。RV 慢性肥大，后负荷增加[24]。对于严重 MS 患者而言，严重的 RV 肥大使 RV 在持续时间内抵御巨大压力(甚至超出身体承受范围的 PAP)。PASP 随着 RV 压力增加也逐渐增加。随着时间的推移，RV 开始扩张，失去正常月牙形，膨胀为球形，导致功能性三尖瓣反流（TR）。最初，扩张的 RV 通过 Frank–Starling 机制维持心排血量。一旦收缩储备机制耗尽，RV 开始衰竭。由于 RV 和 LV 相串联，RV 输出量减少将导致 LV 填充减少（已经加重 MS）和心排血量降低，全身血压下降。因此，随着 PH 发生，肺部出现继发性狭窄，进一步导致心排血量下降。由于 RV 衰竭，PAP 可能相对较低，导致肺血管疾病严重程度被低估[24]。在这种情况下，尽管 PAP 相对较低，PVR 仍显著升高，从而反映了肺血管疾病的真实程度。有人认为，PVR 增加保护了肺毛细血管，但以牺牲 RV 为代价[1]。PVR 升高以心排血量降低为代价，避免了患者发生肺水肿。然而，考虑到患者因充血性心力衰竭而死亡，这不太可能成为一种保护机制。RV 肥大导致心内膜下灌注减少，而 RV 扩张导致壁应力增加，这导致氧需求和供应不相等，导致缺血和劳累性心绞痛。

八、二尖瓣狭窄伴肺动脉高压的症状和体征 [1, 5, 24, 35, 36]

当发生被动性 PH 时，MS 预期症状随之发生，即劳累性呼吸困难、端坐呼吸、阵发性夜间呼吸困难、咯血等。当发生反应性 PH 时，心排血量降低和右心衰竭症状更为严重。因此，当 PVR 升高到极点时，会导致疲劳、心绞痛、运动性晕厥、踏板水肿和腹胀。Wood 认为[1]，这对于患者是一种保护机制，因为它导致心排血量减低，降低肺水肿压力。其他作者对此提出质疑[24, 35]，他们证明反应性 PH 患者仍有夜间呼吸困难和咯血。

在 PVR 升高的情况下，MS 伴被动性 PH 的生理体征有所不同。心排血量降低导致发绀、颧骨潮红（二尖瓣相）、脉搏低容量及动脉血压降低[1, 5, 35]。窦性心律患者颈静脉压（JVP）升高，伴有明显的 a 波。存在 TR 时可以看到突出的 v 波。左胸骨旁隆起指示 RV 肥大，中重度 PH 可听到明显的第二心音。需调整听诊方式。由于 MV 钙化，第一心音可能较弱，并且听不到开瓣音。肺部第二心音洪亮，RV 衰竭时可能存在延迟。某些情况下，可能存在肺动脉喷射音。与 MS 的特征性杂音有所不同。舒张中期杂音往往较弱，或完全听不到（MS 听诊静音[19]），这是由于 MV 紧密狭窄、血流量降低导致的。同样，心肌梗死加重无法通过听诊诊断。功能性 TR 导致收缩期杂音，通常可以听到。由于心脏循环和 RV 增大，辨别二尖瓣杂音可能更为困难。在左侧胸骨边界可能会听到 Graham-Steell 杂音（肺舒张期杂音）。右心衰竭的其他征象显著，如肝大、腹水及足水肿。

九、诊断

右心导管插入术是确诊 PH 的金标准[2, 3]。目前，基于平均 PAP 和 PASP 的常用分类有[10, 11]：①轻度 PAH，平均 PAP 为 25～40mmHg，PASP 为 35～44mmHg；②中度 PAH，平均 PAP 为 41～55mmHg，PASP 为 45～59mmHg；③重度 PAH，平均 PAP ＞ 55mmHg，PASP ≥ 60mmHg。由于右心导管为有创性治疗，因此仅用于介入性治疗，或者无创性方法无效时应用。

心电图和胸部 X 线片有助于诊断 PH，及时它们的灵敏度较低。严重 PH 的心电图结果包括右心室肥大（R 波高大，有或没有小的 s 波，其次是导联 V₁ 中 T 波反转），右心房扩大和右轴偏差。胸部 X 线片显示主 PA 及其分支扩张，以及 MS 其他典型表现。

超声心动图是评估 PH 的无创性成像方式的最佳选择。需要强调的是，超声心动图和导管介入术之间的关系不大（$r \approx 0.7$）[25]，并且 PASP 可能根据 TR 速度被低估或高估。TR 射流速度可以评估 PASP，而平均 PAP 可以通过各种公式计算[37]。第 8 章详细介绍了评估方法。反应性 PH 的研究结果包括中重度 PAP 升高，右侧腔室扩张，严重 TR、RV 功能障碍，室间隔收缩期变平，加速时间缩短（＜ 100ms）和收缩期 RV 流出道多普勒切迹[36, 37]。房室流出道多普勒切迹的缺失，预示着 PVR ≤ 3WU，而收缩期切迹与 PVR ＞ 3WU 强烈对应（收缩中期和晚期分别对应于 PVR ＞ 6WU 和 3～6WU）[38]。

在 MS 缓解之前，辨别可逆性和固定性 PH 是困难的，尽管对血管扩张药激发的反应（吸入一氧化氮、肺内乙酰胆碱）[16, 27] 在 TPG 正常化过程中已被用来表明功能异常多于结构异常。

十、肺动脉高压手术 / 经皮干预治疗的结果

由于右心衰竭和心排血量降低，PH 的存在导致手术死亡率升高。当 PVR ＞ 10WU 时，手术瓣膜切开术的死亡率增加了 4 倍，达到 11%～13%[8, 13]，这些研究是 40～50 年前进行的。多年来，手术技术进展、心肌修复、瓣下装置维护及术后护理等技术均有所改善。然而，即使在今天，严重 PAH 的二尖瓣置换术的死亡率仍在升高。严重 MS 伴严重 PH 患者的手术死亡率为 5%～10%[11, 33, 39, 40]。全身性 PAH 患者的死亡率更高，为 28.5%[33]。MVR 术后，MS 伴中重度 PH 患者的长期生存率降低。在此患者群中，10 年生存率为 58%～64%[11, 40]，而正常到轻度 PH 患者为 83%[11]。因此，在固定性 PVR 发生之前，建议行早期干预治疗。

严重 PH 患者行经皮经颈静脉二尖瓣交界分离术（PTMC）有一定的难度[14, 41]。右心室扩张使房间隔穿刺难度增加，而紧密狭窄的 MV 导致球囊穿刺技术更为困难。由于这些患者的 Wilkins 评分较高，

瓣下疾病更为严重，严重 MR 进展风险更高。最后，血流动力学不稳定导致对手术压力和并发症的耐受性降低。尽管存在此类缺陷，PTMC 对于严重 PH 和全身性 PAP 患者而言，仍然是成熟技术。据报道，手术死亡率仅 0%～1%[14, 15, 41-43]，成功率为 86%～98%[14, 41-43]。甚至在全身性 PAP 患者中，成功率达到 95%，而死亡率为 0%[14]。研究表明，1/3 的患者 MR 等级增加＞1（满分为 4）[41]。然而，这些患者并不需要进行紧急 MVR。因此，在瓣膜条件适宜的情况下，PTMC 是严重 PH 患者的首选治疗方法。PTMV 对于瓣膜解剖结构欠佳的患者而言，可能是高风险手术。在这种情况下，可暂时改善血流动力学状态，从而降低 PTMC 术后风险。

十一、二尖瓣狭窄缓解后肺动脉高压的回归分析

在闭式二尖瓣瓣膜切开术兴起早期（20 世纪 50—60 年代，MVR 未出现之前），手术往往无法纠正 PVR 升高。推测认为，这是由于肺血管系统存在顽固性梗阻性变化导致。外科医生对此存疑，由于此组中手术死亡率较高，提供闭式二尖瓣瓣膜切开术（CMV）的患者存在严重或极端升高的 PVR。随后意识到，MS 矫正无效或严重的 MR 导致缺乏 PH 的回归分析。

瓣膜假体的应用有可能完全解决梗阻和反流发生。因此，可重新考虑 MS 中 PH 是可逆的问题。Dalen 等[44]通过连续评估每日血流动力学，指出在进行 MVR 后的 8～10 天内，肺总阻力下降了 78%，PAP 下降 51%。Braunwald[45]和 Zener[22]等对严重和极端 PH 患者进行了术前和术后导管插入研究。术后研究分别在 MVR 后 7 个月和 29 个月进行，PASP 减少 44%～62%、平均 PAP 减少 40%～63%、PVR 减少 52%～80%。PAP 和 PVR 降低最大值发生在术前值最高的患者上。此外，相较于那些直视二尖瓣瓣膜切开术的患者，MVR 患者中 PAP 和 PVR 分别减少 31% 和 62%[22]。这说明了 MS 的缓解程度越大，PVR 就越有可能恢复正常。需要注意的是，尽管 PVR 急剧下降，但许多患者的 PVR 仍未恢复正常（随访时平均 PVR 为 3WU）[22, 44]。Ramirez 等发现[46]，1 名 28 岁的女性患者，患有严重 MS 和全身性 PH（PASP 为 160mmHg，平均值 95mmHg），接受了 CMV 治疗。在接受 CMV 过程中，她的活组织检查显示 Harris–Heath 3 级肺血管变化。导管置入 6 年后显示 PAP 为 30/15mmHg，MVA 3.2cm²。5 年后（进行 CMV 11 年后），尸检显示 Harris Heath 0～1 级肺血管变化明显消退。小肺动脉（＜100μm）内侧肥大有明显缓解。因此，他们证实了 MS 中 PH 的血流动力学和解剖学症状缓解。

随着 PTMC 的出现，可以立即评估 MS 缓解的效果，而不考虑心肺转流术等复杂因素。此外，超声心动图的应用使得 PAP 的评估无创进行，可在长时间内多个时间段进行。这些研究表明，在 PTMC 之后，平均 PAP 显著下降[7, 14, 15, 41-43, 47, 48]。在 PTMC 后，PVR 立即下降。某些研究并未指出 PVR 显著下降[7, 23, 42, 47]，有些研究则指出，重度至极重度 PH 患者的评估结果显示在 PTMC 后 PVR 立即下降[12, 14, 41, 43]。因此，在 PTMC 成功进行后，MS 中被动升高的 PAP 立即下降。随后，第二周 PAP 进一步下降，PVR 显著下降[47]。在第二阶段中，PH 缓解，PVR 降低，很可能都是由肺动脉血管收缩导致的。PTMC 后 7～12 个月的血流动力学评估中显示[7, 42, 47]，PH 进一步改善，PAP 和 PVR 持续下降。该阶段显示顽固性 PH 消失。随访时，有些患者 PVR 恢复正常，而有些患者的 PVR 虽然已经降低，但仍未恢复正常。另一组患者是否会进一步解决 PVR 尚不清楚。然而，再狭窄患者的 PH 反弹回预测值。

如前所述，尽管 PH 明显缓解，但仍少见 PVR 正常化。Gamra 等[6] 严格利用 1.5WU 的标准，发现 43% 的患者在 PTMC 后（22±13）个月中未能恢复正常。Braunwald[45] 或 Zener[22] 利用同样的标准（1.5WU）在随访时未发现 PVR 正常的患者。这可以归因于顽固性 PVR。PVR 正常化失败的预测因素有高龄、心房颤动、回声评分较高、MVA 较小、术前平均 PAP 和 PVR 较高、术后 TPG 升高[6]。MVR 后受益最大的患者是 LAP 正常且维持正常心律的患者[22]。拥有最佳 PTMC 结果的患者（MVA > 1.5cm²，没有或伴有轻度 MR）更有可能拥有正常的 PAP 和 PVR[42]。

总之，MS 中 PH 在很大程度上是可逆的。MS 缓解程度越大，PAP 和 PVR 降低幅度也就越大。PVR 和 PAP 的下降幅度与术前水平相关，即术前水平越高，下降幅度越大。PAP 和 PVR 快速下降，二尖瓣狭窄得到缓解，被动升高的左心房压力及肺动脉血管收缩起到主要作用。肺血管疾病的器官影响在干预后可能会，也可能不会得到缓解。然而，不可逆的 PH 的严重程度与先天性心脏病中二尖瓣疾病不同。因此，尽管手术风险增加，但严重肺血管疾病不应成为手术禁忌证。手术成功后，患者的功能评级得到明显改善，其中大多数（> 90%）属于 NYHA Ⅰ～Ⅱ级[39]。

建议在形成顽固性 PH 之前进行干预。ESC2012 指南指出严重无症状 MS，PASP > 50mmHg 为 Ⅱa 类适应证[49]。《2006 年 ACC/AHA 瓣膜性心脏病指南》指出，无症状患者静息时 MVA 为 50mmHg，运动时为 60mmHg 为 PTMC Ⅰ级适应证[50]。然而，2014 年 ACC/AHA 指南并未对 MS 患者 PH 干预提出任何建议[51]。令人惊讶的是，同样的指导方针已经建议对静息 PASP > 50mmHg 的无症状严重 MR 进行早期手术。

MS 的 PH 与分流病变的 PH 之间存在差异。前者即使长期存在 PH，在 MS 缓解后 PH 通常是可逆的，但后者在修复后仍然是顽固性的，甚至病情会进一步发展。这种差异的原因尚不清楚。一种可能性是与分流病变（心室间隔缺损或先天动脉导管未闭）相关的 PH 使发育不成熟的肺血管系统从出生就暴露于高压下，从而阻止了肺血管肌肉组织正常消退和成熟[52]。另一个重要的方面是，分流病变与 MS 不同，会导致肺血流量增加，可能导致血管损伤和解剖结构变化。

十二、二尖瓣狭窄缓解后持续性肺动脉高压

尽管 MS 有所缓解后，仍存在 PH，但可能为多种因素造成。包括瓣膜扩张不足、严重的二尖瓣反流、二尖瓣再狭窄发生、PTMC 术后医源性 ASD 伴有明显的左向右分流、慢性肺疾病、PH "固定" 成分、很少由于原发性肺动脉高压（PPH）的共存[34]。前 4 个因素与瓣膜切开术关系密切，而在瓣膜置换术中没有影响。MS 中的 PH 与 PPH 之间很难区别，除非通过肺活检辨别，肺活检可显示 PPH 丛状病变（MS 中未见丛状病变）[34]。

持续性 PH 发病率各不相同，可能与 MS 缓解程度有关（图 22-1，视频 22-1 至视频 22-6）。MS 缓解效果越好，PVR 就越有可能恢复正常。研究发现，PTMC 手术成功 1 年后，PASP > 40mmHg，发病率约为 41%[53]。另一研究指出，随访中，PVR > 1.5WU，患病率为 43%[6]。患者年龄越大，通常患有 AF，Wilkins 评分越高，LA 体积越大[53]。MVA 越低，TPG、LAP 及 PAP（PASP 和平均值）越高。术后，这些患者的 MVA 略有改善，相较于无持续性 PH 的患者，TPG、LAP 和 PAP 略高[53]。持续性

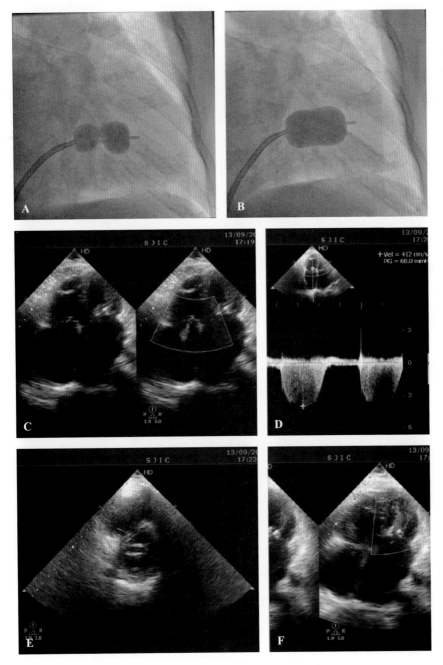

◀ 图 22-1　二尖瓣狭窄（MS）伴持续肺动脉高压（PH）

41 岁，男性，CMV 和 PTMC 术后，因严重二尖瓣再狭窄（MVA 1.1cm²）和严重 PH（PASP 80mmHg）接受 redo-PTMC 治疗。采用 Accura 24mm 的球囊，成功地将伴有两个连合的分裂进行了 PTMC 重建。PTCM 术后 1、3、12 个月随访，回声显示持续性 PH。术后 12 个月复查（A、B）。C. 右心房和右心室扩张，伴有轻度三尖瓣反流；D.TR 射流压差为 68mmHg；E. 二尖瓣短轴切面显示双侧分裂连合；F. 穿过二尖瓣的层流。胸部对比增强 CT 和肺血管 CT 造影正常（视频 22-1 至视频 22-6）

PH 患者预后较差。多见卒中、新发的心力衰竭、再狭窄及需要重新治疗[53]。可能与患者处于疾病晚期相关。因此，应对持续性 PH 患者密切随访。

十三、持续性肺动脉高压的治疗

在确诊患者持续性 PH 之前，应严格观察是否存在之前提到的补充条件（即 MS 缓解不足、严重 MR、二尖瓣再狭窄，少见严重 ASD）。PTMC 之后，容易高估 MVA 而忽视了术后 MR，或是在行超声心动图时，错误评判了瓣下疾病的严重程度，导致错误诊断持续性 PH，而未纠正主要病理表现。存在疑问时，可能需要通过心脏导管置入进行完整的血流动力学评估。持续中重度 PH、MVA 不足或 PTMC 后存在严重 MR，应考虑存在 MVR。如果首次手术存在技术缺陷（如球囊尺寸不足），可能需要重复 PTMC 治疗。最后，由于继发于顽固性病情的 PVR 降低需要时间来解决，因此至少需要等待 1 年时间才能确诊持续性 PH。

应寻求并校正导致 PH 的原因，包括贫血、甲状腺疾病、慢性肺部疾病等。血流量超载和心房心律失常是术后 PAP 升高的常见原因。其他常见因素包括疼痛、焦虑和缺氧。术后短期和长期静脉注射利尿药及房性心律失常的治疗（控制心室速率或电 / 化学复律以恢复窦性心律）都是十分必要的措施。只有持续性 PH 患者的可治疗因素的意见校正后，才应该考虑使用肺血管扩张药。

PAH 的治疗不允许使用肺血管扩张药[36]。在 MS 未缓解的状态下，使用肺血管扩张药存在潜在的危险性，这是由于肺部血流无法通过狭窄的 MV 容易导致肺部水肿。大多数关于 MS 中使用肺血管扩张药的数据来自术后情况（通常在 MVR 之后）。MVR 术后，吸入 NO 和吸入前列环素已被证实可减少 PAP、PVR 和 TPG，呈剂量依赖关系，同时增加心排血量，PACP 未见明显改变[54]。吸入 NO 后显示 ICU 停留时间减少，需使用血管活性药物[55]。枸橼酸盐是一种磷酸二酯酶 –5 抑制药，已被证实可在心脏手术后减少 PAP 和 PVR，不必使用肺血管扩张药[56]。初步研究表明，西地那非联合吸入 NO 可在降低 PVR 和 PAP 中呈现叠加效应[57]。

持续性 PH 很少长期使用肺血管扩张药。病例报道显示了 MVR 术后严重 MS 患者静脉注射依前列醇对降低 PVR 和平均 PAP 的疗效[58]。

同样，MS 缓解后（通过 MVR/PTMC），长期使用西地那非的疗效并没有任何有力的数据支持，但它的使用越来越普遍。最近报道了随机 SIOVAC 试验的试验结果[59]。该研究评估了西地那非在成功校正瓣膜心脏病和 PH 残留病变（手术超过 1 年后平均 PAP > 30mmHg）中起到的作用。200 名患者随机服用西地那非或安慰剂，其中 91% 的患者经历了二尖瓣手术（80% 经历 MVR，11% 进行过 MV 修复术）。6 个月后，服用西地那非组的患者临床综合评分更差（比另一组高 2 倍），心力衰竭发生次数更多。因此，作者得出结论，由于存在瓣膜性心脏病，在实验室以外不可以使用西地那非。

鉴于内皮素 –1 在 MS 所致的 PH 的发病机制中起到的作用，对 10 位患有 MS 和严重 PH（平均 PAP > 40mmHg）的患者进行了一次前瞻性非盲试验[60]。波生坦治疗可增加 6min 步行距离，降低平均 PAP，并显著降低 BORG 呼吸困难指数和血清 proBNP 水平。但矛盾的是，与基线相比，最大摄氧量（主要疗效终点）显著降低。这项研究的另一个局限之处是所有患者都没有校正 MS。

最后，关于 β 受体拮抗药在 MS 所致 PH 患者中起到的作用存在争议。一些学者认为，严重 PH 及右心衰竭的患者在使用 β 受体拮抗药时应谨慎，因为可能会进一步加剧 RV 功能障碍及心排血量减少[61]。Wisenbaugh 等[62] 研究了静脉注射（IV）阿替洛尔对接受 PTMV 的 MS 伴 PH 患者的影响。静脉注射阿替洛尔后，静脉内压差和 LAP 显著降低，但 PVR 增加，这一增加在严重 PH 亚组中更为明显（PVR > 7.5WU，N =17）。这一亚组也出现了全身血压下降，全身血管阻力下降。学者们认为，在 MS 的严重 PH 患者中，特别是右心衰竭的患者，应谨慎使用 β 受体拮抗药，对于如扩张性心脏病患者应逐步增加剂量。严重 RV 功能障碍患者的替代方案可以是地高辛或伊伐布雷定来控制心率。

十四、视频

视频 22-1（https://youtu.be/d_R4SvpGSQY）：41 岁，男性（P/CMV，P/PTMC）成功地将伴有两个连合的分裂进行了 PTMC 重建。

视频 22-2（https://youtu.be/ewuckThIE14）：经胸超声心动图显示，重做 PTMC 术后 1 年的双侧分裂连合。

视频 22-3 和视频 22-4（https://youtu.be/e_7r2zGGedU 和 https://youtu.be/2Q8akJfD-7Q）：心尖四腔彩色多普勒超声和胸骨旁长轴切面显示二尖瓣周围有层流，无瓣下病变。

视频 22-5（https://youtu.be/RNPgqZcIa3k）：心尖四腔视图显示右心房和右心室扩张，右心室收缩功能降低

视频 22-6（https://youtu.be/G96z-fxUsr8）：三尖瓣彩色血流显示轻微的三尖瓣反流。三尖瓣反流射流速度为 68mmHg。

第 23 章 二尖瓣狭窄伴左心室功能障碍

Left–ventricular dysfunction in mitral stenosis

Ravi S. Math 著

一、概述

二尖瓣狭窄（MS）中，固有病理是从左心房（LA）到左心室（LV）的血流受阻。由于病理是血流从下向上流入 LV，因此，认为 LV 收缩功能正常。一些研究显示，存在 LV 收缩功能障碍（通常定义为 LV 射血分数＜ 50%[1, 2]）。这类研究的重要性主要与机械性梗阻缓解（手术或经皮）的结果有关。如果 LV 收缩功能障碍确实与固有的心肌病理学有关，那么仅仅是缓解瓣膜梗阻可能无法完全缓解症状。此外，如果 LV 收缩功能与血流动力学异常有关，那么 MS 的缓解应该可以扭转 LV 功能障碍。因此，关于 LV 收缩功能障碍的存在及其因果关系的讨论需要进一步深化。

MS 中 LV 收缩功能障碍的患病率并不相同，数十年前的研究得出患病率约为 31%[1]。这些研究主要依靠血管造影和二维（2D）超声心动图得来。随着超声心动图的出现，大多数患者（85%）有亚临床 LV 收缩功能障碍，尽管他们的 LV 射血分数（LVEF）正常[3]。这些研究排除了 LV 收缩功能障碍的其他原因，如伴冠状动脉疾病、严重二尖瓣回流或主动脉瓣疾病、糖尿病、高血压及其他结构性心脏病等。

二、二尖瓣狭窄患者左心室收缩功能障碍的评估

（一）解剖学研究

1929 年，Kirch[4] 首次提出，几乎在所有单纯性 MS 患者的尸检中都存在 LV 后壁明显缩短的问题。这一发现随后在 1953 年得到 Grant 的证实[5]。他指出，尸检时 MS 患者的 LV 流入道明显短于流出道。二尖瓣环明显倾斜，不再垂直于流入道。他推测，是因心脏后壁选择性萎缩所致。二尖瓣瓣叶增厚及脊索纤维化导致瓣膜转变成致密的瘢痕组织，使后壁固定，导致选择性萎缩。此区域内的组织病理学并没有显示任何心肌纤维直径减小。据推测，心肌被完全吸收。然而，Sunamori 等[6] 确实注意到在二尖瓣置换术（MVR）时去除乳头肌基底部心肌纤维化。

（二）病理研究

电子显微镜下得出心肌活检的两项病理研究[7, 8]，得出的结论略有不同。第一项研究中，11 名单纯

MS 患者手术时进行 LV 活检[7]。其中 4 名患者具有正常的 LV 功能（LVEF > 55%）。电子显微镜下显示正常心肌细胞直径。有中度间质纤维化和中度组织细胞反应。LV 功能与纤维化之间相关性较差。尽管 6 名 LV 功能障碍患者中有 5 名显示纤维化严重，但在其他情况下，尽管存在严重纤维化但 LV 功能正常，或存在分散性纤维化，LV 功能障碍。因此，作者认为，心肌异常（可能是风湿性心脏炎治愈）可能是导致 LV 功能障碍的因素之一，但不足以解释这些病变。

第二项研究中[8]，15 名孤立性 MS 的患者（其中 9 名 LV 功能正常，6 名 LV 功能障碍）在接受心脏导管置入期间进行 LV 心内膜活检。他们注意到所有患者心肌的病理变化程度不同。这些变化与 MS 的严重程度无关。相反，LV 功能障碍的患者肌原纤维损失更为广泛，要么是线粒体：肌原纤维不成比例，要么是肌原纤维变性导致。肌纤维直径减小。他们认为，风湿过程涉及心肌的程度是导致 LV 功能障碍的基本病理机制，而不是血流动力学异常。

（三）心导管术

1955 年，Harvey 等[9] 首次报道了心肌功能不全的 8 名患者在休息和运动期间的血流动力学的一系列数据。所有患者均有中重度症状。他们指出，这些患者中有 50% 在休息时心排血量降低，且所有患者对运动的反应都异常低。肺动脉压多数正常，但在绝大多数情况下，运动期间肺动脉压力增加。8 名患者中有 2 名接受了闭式二尖瓣交界分离术（手术时都有狭窄的二尖瓣），症状或血流动力学参数均没有改善。作者认为，存在一组 MS 患者，其症状主要与心肌功能不全有关，不能通过交界分离术缓解。除了接受手术的 2 名患者外，其余患者没有进行二尖瓣区域（MVA）的评估。

随后指出，这类患者的低心排血量和正常肺动脉压可能是由于通过有效（尚未确定）流量调节因子而非"心肌功能不全"将心排血量调整到较低的操作水平[10, 11]。

通过详细评估血流动力学，Feigenbaum 等[12] 研究了单纯 MS 患者的舒张期充填（平均 MVA 1.2cm^2，范围在 0.5～2.3cm^2）。3/4 的患者在休息时心排血量低于正常值。在大多数情况下，LV 舒张末期压力（LVEDP）在休息时是正常的，但 25% 的病例运动时增加。超过 50% 的患者在运动过程中表现出 $\Delta v / \Delta p$ 降低（单位压力所导致的容量改变），表明 MS 中存在 LV 异常。他们认为，这种异常可能与左心室顺应性降低有关，这可能印证了 Grant 所指出的异常现象[5]。在接受手术的 24 名患者中，20 名患者在左心耳（Aschoff 结节）中显示出心肌炎的证据。

随后，Heller 等[13] 利用电影心血管造影技术评估单纯 MS 患者 LV 的定量和定性异常（MVA= 0.4～2.1cm^2）。他们指出，LV 舒张末期容积（EDV）是正常的，但 LV 收缩末期容积（ESV）明显大于对照组。因此，与正常受试者（LVEF = 76%）相比，MS 患者的 LVEF 明显降低（LVEF = 55%）。LV 血管造影定性分析显示，25 名患者中 20 名患者的存在异常收缩。与 LV 其余部分相比，后基底区域质地坚硬，形状扭曲，固定不动。1 名患者的尸检结果中证实了这一点。这再一次印证了 Grant 的假说，在 MS 中，二尖瓣环、脊索和乳头肌坚硬复杂，限制了相邻 LV 的活动，导致该区域纤维化。Horwitz 等[14] 认为前壁收缩减少。这可能是由于运动受到限制，由于瘢痕缩短了黏附于相邻心室壁的前乳头肌。Curry 等[15] 认为，LV 前外侧壁运动异常，这可能是 MS 存在异常右心室扩大和肺动脉高压所致。其他学者也证实了 LV 弥漫性运动迟缓[16, 17]。

最后，Gash 等[1] 研究了单纯 MS 患的 LV 收缩期表现。他们研究了与负荷条件无关的前负荷、后负荷、射血分数和左心室收缩功能指标［收缩末期壁应力 / 收缩末期容积指数（ESS/ESVI）］。31% 的患者 LVEF < 50%。他们认为，LV 前负荷减少，后负荷增加，后负荷不是通过前负荷增加来补偿。LV 后负荷增加是由于收缩末期心室壁厚度不足（导致正常收缩压下 LV 壁压力增加）及全身血管阻力增加。LVEF、环状心肌收缩速度（Vcf）及左心室做功指数（SWI）降低。然而，在独立负荷下，ESS：ESVI 指数正常，表明 LV 肌肉功能本身是正常的。

在正常的心脏中，LV 舒张压始终保持正压，从不低于 0。Sabbah 等[18] 利用微气压计，证明 LV 在舒张早期压力降低到 0 以下。这种左心室舒张性吸引术减少了左心室充盈对心房收缩的依赖，但同时也导致了室间隔运动异常。与 LV 舒张压升高相关的因素（如高血压性心脏病）会导致这种机制的丧失。这可能导致症状加重。

总而言之，根据心导管插入研究，严重 MS 患者的心排血量降低，LVEDP 正常。前负荷减少、后负荷增加、EDV 正常、ESV 增加，导致 EF 减少。区域性室壁运动异常在大多数患者中可见，表现为后基底区收缩减弱，在某些情况下，前壁也出现收缩。

（四）超声心动图

超声心动图实现了对 LV 结构和收缩功能的无创性评估。初步研究利用 M 式超声心动图[19, 20]。他们认为，严重 MS 患者的 LV 性能指标，如心排血量、射血分数和 Vcf 降低。Mohan 等[21] 注意到单纯 MS 患者的 LV 多呈球形而非椭圆形。EF 和 LV 容积测量值是主观可变的。研究了组织多普勒成像（TDI）和应变率成像等与负荷无关的指标。Ozdemir 等[22] 利用 TDI 得出，LV 的心肌速率在长轴上逐渐减小，甚至在射血分数正常的患者身上也如此。随后，Dogen 等[23] 利用多普勒应变率成像技术指出，轻中度 MS 患者全心收缩能力正常，相较于对照组，收缩期峰值应变率和收缩期末期应变率降低。尽管收缩功能正常，但长轴功能收缩指示亚临床 LV 功能障碍。由于多普勒衍生应变与角度有关，Aydan 等[24] 使用了二维应变和应变率成像，散斑跟踪与角度无关。在 LV 收缩功能正常的轻中度 MS 患者中，单纯 MS 患者的整体纵向应变和整体纵向应变率均降低。区域分析显示在 LV 基底部和一些中部区域（下、前、室间隔）内，纵向峰值应变和应变率大幅下降。作者认为，风湿过程可能从二尖瓣延伸到基底段。因此，这些区域的应变和应变率降低。Bilen 等[25] 研究了多名 LV 功能正常的严重 MS 患者（除了轻中度 MS）。他们注意到，MS 患者的 LV 整体应变和应变率下降与血流动力学梗阻的严重程度无关。他们认为最可能的原因是风湿性心脏炎。

MS 限制了 LV 舒张早期填充，而正常的三尖瓣瓣膜允许 RV 快速填充。这导致了舒张早期二尖瓣开口后室间隔后向或左向的短暂运动[26]。肺动脉高压或 RV 增大可进一步导致间隔运动异常[27]。

（五）钠尿肽

钠尿肽已被用于心力衰竭的诊断和预后。BNP 和 NT-proBNP 水平在 MS 中升高，并与 MS 的严重程度和症状呈正相关[28-31]。利用 BNP 和 NT-proBNP 水平来评估无症状[32] 或模糊症状的 MS 患者的分层[28]。PTMC 成功后，BNP 和 NT-proBNP 水平降低，利用 BNP 和 NT-proBNP 水平来预测窦性心律下 PTMC 的成功率[33, 34]，以及在 PTMC 后降低 PAH[35]。目前还没有充分证据证明它们在评估 MS 的 LV 功能中起到的作用。

三、二尖瓣狭窄缓解后的结果

曾进行多项研究评估二尖瓣狭窄缓解前后 LV 功能。LV 功能立即得到改善表明机械性梗阻是 LV 功能障碍出现的主要原因，而 LV 功能没有改善或改善迟缓说明心肌是主要诱因。而这些研究的局限性在于，它们是在不同的时间框架内进行的，使用不同的方法来评估 LV 功能（血管造影与回声），并且登记的随访患者有限。此外，有关心脏直视手术的研究被外科技术、心肺转流术和麻醉对左心室功能的影响所混淆。

（一）术后结果

一些研究评估了 MS 患者 LV 收缩功能障碍的手术结果[36-38]。这些研究（除 1 项）是回顾性研究。研究发现，伴 / 不伴 LV 功能障碍的患者整体死亡率无差异[36-38]。一项研究指出，术后 LV 功能障碍患者的血栓栓塞发生率较高[38]。这导致 15 年内长期生存状况不佳[38]。另一项长期随访（平均 9 年）的研究发现，LV 收缩功能障碍的心力衰竭患病率及心力衰竭相关死亡率较高[37]。然而，整体死亡率并无差异[37]。

从这些研究中得出，中度 LV 功能障碍不应作为 MVR 的禁忌证。然而，这些研究缺乏术后 LV 功能演变过程的数据。

（二）PTMC 术后的结果[3, 39-48]

有关评估经皮经颈静脉二尖瓣交界分离术（PTMC）对 LV 功能影响的研究得出，PTMC 可以缓解无混杂因素的二尖瓣梗阻（无麻醉或心肺转流术）。然而，由于严重变形的二尖瓣无法进行 PTMC，这些研究受到限制。这些患者的左心室功能不全的原因可能是心肌而不是机械性原因，这可能是由于瘢痕形成过程的延长。前面提到的其他限制也适用于 PTMC 的研究。

总而言之，大多数研究发现 PTMC 之前，LVEDV 减少，而 PTMC 术后 LVEDV 有所改善，LV 充填减少。一些研究指出，LV 功能障碍患者的 LVESV 增加（表 23-1）。PTMC 术后，LVEDP 增加，每搏量和射血分数也有明显改善。LVEDP 增加，随后恢复到正常 LV 功能的基线水平。一些研究发现，全身血管阻力增加，后负荷增加，而其他研究发现，LV 顺应性降低。大多数研究指出，PTMC 术后，LV 功能和收缩性得到改善，而少部分患者仍存在 LV 功能障碍。PTMC 后，持续性 LV 患者的 LVEDP 持续增高，并没有恢复到基线水平。此外，这组患者的 LVEDV 没有增加。LV 功能应变率等敏感指标提示存在广泛的亚临床 LV 收缩功能障碍，甚至在 LV 功能正常时依然存在[3, 47]。

表 23-1　**PTMC 对血流动力学影响的研究**

作者、年份、数量、方式	PTMC 术前	PTMV 术后	随　访	结　论
Wisenbaugh 等，1992[39]，N=10 EF > 0.55，N=11 EF < 0.55，LV 血管造影，压力数据	左心室功能障碍组 ESV↑、CO↓、SVR↑、PVR↑、MVA↓、LVEDP↓、LVEDV、EDWS↔	LV 功能障碍组 VEDP↑、LVEDV↑，两组 CO↑、SVR↓、顺应性↔，EF↔	NA	过度的血管收缩可导致较高的后负荷、较低的射血性能和较低的心排血量
Liu 等，1992[40]，N=9（EF 全正常），微压计显示瞬时 IVC 闭塞	与对照组相比，CO↓、LVEDP↓、LVEDV↓、后负荷↑、LVEDPVR 左移，斜率增大	CO↑、LVEDV↑、收缩末期弹性↓	EF↑、LVEDV↑、3 个月内弹性↓	由于心室附着在增厚且不可移动的瓣膜装置上而引起的功能受限，导致的左心室顺应性降低；PTMC 急性逆转
Goto 等，1992[41]，N=11（EF 全正常），LV 血管造影，压力数据		LVEDV↑、CO↑、EF↑、平均收缩压射血率↑		前负荷不足可能影响弹射性能
Yasuda 等，1993[42]，N=22（EF > 50%），N=10（EF < 50%），LV 血管造影，基线时压力数据，FU 回声	LVEDVI↑，左心室功能障碍 LVEF↓	LVEDVI↑正常 EF 组即刻正常化仅需 20min 仅在正常 EF 组 EF↑，LVEDVI↑、SVI↑	左心室功能正常者左心室舒张压进一步增加，左心室功能不全者左心室舒张压或左心室功能不增加	LV 内部特征而不是 LV 约束的逆转可解释 LV 容积数据
Lee 等，1996[43]，N=27，所有 EF < 0.50 LV 血管造影，压力数据		20 例 LVEF 改善至 > 0.5，7 例 EF 无改善；第 2 组 SVR 无降低；LVESV、收缩能力和室壁运动评分在第 1 组得到改善		心肌和机械因素都发挥重要作用
Mathur 等，1996[44]，N=16（EF < 50%），N=44（EF > 50%），2D 回波		LVEDV、LVESV 和 EF↔	LVEDV、LVESV 和 EF↔	无具体结论
Fawzy 等，1996[45]，N=11（EF > 50%），N=4（EF < 50%），LV 血管造影，压力数据	LVEDVI↓	LVEDP↑、LVEDVI↑、SVI 和 EF↑、收缩压射血率↑、SVR↓、LVESVI↔	LVEDP 恢复到基线水平，LV EDVI↑、SVI↑、EF↑、收缩压射血率↑、SVR↓、LVESVI↓	由于前负荷增加和后负荷的减少，左心室低压弹射性能得到改善
Pamir 等，1997[46]，N=21（EF > 50%），N=2（EF < 50%），LV 血管造影，压力数据		LVEDP↑、LVEDV↔、EF↔		左心室舒张功能受损，左心室射血分数不随 PTMC 而改变
Sengupta 等，2014[3]，N=49（EF > 50%）N=8（EF < 50%）2D 回波，散斑跟踪应变，前瞻性研究	与对照组比较 LVEDV↓、SV↓、EF↓，GLS 和 GCS↓	LVEDV↑、LVESV↑、LV↑、SV↑、GLS 和 GCS↑、第 2 组 8/9 例得到改善		左心室收缩功能障碍与左心室舒张充盈有关
Roushdy 等，2016[47]，N=32（EF 正常），2D 回波，散斑跟踪应变，前瞻性研究	VEDD↔、EF↔、LV 和 RV GLS↓	LVEDV↑、EF↑、LV 和 RV GLS↑		支持混合病因学理论

（续表）

作者、年份、数量、方式	PTMC 术前	PTMV 术后	随　访	结　论
Esteves 等，2017[48]，N=142（LVEF < 40% 除外），3D 回波，前瞻性研究		LVEDV ↑、SV ↑、LVEF ↑、LVEDP ↑、SVR ↓、LVESV ↔		负责 LV 功能的负载条件

N. 数量；EF. 射血分数；LV. 左心室；LVESV. 左心室收缩末期容积；CO. 心排血量；SVR. 全身血管阻力；PVR. 肺血管阻力；MVA. 二尖瓣面积；LVEDP. 左心室舒张末压；LVEDV. 左心室舒张末期容积；EDWS. 舒张末壁应力；EDPVR. 舒张末压力–容积关系；LVEDVI. 左心室舒张末期容积指数；SVI. 卒中容积指数；LVDD. 左心室舒张直径；FS. 缩短分数；LVESVI. 左心室收缩末期容积指数；GLS. 整体纵向应变；GCS. 总周向应变；↓. 减小；↑. 增大；↔. 没有变化

四、轻度二尖瓣狭窄伴左心室功能障碍

1958 年，Fleming 和 Wood 首次描述[49]，约 3% 的患者有轻度 MS 和低心排血量的证据。患者主要是中年人（平均年龄 43 岁），以女性为主（男∶女为 1∶7）。所有人都存在心房颤动（AF）。症状主要为左心和右心衰竭的症状（如劳累性呼吸困难、端坐呼吸、双足水肿）。症状是间歇性的，但不受行为能力的影响，持续时间很长（平均持续时间 9 年）。几乎 50% 都有全身栓塞。血流动力学研究显示心排血量较低，LV 压力接近正常，肺血管阻力正常，有轻度升高。临床、放射、手术和尸检数据显示左心室异常。心房颤动及伴随心室率加快可能出现心排血量低、栓塞发生率高等症状。控制心率和抗凝治疗可以改善功能状态。在这种情况下，二尖瓣瓣膜切开术无法改善心脏功能。

五、药物治疗

有关 LV 功能障碍和 MS 患者的药物治疗数据有限。应纠正贫血、感染和甲状腺功能亢进等症状。应用襻利尿药和限制盐摄入来缓解充血症状。醛固酮拮抗药可改善心力衰竭和 LV 功能障碍患者的生存率。伴 LV 功能障碍的 MS 患者在使用利尿药时，可增加醛固酮拮抗药。这样，可抵消襻利尿药导致的低钾血症。地高辛可用于 MS 伴左 / 右心室功能障碍的治疗中，特别是 AF 的治疗。β 受体拮抗药常用于有症状的 MS 患者，已被证实可改善 LV 收缩功能障碍和心力衰竭患者的症状和死亡率。然而，心力衰竭试验一直排除严重瓣膜性心脏病（MS）的患者。因此，它们在 MS 患者 LV 收缩功能障碍的治疗中缺乏证据支持。同样，伊伐布雷定（一种单纯的负性变时药物）已被证明可以减少高心率（> 75 次 / 分）心力衰竭患者的住院率。它改善了轻中度窦性心律 MS 患者的运动能力[50, 51]，可以被认为是无法耐受 β 受体拮抗药。无论其左心室功能如何，MS 伴心房颤动患者即使在没有栓塞事件 / 血栓的情况下，也应进行抗凝治疗[52]。尚不清楚窦性心律下的 MS 患者是否应接受抗凝治疗。在出现大 LA（> 55mm）或自发回声造影时，可考虑抗凝治疗[53]。如果没有后者，则可考虑使用 CHAD2VASC 评分。

最后，血管紧张素转化酶抑制药（ACEI）被禁止用于严重的 MS 患者，因为他们害怕在固定性梗阻的情况下诱发低血压。Chockalingam[54] 对 109 名 NYHA Ⅲ～Ⅳ级严重 MS 患者（MVA < 1.5cm^2）进行了 ACEI（依那普利）安全性和有效性的研究。35 例患者存在单纯 MS，其余存在联合瓣膜病。大多

数患者保留 LV 功能，只有 10 名患者 EF ＜ 50%。依那普利耐受性良好，没有发现低血压或症状恶化。NYHA 分级、BORG 呼吸困难指数和 6min 步行距离均有改善。因此，患有 MS 和降低射血分数的患者可以从 ACEI 中受益。这可能使这些患者后负荷升高的减少。然而，在没有血流动力学评估的情况下，对这一亚群进行先验鉴别是非常困难的。

六、二尖瓣狭窄伴左心室功能障碍的原因[27, 36, 55]

以下是 MS 伴 LV 功能障碍的原因（表 23-2）。

1. LV 前负荷不足

(1) 大量数据研究支持"严重瓣膜梗阻导致的舒张时左心室充盈减少"的观点，这些研究表明，在二尖瓣交界分离术后，左心室舒张压降低有所改善。

(2) LV 顺应性减低。

(3) 由于右心室压力超负荷引起室间隔异常运动可能会影响 LV，从而导致 LV 填充减少。

2. 心肌功能不全

由于固有的异常导致原发性 LV 收缩压功能障碍。这可能是由于风湿性心脏炎导致左心室收缩功能障碍，也可能是由于瓣下器官瘢痕导致室壁运动异常。如下研究支持了这一假设。

(1) 即使在矫正手术后，LV 收缩功能也不会完全改善。

(2) 严重 MS 患者中未必能见到 LV 功能障碍。

(3) EF 降低患者的左心室收缩容积增大，表明左心室收缩功能减弱。

(4) 应变超声心动图显示左心室射血分数正常的 MS 患者，存在广泛的亚临床左心室收缩功能障碍。

(5) 病理学检查发现肌原纤维变性。

3. 过度的左心室后负荷，已经在严重 MS 患者中得到证实

这是 LV 壁变薄或全身血管阻力增加所致。

干预研究的结果表明，大多数 MS 伴左心室功能障碍患者的 EF 立即得到改善，这表明主要的机制是二尖瓣机械性梗阻，而不是心肌内流量。然而，少数患者 EF 并没得到改善，这说明心肌是诱因。这些患者的预后良好，不应以 LV 功能较差为由拒绝手术 / 经皮治疗。

表 23-2 二尖瓣狭窄伴左心室功能障碍的原因

减少重负荷	LV 充盈减少 异常 IVS 运动
心肌功能不全	郁积性风湿性心脏炎 瓣下瘢痕
增加后负荷	LV 壁厚变薄 全身血管阻力增加
其他	心房颤动和心率过快引起的心动过速 LA/LAA 血栓性冠状动脉栓塞

第24章　瓣下畸形的二尖瓣狭窄

Subvalvular deformity in mitral stenosis

Vivek Chaturvedi　著

一、概述

目前，风湿性 MS 的瓣下疾病很普遍。风湿过程引起的炎症和瘢痕组织蔓延至腱索和乳头肌的瓣下结构，并且对经皮和手术治疗结果产生重大影响。本节中，简要讨论风湿性 MS 的临床解剖学、病理、诊断及治疗方法。

二、解剖学、功能和风湿病理学

二尖瓣由二尖瓣叶（前叶和后叶）、接触面、腱索和两个乳头肌组成，乳头肌分为前外侧（APM）和后内侧（PPM）。乳头肌占据左心室肌肉组织相当大一部分，并在协调收缩中发挥重要作用。乳头肌（与相邻的左心室游离壁）和腱索一起构成二尖瓣的瓣下结构。乳头肌附着在左心室壁的中 1/3 处，比基底更靠近底端。APM 是单一乳头肌，而 PPM 由 1～3 个肌肉头组成的多头肌肉[1]。就方向而言，它们位于与二尖瓣连合的平面中。APM 较大，接受左冠状动脉对角支、钝缘支的血液供应。PPM 主要由右冠状动脉（RCA）的后降支提供。腱索是从乳头肌状的尖端发出的条索状结构。由于乳头肌位于各自连接面之下，每个乳头肌发出一个腱索肌腱，并连接到两个瓣叶的同侧心室表面。它们的长度、数量、路径和瓣叶上的位置各不相同。广义上讲，达到一定距离后，每个腱索肌腱分为 2～4 个部分，插入瓣叶内。插入点通常位于 AMl 上的瓣叶边缘（粗糙区），远离 PMl 上的边缘[2]。Lam 等根据腱索的形态和位置对腱索进行分类[3]。

二尖瓣的开合不仅仅是通过压差决定的。相反，这是一个消耗能量的过程，需要二尖瓣整瓣收缩，特别是瓣膜下组织[2]。腱索肌腱和乳头肌的主要功能是放置瓣叶在心室收缩期间脱出进入心房，并将两个瓣叶的粗糙区适当并置，确保瓣膜正常工作。

风湿性心脏病（RHD）的瓣下器官受累是由瓣膜炎症引起的直接炎症和瘢痕形成，以及二尖瓣狭窄引起的血流紊乱所导致的纤维化。尽管风湿性炎症几乎不涉及乳头肌，但通常会涉及腱索。瘢痕导致腱索增厚、融合、挛缩、缩短、结节性钙化。随着瘢痕蔓延，空间急剧减少，由于腱索挛缩，瓣叶向下倾动。扭曲的（轻度）瓣叶和融合增厚的脊索形成一个漏斗形出口，位置低于瓣叶，称为二尖瓣下或腱索型 MS[4]。

三、瓣下疾病的诊断

从理论上讲，典型的 MS 听诊结果，依赖于柔韧的瓣膜结构和大小适中的腱索长度，但临床检查不可能完全根据瓣下结构来辨别瓣膜性 MS。SVD 的诊断基础是经胸（某些情况下经食管或胃）超声心动图，这在超声心动图章（第 8 章）中有详细介绍。公认的几个超声心动图评分，其中包括 SVD 的评分作为评估参数之一，主要用于决定是否进行经皮干预的参考及术后结果的评分。不存在最佳评分方案，默认方案一般是 Wilkins 评分[5]。尽管可以通过腱索长度来评估瓣下受累的严重程度[6]，但存在一定问题。作者们更倾向于用半定量的术语（如轻度、中度和重度）来详细描述单个乳头肌和相应的腱索受累情况。正如在第 8 章中提到的，重要的是评估在多个平面内纠正瓣下结构，主要涉及倾斜的胸骨旁长轴视图、胸骨短轴视图及两端两腔视图。X 线透视检查也可用于监测腱索的钙化。

之前，有创性左心室血管造影已被用来评估乳头肌和 SVD。回声时期的二尖瓣下比值用于评估二尖瓣置换术是否能替代连合开放术[7]。在心导管术中，左心房压迹上没有 c 波，通常是僵硬、增厚、缩短的腱索导致，以防止 AMl 在舒张时翻滚进入左心房[8]。相反，在轨迹上出现 c 波意味着仅仅是轻微的瓣下增厚。经皮经颈静脉二尖瓣交界分离术期间，涉及瓣下结构称为"球囊闭锁征"和"球囊压迫"（见第 12 章）。

四、风湿性二尖瓣狭窄中瓣下疾病的患病率

40% 的尸检标本显示 SVD 与风湿性 MS 有关[4]。在接受二尖瓣联合术（OMC）中，对 2/3 的患者进行了手术观察[9]。PTMC 患者的患病率不同，取决于瓣下结构形态。一项印度的研究显示，在对接受 PTMC 患者静脉下疾病进行的血管造影中得出，严重 SVD 的患病率为 40%[10]。在 Iung 的系列研究中，对 1024 名患者的 Cormier 评分显示，广泛性 SVD 患病率为 55%[6, 11]。根据 Cormier 评分，柔韧无钙化的二尖瓣前叶，腱索增厚，长度 < 10mm，为广泛性 SVD。最近，印度一项研究重点评估了个别乳头肌的 SVD，发现两个乳头肌（和相关腱索）的 SVD 患病率约为 11%[12]。

五、瓣下二尖瓣狭窄干预后的结果

瓣下疾病的症状和临床特征与主要瓣膜 MS 的轻度 SVD 相似。然而，确实会影响 MS 的经皮或手术干预的结果和治疗方法。有研究者认为，两个乳头肌的严重 SVD 时 PTMC 的禁忌证，这是由于急性严重二尖瓣反流或瓣膜开放失败的风险极高。Bhalgat 等[12] 研究发现（对每块乳头肌和相关腱索进行 SVD 的评估），在 356 名接受 PTMC 的患者中，43 例存在严重且急性发作的并发症，其中瓣膜打开失败（14 例）或严重的急性 MR（29 例）最为常见。41 名患者的 SVD 评分为 III 级回声分级。这一发现在 19 例接受二尖瓣置换术的患者中被证实。相比之下，在早期 1514 名患者中[6]，59% 的患者患有

SVD，并发症发生率比没有严重 SVD 的患者高 2.5 倍。然而，92.6% 的 SVD 患者仍然获得了良好的结果（瓣膜面积 ≥ 1.5cm²，二尖瓣反流的 Sellers 等级 ≤ 2）。这些结果上的差异可能是由于 SVD 的评估方法不同导致。尽管没能成功的打开二尖瓣，但其中涉及因素很多，包括瓣下结构的过度坚硬和增厚，导致严重 MR 发展的原因可能不同（见第 8 章）[13]。这是由于瓣膜结构中纤维化 / 钙化不均匀，可使某些连接面（二尖瓣复合物连接面）撕裂。由于部分结构增厚，球囊扩张过程中产生不对称的过大力量是由这些较脆弱的区域承担，特别是球囊选择不当或高压区放置球囊时。这种不对称性可能存在于瓣叶和瓣叶内（如瓣叶或瓣下结构过度增厚），它是主要发生在"铰链"点撕裂的 AMl。

瓣下疾病也影响严重风湿性 MS 干预措施的长期预后。Lung 等[11] 研究了取得 PTMC 良好结果的 912 名患者，平均随访 49 个月后评估了晚期结果。取得良好结果的 10 年精算率（不存在心血管死亡、不需手术或重复扩张且 NYHA 为 Ⅰ 或Ⅱ级）为 56%。与基线检查时较少的广泛性 SVD 相比，广泛性 SVD 的可能性增加了 1.5 倍。全球其他研究人员也报道了类似结果。SVD 对外科联合手术也存在一定影响。Choudhary 等[14] 发现，在当代接受 OMC 的患者中（N =1280），瓣下疾病是手术后二尖瓣再狭窄的唯一重要预测指标。严重 SVD 通常需要进行二尖瓣置换术，无法保守治疗。

有时，SVD 本身可能会引起 MS 梗阻，可能不是瓣膜导致。尽管已经尝试通过 PTMC 或连合切开术解决梗阻，但结果往往仍需要进行二尖瓣置换术（MVR）。由于瓣下装置对左心室形态和性能十分重要，外科医生认为在 MVR 期间应部分或全部保留腱索（见第 14 章）。这已被证明可以改善二尖瓣置换术后的左心室功能[15]。然而，其他人认为，保留瓣下装置对风湿性疾病患者的二尖瓣置换术作用不大[16]。

六、经皮经静脉二尖瓣分离术在瓣下疾病中的应用

（见第 13 章）

附录　缩略语
Glossary

AF	atrial fibrillation	心房颤动
AFl	atrial flutter	心房扑动
AoV	aortic valve	主动脉瓣
AR	aortic regurgitation	主动脉反流
AS	aortic stenosis	主动脉瓣狭窄
BMV	balloon mitral valvotomy	二尖瓣球囊切除术
BNP	brain natriuretic peptide	脑钠肽
CABG	coronary artery bypass grafting	冠状动脉旁路移植术
CCB	calcium channel blocker	钙通道阻滞药
CMV	closed mitral valvotomy	闭式二尖瓣瓣膜切开术
CO	cardiac output	心排血量
DFP	diastolic filling period	舒张充盈期
DOMV	double orifice mitral valve	双孔二尖瓣
DVR	double valve replacement	双瓣膜置换术
ECM	extra-cellular matrix	细胞外基质
GAS	group A beta hemolytic streptococcus	A 组 β- 溶血性链球菌
HR	heart rate	心率
IE	infective endocarditis	感染性心内膜炎
LA	left atrium	左心房
LAA	left-atrial appendage	左心耳
LAP	left-atrial pressure	左心房压力
LV	left ventricle	左心室
LVEDP	left-ventricular end diastolic pressure	左心室舒张期末压

MAC	mitral annular calcification	二尖瓣环钙化
MDG	mean diastolic gradient	平均舒张压差
MDM	mid–diastolic murmur	舒张期中期杂音
MR	mitral regurgitation	二尖瓣反流
MRI	magnetic resonance imaging	磁共振成像
MS	mitral stenosis	二尖瓣狭窄
MV	mitral valve	二尖瓣
MVA	mitral valve area	二尖瓣区
MVR	double valve replacement	双瓣膜置换术
NOAC	newer oral anticoagulant	较新的口服抗凝血药
NVAF	non–valvular atrial fibrillation	非瓣膜性心房颤动
OMC	open mitral commissurotomy	直视式二尖瓣分离术
OMV	open mitral valvotomy	直视二尖瓣瓣膜切开术
PA	pulmonary artery	肺动脉
PAH	pulmonary artery hypertension	肺动脉高压
PH	pulmonary hypertension	肺动脉高血压
PA(S)P	pulmonary artery (systolic) pressure	肺动脉（收缩）压力
PCI	percutaneous coronary intervention	经皮冠状动脉介入治疗
PCWP	pulmonary capillary wedge pressure	肺毛细血管楔压
PMV	parachute mitral valve	伞形二尖瓣
PR	pulmonary regurgitation	肺动脉瓣反流
PS	pulmonary stenosis	肺动脉瓣狭窄
PTMC	percutaneous transvenous mitral commissurotomy	经皮经静脉二尖瓣分离术
PV	pulmonary vein	肺静脉
PVI	pulmonary vein isolation	肺静脉分离
PVR	pulmonary vascular resistance	肺血管阻力
RA	right atrium	右心房
RAS	renin angiotensin system	肾素血管紧张素系统
RHD	rheumatic heart disease	风湿性心脏病

RV	right ventricle	右心室
SEC	spontaneous echo contrast	自发性超声显影
SVD	subvalvular disease	瓣膜下疾病
TEE	transesophageal echocardiography	经食管超声心动图
TPG	transpulmonary gradient	跨肺动脉瓣压差
TR	tricuspid regurgitation	三尖瓣反流
TS	tricuspid stenosis	三尖瓣狭窄
TTE	transthoracic echocardiography	经胸超声心动图
TV	tricuspid valve	三尖瓣
VKA	vitamin K antagonist	维生素 K 拮抗药
WU	Wood Units	Wood 单位